LEXIQUE
FRANÇAIS - ANGLAIS
ANGLAIS - FRANÇAIS
DES TERMES DE MÉDECINE

JACQUES DELAMARE

Ancien interne des Hôpitaux de Paris

LEXIQUE
FRANÇAIS - ANGLAIS
ANGLAIS - FRANÇAIS
DES TERMES DE MÉDECINE

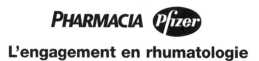

L'engagement en rhumatologie

MALOINE

27, RUE DE L'ÉCOLE DE MÉDECINE – 75006 PARIS

2001

© Éditions Maloine, 2000.
ISBN : 2-224-02660-9 – Dépôt légal : août 2001.
Imprimé en France

Avant-propos

Avec ses 14 000 entrées, ce lexique traduit les termes les plus courants du langage médical.

Il tirera d'embarras notamment les membres des professions de santé francophones appelés de plus en plus fréquemment à lire des textes anglais dont certains paraissent même... dans des revues médicales éditées en France.

Divers mots s'orthographient différemment en anglais britannique et en anglais américain. Il s'agit surtout de termes dérivés du grec. En bons Européens, nous avons choisi l'anglais britannique.

La liste ci-dessous montre les principales différences entre le British English et l'American English médical.

Enfin, nos lecteurs trouveront dans le *Dictionnaire français/anglais et anglais/français des termes de médecine Delamare (Maloine)* un ouvrage complet consacré à la traduction des mots de la médecine.

anglais	américain	anglais	américain
... aemic	... emic	homoeo ...	homeo ...
... aesthes ...	... esthes ...	humour	humor
aestiv ...	estiv ...	labour	labor
aetiology	etiology	laevo ...	levo ...
amoeba	ameba	leuco ...	leuko ...
anaemia	anemia	leukaemia	leukemia
caec ...	cec ...	naevus	nevus
cael ...	cel ...	oedema	edema
faec ...	fec ...	Œdipe	Edipe
fibre	fiber	oesophagus	esophagus
goitre	goiter	oestro ...	estro ...
grey	gray	paed ...	ped ...
gynaeco ...	gyneco ...	phaeo ...	pheo ...
haem ...	hem ...	tumour	tumor
haem	heme		

Français-Anglais

A

abaisse-langue, s. Tongue depressor
abasie, s. Abasia
abattement, s. Exhaustion
abcédé, dée, s. Abscessed
abcès, s. Abscess
abdomen, s. Abdomen
abduction, s. Abduction
aberrant, ante, adj. Aberrant
aberration chromosomique. Aberration (chromosome)
aberration, s. Aberration
ABH (substances ou système). ABH antigen
ablation, s. Ablation
ablépharie, s. Ablephary
ABO (groupe ou système). ABO blood group
abortif, ive, adj. Abortive
aboulie, s. Abulia
abrachie, s. Abrachia
abrasion, s. Abrasion
absence, s. Absence
absorbant, adj. Absorbent
absorption, s. Absorption
acanthocytose, s. Acanthocytosis
acanthome, s. Acanthoma
acanthose, s. Acanthosis
acanthosis nigricans. Acanthosis (nigricans)
acarbose, s. Acarbose
acare, s. Acarus
acariose, s. Acariasis
accélérine, s. Accelerin
accès, s. Access, Attack, Crisis, Fit
accident du travail. Accident (professional)
accident vasculaire cérébral, s. Stroke
accommodation, s. Accomodation
accouchement, s. Delivery
accoucheur, s. Obstetrician
accoutumance, s. Tolerance (acquired)
accréditation, s. Accreditation
acétabulum, s. Acetabulum

acétonémie, s. Acetonaemia
acétonurie, s. Acetonuria
acétylcholine, s. Acetylcholine
achalasie, s. Achalasia
acholie, s. Acholia
achondroplase. Dwarf (achondroplastic)
achondroplasie, s. Achondroplasia
achromie, s. Achromasia
achylie, s. Achylia
acide, s. Acid
acide ascorbique. Acid (ascorbic)
acide aspartique. Acid (aspartic)
acide biliaire. Acid (bile)
acide chénodésoxycholique. Acid (chenodeoxycholic)
acide cholique. Acid (cholic)
acide désoxycholique. Acid (deoxycholic)
acide désoxyribonucléique. Acid (deoxyribonucleic)
acide folique. Acid (folic)
acide glutamique. Acid (glutamic)
acide gras. Acid (fatty)
acide lactique. Acid (lactic)
acide lithocholique. Acid (lithocholic)
acide rétinoïque. Acid (retinoic)
acide urique. Acid (uric)
acide vanylmandélique. Acid (vanylmandelic)
acidémie, s. Acidaemia
acidocétose, s. Ketoacidosis
acidogenèse, s. Acidogenesis
acidophile, adj. Acidophilia
acidorésistant, ante, adj. Acid fast
acidose, s. Acidosis
acidose lactique. Acidosis (lactic)
acidose rénale. Acidosis (renal)
acidurie, s. Aciduria
acinésie, s. Akinesia
acinetobacter, s. Acinetobacter
acineux, euse, adj. Acinous

acinus, *pl.* acinus, s. Acinus, *pl.* acini
acmé, s. Acme
acné, s. Acne
acoumétrie, s. Acoumetry
acouphène, s. Tinnitus
acquis, ise, *adj.* Acquired
acrocéphalie, s. Acrocephalia
acrocyanose, s. Acrocyanosis
acromégalie, s. Acromegaly
acromélique, *adj.* Acromelic
acromion, s. Acromion
acronyme, s. Acronym
acroparesthésie, s. Acroparaesthesia
acropathie, s. Acropathy
acte manqué. Act (faulty)
actinique, *adj.* Actinic
actinomycétome, s. Actinomycetoma
actinomycose, s. Actinomycosis
actinothérapie, s. Actinotherapy
activation, s. Activation
activine, s. Activin
activité, s. Activity
acuité, s. Acuteness
acuminé, ée, *adj.* Acuminated
acupuncture, s. Acupuncture
acyclovir, s. Acyclovir
acylation, s. Acylation
adamantinome, s. Adamantinoma
Adamkiewicz (artère d'). Artery of Adamkiewicz
Adams-Stokes (maladie ou syndrome d'). Adams-Stokes syndrome
adaptation (syndrome d'). Adaptation diseases
Addis-Hamburger (technique d'). Addis' count
Addison (maladie d'). Addison's disease
addisonien, ienne, *adj.* Addisonian
adduction, s. Adduction
adénectomie, s. Adenectomy
adénine, s. Adenine
adénite, s. Lymphadenitis
adénocarcinome, s. Adenocarcinoma
adénofibrome, s. Adenofibroma
adénofibromyome, s. Adenofibromyoma
adénoïde, adénoïdien, ienne, *adj.* Adenoid
adénoïdectomie, s. Adenoidectomy
adénoïdite, s. Adenoiditis
adénolipome, s. Adenolipoma
adénolymphite, s. Adenolymphitis
adénomatose, s. Adenomatosis
adénome, s. Adenoma
adénomectomie, s. Adenomectomy
adénomectomie, s. Adenomegaly

adénomyome, s. Adenomyoma
adénopathie, s. Adenopathy
adénophlegmon, s. Adenophlegmon
adénosarcome, s. Adenosarcoma
adénose, s. Adenosis
adénosine, s. Adenosine
adénovirose, s. Adenovirosis
adhérence, s. Adhesion
adhésion, s. Adhesion
adiadococinésie, s. Adiadochokinesia
adiastolie, s. Adiastole
adipocyte, s. Adipocyte
adipose ou adiposité, s. Adiposis
adjuvant, ante, *adj.* Adjuvant
adolescence, s. Adolescence
adrénaline, s. Epinephrine
adrénergique, *adj.* Adrenergic
adrénolytique, *adj.* Adrenolytic
adrénoprive, *adj.* Adrenoprival
adsorption, s. Adsorption
adventice, s. Tunica adventitia vasorum
adynamia, s. Adynamia
Ædes, s. Aedes
aérobie, *adj.* Aerobic
aérocolie, s. Aerocolia
aérogastrie, s. Aerogastria
Aeromonas, s. Aeromonas
aérophagie, s. Aerophagia
aérosol, s. Aerosol
affect, s. Affect
affection, s. Affection
afférent, ente, *adj.* Afferent
affusion, s. Affusion
Afipia felis. Afipia felis
agammaglobulinémie, s. Agammaglobulinaemia
agammaglobulinémie, s. Agammaglobulinaemia
agar, agar-agar, s. Agar
âge, s. Age
âge gestationnel. Age (gestational)
âge mental. Age (mental)
âge osseux. Age (bone)
agénésie, s. Agenesia
agent physique médical. Agent (medical physical)
agglutination, s. Agglutination
agglutinine, s. Agglutinin
agglutinogène, s. Agglutinogen
aggravation, s. Worsening
agnosie, s. Agnosia
agonie, s. Agony
agoniste, *adj.* Agonist
agoraphobie, s. Agoraphobia
agrafe, s. Clip

agranulocytose, s. Agranulocytosis
agraphie, s. Agraphia
agrégant, ante, adj. Aggregating
agueusie, s. Agueusia
aide à la marche. Aid (walking)
aide fonctionnelle. Aid (functional)
aide sensorielle. Aid (sensorial)
aide-soignant, te. Auxiliary (nursing)
aigu, uë, adj. Acute
aine, s. Groin
aisselle, s. Armpit
AIT. TIA
alanine, s. Alanine
albinisme, s. Albinism
albinos, s. Albino
albuginée, s. Tunica albuginea
albuginite, s. Albuginitis
albugo, s. Albugo
albumine, s. Albumin
albuminémie, s. Albuminaemia
albuminurie, s. Albuminuria
alcalinothérapie, s. Alkalitherapy
alcaloïde, s. Alkaloid
alcalose, s. Alkalosis
alcaptonurie, s. Alcaptonuria
alcool, s. Alcohol
alcoolat, s. Alcoholate
alcoolature, s. Alcoholature
alcoolé, s. Tincture (alcoholic)
alcoolémie, s. Alcoholaemia
alcoolisation, s. Alcoholization
alcoolisme, s. Alcoholism
alcoolomanie, s. Alcoholomania
aldéhyde, s. Aldehyde
aldolase, s. Aldolase
aldostérone, s. Aldosterone
alexie, s. Alexia
alèze, s. Aleze
algésimètre, s. Algesimeter
algide, adj. Algid
algidity, s. Algidity
algie, s. Pain
algique, adj. Algetic
algodystrophie sympathique. Sympathetic
algodystrophy
algolagnie, s. Algolagnia
algoparalysie, s. Paralysis (painful)
algoparesthésie, s. Paraesthesia (painful)
algorithme, s. Algorithm
aliénation ou aliénation mentale, s. Insanity
aliéné, née, adj. Insane
aliment, s. Food
aliphatique, adj. Aliphatic
alkyl, s. Alkyl

allaitement, s. Breast feeding
allantoïde, s. Allantois
allèle, s. Allele
allergène, s. Allergen
allergie, s. Allergia
allergie, s. Allergy
allergologie, s. Allergology
allocations familiales. Allowancies (family)
allocinésie, s. Allocinesia
alloesthésie, s. Allochiria
allopathie, s. Allopathy
alopécie, s. Alopecia
alphabloquant, ante, adj. Alphablocking
alphachymotrypsine, s. Alphachymotrypsin
alphafœtoprotéine, s. Alphafetoprotein
Alphaherpesvirinæ, s. Alphaherpesvirinae
alphastimulant, ante, adj. Alpha-adrenergic
stimulating agent
Alphavirus, s. Alphavirus
aluminium, s. Aluminium
alvéolaire, adj. Alveolar
alvéole, s. Alveolus, pl. alveoli
alvéolite, s. Alveolitis
alvéoloplastie, s. Alveoloplasty
alvéolyse, s. Alveolysis
alymphocytose, s. Alymphocytosis
Alzheimer (maladie d'). Alzheimer's disease
amaigrissement, s. Emaciation
amantadine, s. Amantadine
amaril, ile, adj. Amaril
amaurose, s. Amaurosis
ambidextre, adj. Ambidextrous
amblyopie, s. Amblyopia
ambulance, s. Ambulance
ambulateur, s. Walking frame device
ambulation, s. Ambulation
ambulatoire, adj. Ambulatory
amélie, s. Amelia
améloblastome, s. Ameloblastoma
amélogenèse, s. Amelogenesis
amélopathie, s. Amelopathy
aménorrhée, s. Amenorrhoea
amétropie, s. Ametropia
amibe, s. Amoeba, pl. amoebae
amibiase, s. Amoebiasis
amiboïde, adj. Amoeboid
amide, s. Amide
amimie, s. Amimia
aminé (acide). Aminoacid
amine, s. Amine
amino-acidémie, s. Aminoacidaemia
amino-acidurie, s. Aminoaciduria
aminosides, s. pl. Aminoglycosides
amiodarone, s. Amiodarone

ammoniémie, s. Ammonaemia
amnésie, s. Amnesia
amnésique, adj. Amnesic
amniocentèse, s. Amniocentesis
amnios, s. Amnion
amnioscopie, s. Amnioscopy
amniotique, adj. Amniotic
amœbicide, adj. Amœbicidal
ampère, s. Ampere
amphétamine, s. Amphetamine
amphiarthrose, s. Amphiarthrosis
amphotère, adj. Amphoteric
ampicilline, s. Ampicilline
ampliation, s. Ampliation
amplificateur de brillance ou de luminance. Intensifying screen
amplification génique. Polymerase chain reaction
ampoule de Vater. Ampoule of Vater
ampoule, s. Ampoule
amputation, s. Amputation
amygdale, s. Tonsil
amygdalectomie, s. Tonsillectomy
amygdalite, s. Amygdalitis
amylacé, cée, adj. Amylaceous
amylase, s. Amylase
amylasémie, s. Amylasaemia
amylasurie, s. Amylasuria
amyloïde, adj. Amyloid
amyotrophie, s. Amyotrophia
anabolisant, ante, adj. Anabolic
anabolisme, s. Anabolism
anachlorhydrie, s. Anachlorhydria
anaérobie, adj. et s. Anaerobic
anal, ale, adj. Anal
analeptique, adj. et s. Analeptic
analgésie, s. Analgesia
analgésique. Analgesic
anamnèse, anamnestiques, s. Anamnesia
anaphase, s. Anaphase
anaphylactique, adj. Anaphylactic
anaphylaxie, s. Anaphylaxis
anaplasie, s. Anaplasia
anarthrie, s. Anarthria
anasarque, s. Anasarca
anascitique, adj. Anascitic
anastomose, s. Anastomosis
anatomie, s. Anatomy
anatoxine, s. Anatoxin
ancillaire. Ancillary
anconé, née, adj. Anconeal
androgène, adj. Androgenic
androgènes (hormones). Androgen
androgynie, s. Androgynism

androgynoïde, s. Androgynoid
androïde, adj. Android
andrologie, s. Andrology
andropause, s. Male climacteric
androstérone, s. Androsterone
anémie, s. Anaemia
anémie à hématies falciformes. Anaemia (sickle-cell)
anémie aplastique. Anaemia (aplastic)
anémie de Biermer. Anaemia (pernicious)
anémie érythroblastique. Anaemia (erythroblastic)
anémie ferriprive. Anaemia (asiderotic)
anémie hémolytique. Anaemia (haemolytic)
anémie hyperchrome. Anaemia (hyperchromic)
anémie hypochrome. Anaemia (hypochromic)
anémie inflammatoire. Anaemia (inflammatory)
anémie isochrome. Anaemia (isochromic)
anémie mégalocytaire. Anaemia (megalocytic)
anémie microcytaire. Anaemia (microcytic)
anencéphalie, s. Anencephalia
anéphrique, adj. Anephric
anergie, s. Anergia
anesthésie, s. Anaesthesia
anesthésiologie, s. Anaesthesiology
anesthésique, adj. et s. Anaesthesic
anesthésiste, s. Anaesthetist
anévrisme ou anévrysme, s. Aneurysm
anévrisme disséquant. Aneurysm (dissecting)
anévrisme fusiforme. Aneurysm (fusiform)
anévrisme mycotique. Aneurysm (mycotic)
anévrisme sacciforme. Aneurysm (saccular)
anévrisme ventriculaire, s. Aneurysm (ventricular)
anévrismorraphie, s. Aneurysmorrhaphy
angéiologie, s. Angiology
angéite ou angiite, s. Angeitis
angiectasie, s. Angiectasia
angine, s. Angina
angine de poitrine. Angina pectoris
angioblaste, s. Angioblast
angioblastome, s. Angioblastoma
angiocardiographie, s. Angiocardiography
angiocholécystite, s. Angiocholecystitis
angiocholite, s. Angiocholitis
angiodysplasie, s. Angiodysplasia
angiofluorographie, s. Angiofluorography
angiogenèse, s. Angiogenesis
angiographie, s. Angiography
angiographie digitale. Angiography (digital)

angiomatose, s. Angiomatosis
angiome, s. Angioma
angiomyome, s. Angiomyoma
angionécrose, s. Angionecrosis
angiopathie, s. Angiopathy
angioplastie transluminale percutanée.
Angioplasty (percutaneous transluminal)
angioplastie, s. Angioplasty
angiosarcome, s. Angiosarcoma
angioscanner, s. Angioscan
angioscope, s. Angioscope
angiospasme, s. Angiospasm
angiospastique, *adj.* Angiospastic
angiosténose, s. Angiostenosis
angiotensine, s. Angiotensin
angle sternal ou de Louis. Sternal angle
angoisse, s. Anguish
anguillulose, s. Strongyloidiasis
anhidrose, s. Anhydrosis
anhidrotique, *adj.* et s. Anhydrotic
anhiste, *adj.* Anhistic
anhydrase carbonique. Anhydrase (carbonic)
anictérique, *adj.* Anicteric
anidrose, s. Anhydrosis
anilisme, s. Anilism
anion, s. Anion
anisakiase, s. Anisakiasis
anisochrome, s. Anisochromia
anisocorie, s. Anisocoria
anisocytose, s. Anisocytosis
anite, s. Proctitis
ankylose, s. Ankylosis
ankylostomiase ou ankylostomose, s. Ankylostomasis
annexes, s. Adnexa
annuloplastie, s. Annuloplasty
anode, s. Anode
anodin, ine, *adj.* Anodyne
anopsie, s. Anopsia
anorchidie, s. Anorchia
anorexie mentale. Anorexia nervosa
anorexie, s. Anorexia
anorexigène, *adj.* Anorexiant
anorganique, *adj.* Anorganic
anosmie, s. Anosmia
anovulation, s. Anovulation
anovulatoire, *adj.* Anovulatory
anoxémie, s. Anoxaemia
anoxie, s. Anoxia
antagoniste, *adj.* et s. Antagonist
antalgique, *adj.* et s., Antalgesic
antécédents, s. *pl.* Previous history
antéflexion, s. Anteflexion

antéflexion de l'utérus. Anteflexion of the uterus
anténatal, ale, *adj.* Antenatal
antéposition de l'utérus. Anteposition of the uterus
antérograde, *adj.* Anterograde
antéversion, s. Anteversion
antéversion de l'utérus. Anteversion of the uterus
anthélix, s. Anthelix
anthelminthique, *adj.* Anthelminthic
anthracoïde, *adj.* Anthracoid
anthracose, s. Anthracosis
anthracosilicose, s. Anthracosilicosis
anthracyclines, s. *pl.* Anthracyclines
anthrax, s. Carbuncle
anthropologie, s. Anthropology
anthropométrie, s. Anthropometry
anti-asthmatique, *adj.* Antiasthmatic
antidote, s. Antidote
anti-émétique, *adj.* Antiemetic
anti-épileptique, *adj.* Antiepileptic
anti-inflammatoire, *adj.* Antiinflammatory
anti-Xa, *adj.* Anti-Xa
antiacide, *adj.* Antacid
antiagrégant, ante, *adj.* Antisludge
antiallergique, *adj.* Antiallergic
antiamaril, ile, *adj.* Antiamarilic
antiandrogène, *adj.* Antiandrogen
antiangineux, euse, *adj.* Antianginal
antiarythmique, *adj.* Antiarrhythmic
antibiogramme, s. Antibiogram
antibiorésistance, s. Antibiotic resistance
antibiothérapie, s. Antibiotic therapy
antibiotique, *adj.* et s. Antibiotic
anticalcique, *adj.* Anticalcic
anticancéreux, euse, *adj.* Anticancer
anticholérique, *adj.* Anticholeric
anticholinestérasique, *adj.* Anticholinesterase
anticoagulant, ante, *adj.* Anticoagulant
anticorps, s. Antibody
antidépresseur, sive, thymo-analeptique, *adj.* Antidepressant
antidiabétique, *adj.* et s. Antidiabetic
antidiarrhéique, s. Antidiarrhoeal
antifibrillant, ante, *adj.* Antifibrillatory
antifibrinolytique, *adj.* Antifibrinolytic
antifolique, *adj.* Antifolate
antifongique ou antifungique, *adj.* et s. Antifungal
antigène, s. Antigen
antigène Australia ou Australie (ou AU). Antigen (Australia)
antigène HLA. Antigen (HLA)

antigène P 24. Antigen (P 24)
antigène prostatique spécifique. Antigen (prostate-specific)
antigénique, *adj.* Antigenic
antihistaminique, *adj.* Antihistaminic
antihypertenseur, sive, *adj.* Antihypertensive
antilépreux, euse, *adj.* Antileprotic
antilymphocytaire ou antilymphocyte, *adj.* Antilymphocytic
antimétabolique, *s.* Antimetabolite
antimitotique, *adj.* Antimitotic
antioxydant, ante, *adj.* Antioxidant
antipaludéen, enne, ou antipaludique, *adj.* Antimalarial
antiparasitaire, *adj.* Antiparasitic
antiparkinsonien, enne, *adj.* Antiparkinsonian
antipellagreux, euse, *adj.* Antipellagra
antipéristaltique, *adj.* Antiperistaltic
antiplaquettaire, *adj.* Antiplatelet
antiplasmine, *s.* Antiplasmin
antiprogestatif, ive, *adj.* Antiprogesterone
antiprotéase, *s.* Antiprotease
antiprurigineux, euse, *adj.* Antipruritic
antipsychotique, *adj.* Antipsychotic
antipurine, *s.* Purine antagonist
antipyrétique, *adj.* Antipyretic
antipyrimidine, *s.* Pyrimidic antagonist
antirabique, *adj.* Antirabic
antirétroviral, ale, *adj.* Antiretroviral
antiscabieux, euse, *adj.* Acaricide
antisepsie, *s.* Antisepsis
antiseptique, *adj.* Antiseptic
antisérum, *s.* Antiserum
antispasmodique, *adj.* Antispastic
antistreptolysine O, *s.* Antistreptolysin O
antisudoral, ale, *adj.* Antisudoral
antisyphilitique, *adj.* Antisyphilitic
antitétanique, *adj.* Antitetanic
antithrombine, *s.* Antithrombin
antithrombotique, *adj.* Antithrombotic
antithyroïdien, enne, *adj.* Antithyroid
antitoxine, *s.* Antitoxin
antitoxique, *adj.* Antitoxic
antitragus, *s.* Antitragus
antituberculeux, euse, *adj.* Antituberculous
antitussif, ive, *adj.* Antitussive
antiviral, ale, *adj.* Antiviral
antivitamine K. Anticoagulant (oral)
antivitamine, *s.* Antivitamin
antixénique, *adj.* Antixenic
antixérophtalmique, *adj.* Antixerophtalmic
antrectomie, *s.* Antrectomy
antrite, *s.* Antritis
antromastoïdite, *s.* Antromastoiditis

antrotomie, *s.* Antrotomy
anurie, *s.* Anuria
anus, *s.* Anus
anus artificiel. Anus (artificial)
anus contre nature. Anus (preternatural)
anuscope, *s.* Proctoscope
anxiété, *s.* Anxiety
anxieux, euse, *adj.* Anxious
anxiolytique, *adj.* Anxiolytic
aorte, *s.* Aorta
aortique, *adj.* Aortic
aortographie, *s.* Aortography
aortoplastie, *s.* Aortoplasty
apareunie, *s.* Apareunia
apathie, *s.* Apathy
apéristaltisme, *s.* Aperistalsis
apex, *s.* Apex
apexien, enne, *adj.* Apical
Apgar (indice d'). Apgar's score
aphakie, *s.* Aphakia
aphaque, *adj.* Aphakial
aphasie, *s.* Aphasia
aphonie, *s.* Aphonia
aphrodisiaque, *adj.* Aphrodisiac
aphte, *s.* Aphta, *pl.* aphtae
aphteux, euse, *adj.* Aphthous
aphtose, *s.* Aphtosis
aplasie médullaire. Aplasia (bone marrow)
aplasie, *s.* Aplasia
apnée, *s.* Apnoea
apnées du sommeil (syndrome des). Apnoea (sleep syndrome)
apo-enzyme, *s.* Apoenzyme
apocrine, *adj.* Apocrine
apodie, *s.* Apodia
apomorphine, *s.* Apomorphine
aponévrectomie, *s.* Aponevrectomy
aponévrose, *s.* Aponevrosis
aponévrosite, *s.* Aponevrositis
apophyse, *s.* Apophysis
apophysite, *s.* Apophysitis
apoplectique, *adj.* Apoplectic
apoplexie, *s.* Apoplexy
appareil juxtaglomérulaire. Apparatus (juxtaglomerular)
appareil, *s.* Device
appareillage, *s.* Fitting
appendice vermiforme. Appendix (vermiform)
appendicectomie, *s.* Appendicectomy
appendicite, *s.* Appendicitis
appendiculaire, *adj.* Appendicular
appétit, *s.* Appetite
apragmatisme, *s.* Apragmatism

apraxie, s. Apraxia
aptyalisme, s. Aptyalia
apudome, s. Apudoma
apyrétique, adj. Apyretic
apyrétogène, adj. Apyrogenic
apyrexie, s. Apyrexia
apyrogeia, adj. Apyrogenic
aqueduc cérébral. Aqueduct (cerebral)
arachnides, s. Arachnida
arachnodactylie, s. Arachnodactyly
arachnoïde, s. Arachnoidea
arachnoïdite, s. Arachnoiditis
arbovirose, s. Arbovirosis
arbovirus, s. Arbovirus
arc, s. Arch
arc sénile. Arcus senilis
archéocérébellum, s. Archaeocerebellum
archéocortex, s. Archicortex
aréflexie, s. Areflexia
Arenavirus, s. Arenavirus
aréole, s. Areola
argentaffine, adj. Argentaffine
arginine, s. Arginine
Argyll Robertson (signe d'). Argyll Robertson's pupil
argyrie ou argyrose, s. Argyria
argyrisme. Poisoning (silver)
ariboflavinose, s. Ariboflavinosis
ARN. RNA
Arnold (névralgie d'). Arnold's neuralgia
aromathérapie, s. Aromatherapy
aromatique, adj. Aromatic
arrêt, s. Standstill
arriération mentale. Deficiency (mental)
arrière-faix, s. Secundines
arsenic, s. Arsenic
arsenicisme, s. Arsenicalism
artéfact, s. Artefact
artère poplitée piégée. Artery (popliteal entrapment)
artère pulmonaire. Artery (pulmonary)
artère, s. Artery
artériectomie, s. Arteriectomy
artériel, lle, adj. Arterial
artériographie, s. Arteriography
artériole, s. Arteriole
artériolite, s. Arteriolitis
artériopathie, s. Arteriopathy
artérioscléreux, euse, adj. Arteriosclerotic
artériosclérose, s. Arteriosclerosis
artériospasme, s. Arteriospasm
artériotomie, s. Arteriotomy
artérioveineux, euse, adj. Arteriovenous
artérite, s. Arteritis

artérite temporale. Arteritis (temporal)
arthralgie, s. Arthralgia
arthrite, s. Arthritis
arthro-pneumographie, s. Arthropneumography
arthrocentèse, s. Arthrocentesis
arthrodèse, s. Arthrodesis
arthrographie, s. Arthrography
arthrologie, s. Arthrology
arthropathie, s. Arthropathy
arthrophyte, s. Arthrophyte
arthroplastie, s. Arthroplasty
arthropodes, s. Arthropoda
arthroscopy, s. Arthroscopy
arthrose, s. Arthrosis
arthrotomie, s. Arthrotomy
articulation, s. Joint
articulé dentaire. Dental articulation
artificiel, lle, adj. Artificial,
aryténoïde, adj. Arythenoid
arythmie, s. Arrhythmia
arythmie complète. Arrhythmia (continuous)
arythmogène, adj. Arrhythmogenic
ASA (classification). ASA classification
asbestose, s. Asbestosis
ascaridiase ou ascaridiose, s. Ascaridiasis
Ascaris, s. Ascaris
ascite, s. Ascites
asepsie, s. Asepsis
aseptique, adj. Aseptic
asexué, ée, adj. Asexual
asialie, s. Asialia
asile, s. Asylum
asomatognosie, s. Somatoagnosia
asparagine, s. Asparagine
aspartame, s. Aspartame
aspergillome, s. Aspergilloma
aspergillose, s. Aspergillosis
aspermatisme, s. Aspermatism
asphyxie, s. Asphyxia
aspirine, s. Aspirin
asplénie, s. Asplenia
assimilation, s. Assimilation
assistance circulatoire. Assistance (circulatory)
assistant (e) social (e). Worker (social)
assuétude, s. Addiction
astasie, s. Astasia
astéréognosie, s. Astereognosis
astérixis, s. Asterixis
asthénie, s. Asthenia
asthmatique, adj. Asthmatic
asthme, s. Asthma
astigmatisme, s. Astigmatism
astragale, s. Astragalus

astragalectomie, s. Astragalectomy
astringent, ente, adj. et s. Astringent
astrocyte, s. Astrocyte
astrocytome, s. Astrocytoma
Astroviridæ, s. pl. Astroviridae
Astrovirus. Astrovirus
asymptomatique, adj. Asymptomatic
asynergie, s. Asynergia
asystole, s. Asystole
ataraxie, s. Ataraxia
ataraxique, adj. Ataraxic
atavisme, s. Atavism
ataxie, s. Ataxia
ataxique, adj. Ataxic
atélectasie, s. Atelectasis
athérectomie, s. Atherectomy
athérome, s. Atheroma
athérosclérose, s. Atherosclerosis
athétoïde, adj. Athetoid
athétose, s. Athetosis
athétosique, adj. Athetosic
athrepsie, s. Athrepsia
athymie, s. Athymia
athyroïdie, s. Athyroidism
atlas, s. Atlas
atome, s. Atom
atonie, s. Atonia
atopie, s. Atopy
atrésie, s. Atresia
atrichie, s. Atrichia
atrium du cœur. Atrium cordis
atrophie, s. Atrophy
atropine, s. Atropine
atropisme, s. Atropism
attaque, s. Stroke
attelle, s. Splint
attentat à la pudeur. Assault (indecent)
atticite, s. Atticitis
attico-antrotomie, s. Atticoantrotomy
atticotomie, s. Atticotomy
attique, s. Attic
attitude, s. Attitude
attrition, s. Attrition
atypique, adj. Atypical
audibilité, s. Audibility
audimutité, s. Audimutism
audiogramme, s. Audiogram
audiographie, s. Audiography
audiologie, s. Audiology
audiomètre, s. Audiometer
audit, s. Audit
audition, s. Audition
audométrie, s. Audiometry
aura, s. Aura
auriculaire, atrial, ale, adj. Atrial

auriculaire, adj. Auricular
auricule, s. Auricle
auriculectomie, s. Auriculectomy
auriculo-ventriculaire, adj. Auriculoventricular
auriculotomie, s. Auriculotomy
auscultation, s. Auscultation
autisme, s. Autism
autiste, adj. Autistic
auto-accusation, s. Autoaccusation
auto-agglutination, s. Autoagglutination
auto-agglutinine, s. Autoagglutinin
auto-analyseur, s. Autoanalyzer
auto-anticorps, s. Autoantibody
auto-antigène, s. Autoantigen
auto-immunité, s. Autoimmunity
auto-infection, s. Autoinfection
auto-intoxication, s. Autointoxication
autochtone, adj. Autochtonous
autoclave, s. Autoclave
autocritique, s. Self-criticism
autodialyse, s. Autodialysis
autodigestion, s. Autodigestion
autogreffe, s. Autograft
autohémolyse, s. Autohaemolysis
autologue, adj. Autologous
autolyse, s. Autolysis
automatisme, s. Automatism
automédication, s. Self-treatment
automutilation, s. Automutilation
autonome, adj. Autonomic
autopsie, s. Autopsy
autopunition, s. Self-punishment
autoradiographie, s. Autoradiography
autorisation de mise sur le marché. Marketing application authorization
autosome, s. Autosome
autosomique, adj. Autosomal
autosuggestion, s. Autosuggestion
avant-bras, s. Fore arm
avasculaire, adj. Avascular
aveugle, adj. Blind
avitaminose, s. Avitaminosis
avortement, s. Abortion
avulsion, s. Avulsion
axénique, adj. Axenic
axérophtol, s. Axerophtol
axillaire, adj. Axillary
axis, s. Axis
axonge, s. Axongia
azidothymidine, s. Azidothymidine
azoospermie, s. Azoospermia
azotémie, s. Azotaemia
azygos, adj. Azygos
azyme, adj. Azymic

B

Babinski (signe de). Babinski's toe sign
bacillaire, *adj.* Bacillar
bacille, *s.* Bacillus
bactéricide, *adj.* Bactericidal
bactérie, *s.* Bacterium, *pl.* bacteria
bactériémie, *s.* Bacteriaemia
bactériologie, *s.* Bacteriology
bactériolyse, *s.* Bacteriolysis
bactériolysine, *s.* Bacteriolysin
bactériophage, *s.* Bacteriophage
bactériostatique, *adj.* Bacteriostatic
bactériotoxine, *s.* Bacteriotoxin
bactériotrope, *adj.* Bacteriotropic
bactériurie, *s.* Bacteriuria
bagassose, *s.* Bagassosis
baillement, *s.* Yawning
bain, *s.* Bath
balanite, *s.* Balanitis
balano-préputial, ale, *adj.* Balanopreputial
balanoposthite, *s.* Balanoposthitis
balbutiement, *s.* Stammering
ballonnement (ou ballonnisation) de la valve mitrale. Balloon mitral valve
ballottement, *s.* Ballotement
balnéation, *s.* Balneation
balnéothérapie, *s.* Balneotherapy
balsamique, *adj.* Balsamic
bandage, *s.* Bandage
bar, *s.* Bar
barbiturique, *s.* Barbiturate
barbiturisme, *s.* Barbiturism
Barlow (syndrome de). Barlow's syndrome
barorécepteur, *s.* Baroreceptor
barotraumatisme, *s.* Barotrauma
Barr (corpuscule de). Barr's body
barrage, *s.* Blocking
Bartholin (glande de). Bartholin's gland
bartholinite, *s.* Bartholinitis
baryte, *s.* Barium sulphate
base purique. Base (purine)
base pyrimidique. Base (pyrimidine)
base xanthique. Base (xanthine)
base, *s.* Base
Basedow (maladie de). Graves'disease
basedowien, enne, *adj.* Basedowian
basophile, *adj.* Basophilic
basophilie, *s.* Basophilia
bassin (petit). Pelvis
bassin, *s.* Bedpan

bassinet du rein. Pelvis of the ureter
Bassini (opération ou procédé de). Bassini's operation
bathmotrope, *adj.* Bathmotropic
battement, *s.* Beating
Bauhin (valvule de). Ileocaecal valve
baume, *s.* Balsam
bursite, *s.* Bursitis
bec-de-lièvre, *s.* Harelip
bec-de-perroquet, *s.* Lipping
becquerel, *s.* Becquerel
bégaiement, *s.* Stammering
Behçet (maladie de). Behçet's syndrome
bel, *s.* Bel
Bell (signe de). Bell's phenomenon
Bell-Magendie (loi de). Bell Magendie law
belladone, *s.* Belladonna
Bence Jones (protéine de). Bence Jones'protein
bénignité, *s.* Benignity
bénin, igne, *adj.* Benign
Béniqué (bougie de). Béniqué's sound
benzénisme, *s.* Benzolism
benzodiazépine, *s.* Benzodiazepine
béquillards (syndrome des). Crutch paralysis
béquille, *s.* Crutch
béquillon, *s.* Crutch-handled walking stick
Berger (maladie de). Berger's disease
béribéri, *s.* Beriberi
bérylliose, *s.* Berylliosis
Besnier - Bœck - Schaumann (maladie de). Besnier - Bœck - Schaumann disease
Besredka (méthode de). Besredka's method
bestialité, *s.* Bestiality
bêtabloquant, ante, *adj.* Betablocker
Betaherpesvirinæ, *s.* Betaherpesvirinae
bêtalactamase, *s.* Betalactamase
bêtalactamines, *s. pl.* Betalactam antibiotic
bêtamimétique, *adj.* Betamimetic
bêtastimulant, ante, *adj.* Betastimulant
bêtathérapie, *s.* Betatherapy
bêtatron, *s.* Betatron
Beth-Vincent (méthode de). Vincent's test
bibloc, *s.* Block (bilateral bundle branch)
bicarbonate, *s.* Bicarbonate

bicaténaire, *adj.* Double-stranded
biceps, *adj.* Biceps
Bichat (boule graisseuse de). Bichat's fat pad
bicuspide, *adj.* Bicuspid
bicyclette, *s.* Bicycle
bifide, *adj.* Bifid
Bifidobacterum, *s.* Bifidobacterium
bifocal, ale, *adj.* Bifocal
bigéminé, née, *adj.* Bigeminal
bigéminisme, *s.* Bigeminy
biguanide, *s.* Biguanide
bilan, *s.* Check-up
bilatéral, ale, *adj.* Bilateral
bile, *s.* Bile
biliaire, *adj.* Biliary
bilieux, euse, *adj.* Bilious
bilirubine, *s.* Bilirubin
bilirubinémie, *s.* Bilirubinaemia
bilirubinurie, *s.* Bilirubinuria
biliverdine, *s.* Biliverdin
biloculaire, *adj.* Bilocular
binoculaire, *adj.* Binocular
biochimie, *s.* Biochemistry
bioéthique, *s.* Bioethics
biogenèse, *s.* Biogenesis
biologie, *s.* Biology
biologie médicale. Biology (medical)
biologie moléculaire. Biology (molecular)
bioprothèse, *s.* Bioprosthesis
biopsie, *s.* Biopsy
biosynthèse, *s.* Biosynthesis
biotaxie, *s.* Biotaxis
biotechnologie, *s.* Biotechnology
biotine, *s.* Biotin
biotype, *s.* Biotype
biphosphonate, *s.* Biphosphonate
bipolaire, *adj.* Bipolar
biréfringence. Refringency (double)
bisexualité, *s.* Bisexuality
bismuth, *s.* Bismuth
bistouri, *s.* Bistoury
Blalock - Taussig (opération de). Blalock - Taussig operation
blanc, anche, *adj.* Blank
blastoderme, *s.* Blastoderm
blastome, *s.* Blastoma
blastomère, *s.* Blastomer
blastomycètes, *s. pl.* Blastomycetes
blastomycose, *s.* Blastomycosis
blastula, *s.* Blastula
blennorragie, *s.* Gonorrhoea
blépharite, *s.* Blepharitis
blépharo-conjonctivite, *s.* Blepharoconjunctivitis

blépharochalasis, *s.* Blepharochalasis
blépharophimosis, *s.* Blepharophimosis
blépharoplastie, *s.* Blepharoplasty
blépharospasme, blépharotic, *s.* Blepharospasm
blessure, *s.* Injury
bleu de méthylène. Blue (methylene)
bloc alvéolo-capillaire. Block (alveolar capillary)
bloc atrio- ou auriculoventriculaire, *s.* Block (atrioventricular heart)
bloc de branche, *s.* Block (bundle branch)
bloc opératoire. Theaters (operating)
bloc sino-auriculaire, *s.* Block (sino-auricular heart)
bloc vertébral. Synostosis (intervertebral)
blocage articulaire. Blocking of the joint
blocage ganglionnaire. Blockade (ganglionic)
blocage méningé, *s.* Block (spinal)
Boppe (attelle de). Boppe's splint
borborygme, *s.* Borborygmus
Bordet - Gengou (bacille de). Bordetella pertussis
borgne, *adj.* One-eyed
borisme, *s.* Borism
Borrelia, *s.* Borrelia
borréliose, *s.* Borreliasis
bothriocéphale, *s.* Bothriocephalus
botryomycome, *s.* Botryomycoma
botte, *s.* Boot
botulisme, *s.* Botulism
bouche, *s.* Mouth
bouche-à-bouche (méthode du). Respiration (mouth-to-mouth)
boue thermale. Fango
bougie, *s.* Bougie
bougirage, *s.* Bougienage
bouillon de culture. Culture medium
boulimie, *s.* Bulimia
bourdonnet, *s.* Bolster
bourse de Fabricius. Bursa of Fabricius
bourse, *s.* Bursa
bouton, *s.* Pimple
Boyden (repas de). Boyden's meal
brachialgie, *s.* Brachialgia
brachy-œsophage, *s.* Brachyœsophagus
brachycéphalie, *s.* Brachycephalia
brachydactylie, *s.* Brachydactyly
brachymorphe, *adj.* Brachymorphic
bradyarthmie, *s.* Bradyarrhythmia
bradycardie, *s.* Bradycardia
bradycinésie ou bradykinésie, *s.* Bradykinesia

bradypepsie, s. Bradypepsia
bradyphasie, s. Bradyphasia
bradyphémie, s. Bradyphemia
bradypnée, s. Bradypnoea
bradypsychie, s. Bradypsychia
bradysphygmie, s. Bradysphygmia
Braille, s. Braille
brancard, s. Stretcher
bras, s. Arm
bredouillements, s. Stammering
bregma, s. Bregma
bréviligne, adj. Brevilineal
bride, s. Adhesion
bricole anglaise. Breast harness (English)
brin, s. Strand
broche, s. Pin
brome, s. Bromine
bromhidrose ou bromidrose, s. Bromhydrosis
bromisme, s. Bromism
bromocriptine, s. Bromocriptine
bronche, s. Bronchus, pl. bronchi
bronchectasie ou bronchiectasie, s. Bronchiectasis
bronchiole, s. Bronchiole
bronchiolite, s. Bronchiolitis
bronchite, s. Bronchitis
broncho-emphysème, s. Bronchoemphysema
bronchocèle, s. Bronchocele
bronchoconstriction, s. Bronchoconstriction
bronchodilatation, s. Bronchodilatation
bronchogène, bronchogénique, adj. Bronchogenic
bronchographie, s. Bronchography

bronchopathie, s. Bronchopathy
bronchoplégie, s. Bronchoplegia
bronchopneumonie, s. Bronchopneumonia
bronchopneumopathie, s. Bronchopneumopathia
bronchopulmonaire, adj. Bronchopulmonary
bronchorrhée, s. Bronchorrhoea
bronchoscopie, s. Bronchoscopy
bronchospasme. Bronchospasm
bronchospirographie, s. Bronchospirography
bronchospirométrie, s. Bronchospirometry
bronchosténose, s. Bronchostenosis
bronchotomie, s. Bronchotomy
Brown-Séquard (syndrome de). Brown-Séquard's disease
Bruce (protocole de). Bruce's protocol
brucella, s. Brucella
brucellose, s. Brucellosis
bruit de galop. Rhythm (gallop)
brûlure, s. Burn
brycomanie, s. Brycomania
bubon, s. Bubo
buccal, ale, adj. Buccal
buccinateur (muscle). Buccinator muscle
buckythérapie, s. Bucky's rays therapy
bulbe, s. Bulb
bulle, s. Bulla
bullose, s. Bullosis
buphtalmie, s. Buphthalmia
bursodépendant, ante, adj. Bursa-derived
butée osseuse. Bolt
byssinose, s. Byssinosis

C

çà, s. Id
cacao, s. Cocoa
cachexie, s. Cachexia
cacosmie, s. Cacosmia
cacostomie, s. Cacostomia
caducée, s. Caduceus
caduque, adj. Caduca
cæcotomie, s. Caecotomy
cæcum, s. Caecum
caféine, s. Caffeine
caféisme, s. Caffeinism
caillot, s. Clot
caissons (maladie des). Caisson disease
cal, s. Callus
calcanéite, s. Calcaneitis
calcanéus, s. Calcaneus
calcarine (scissure). Calcarine sulcus
calcémie, s. Calcaemia

calciférol, s. Calciferol
calcification, s. Calcification
calcinose, s. Calcinosis
calcipexie, s. Calcipexis
calciprive, adj. Calciprivic
calcithérapie, s. Calcitherapy
calcitonine, s. Calcitonin
calcium, s. Calcium
calciurie, s. Calciuria
calcul, s. Calculus
callosité, durillon, s. Callosity
calorie, s. Calory
calvitie, s. Baldness
camphre, s. Camphor
campimètre, s. Campimeter
camptocormie, s. Camptocormia
camptodactylie, s. Camptodactylia

canal (ou conduit) éjaculateur, s. Ejaculatory duct

canal artériel persistant. Ductus arteriosus (patent)

canal atrio- ventriculaire. Canal persistent defect (common atrioventricular)

canal calcique. Channel (calcium)

canal cervical étroit. Narrowing of the cervical vertebral canal

canal de Guyon (syndrome du). Ulnar canal syndrome

canal de Havers. Haversian canal

canal de Wirsung. Duct (pancreatic)

canal ionique. Channel (ion)

canal lombaire étroit ou rétréci. Narrowing of the lumbar vertebral canal

canal potassique. Channel (potassium)

canal sodique. Channel (sodium)

cancer cutané. Skin cancer

cancer de l'utérus. Cancer of the uterus

cancer de la thyroïde. Cancer of the thyroid

cancer de la vessie. Cancer of the bladder

cancer, s. Cancer

cancérogène, adj. Cancerogenic

cancérologie, carcinologie, s. Carcinology

cancérophobie, s. Cancerophobia

candela, s. Candela

candida, s. Candida

candidose, s. Candidiasis

canine. Tooth (canine)

canitie, s. Canities

cannabisme, s. Cannabism

canne, s. Walking-stick

canule, s. Cannula

capacité inspiratoire. Capacity (inspiratory)

capacité pulmonaire totale. Capacity (total lung)

capacité pulmonaire vitale. Vital capacity

capacité résiduelle fonctionnelle. Capacity (residual functional)

capacité tubulaire maxima d'excrétion. Capacity (maximum tubular excretory)

capillaire, adj. et s. Capillary

capillarite, s. Capillaritis

capillaroscopie, s. Capillaroscopy

capitatum, s. Os capitatum

capitonnage, s. Capitonnage

capnimétrie, s. Capnimetry

capsule, s. Capsule

capsule articulaire. Capsula (articular)

capsule extrême. Capsula extrema

capsule interne. Internal capsule

capsulé, lée, adj. Encapsulated

capsulite, s. Capsulitis

capsulotomie, s. Capsulotomy

captopril, s. Captopril

caractère sexuel. Sex character

caractère, s. Character

caractériel, elle, adj. Characterial

carboxyhémoglobine, s. Carboxyhaemoglobin

carboxylase, s. Carboxylase

carcinogenèse, s. Carcinogenesis

carcinoïde du grêle. Carcinoid (intestinal)

carcinome, s. Carcinoma

carcinosarcome, s. Carcinosarcoma

carcinose, s. Carcinosis

cardia, s. Cardia

cardialgie, s. Cardialgia

cardiaque. Cardiac

cardinal, ale, adj. Cardinal

cardio-inhibiteur, trice, adj. Cardioinhibitory

cardiologie, s. Cardiology

cardiomégalie, s. Cardiomegalia

cardionecteur (appareil ou système). Cardionector system

cardiopathie, s. Cardiopathy

cardioplégie, s. Cardioplegia

cardiosélectif, ive, adj. Cardioselective

cardiospasme, s. Cardiospasm

cardiotachymètre, s. Cardiotachometer

cardiothyréose, s. Cardiothyreotoxicosis

cardiotocographie, s. Cardiotocography

cardiotonique, adj. Cardiotonic

cardiotoxique, adj. Cardiotoxic

cardiovasculaire, adj. Cardiovascular

cardioversion, s. Cardioversion

cardite, s. Carditis

carence, s. Deficiency

carie, s. Caries

carminatif, ive, adj. Carminative

caroncule, s. Caruncle

carotène, s. Carotene

carotide (artère). Carotid artery

carotidogramme, s. Carotidogram

carpe, s. Carpus

carphologie, s. Carphology

carpocyphose, s. Madelung's disease

cartilage, s. Cartilage

cartographie, s. Mapping

carus, s. Coma (complete)

caryoclasique, adj. Karyoklastic

caryolyse, s. Karyolysis

caryolytique, adj. Karyolytic

caryorrhexie, s. Karyorrhexis

caryotype, s. Karyotype

caséeux, euse, ou caséiforme, adj. Caseous

caséine, s. Casein
caséum, s. Caseum
castrat, s. Castrate
castration, s. Castration
catabolisme, s. Catabolism
catabolite, s. Catabolite
cataire, adj. Purring
catalase, s. Catalase
catalepsie, s. Catalepsy
cataleptique, adj. Cataleptic
catalyse, s. Catalysis
cataménial, adj. Catamenial
catamnèse, s. Catamnesis
cataplasme, s. Cataplasm
cataplexie, s. Cataplexy
cataracte, s. Cataract
catarrhe, s. Catarrh
catatonie, s. Catatonia
catécholamine, s. Catecholamine
catécholergique, adj. Catecholergic
caténaire, adj. Catenary
catgut, s. Catgut
cathéter, s. Catheter
cathétérisme, s. Catheterization
cathode, s. Cathode
cation, s. Cation
caudal, ale, adj. Caudal
causalgie ou causalgique (syndrome), s.
Causalgia
caustique, adj. et s. Caustic
cautère, s. Cautery
cautérisation, s. Cauterization
caverne, s. Cavern
caverneux, euse, adj. Cavernous
cavitaire, adj. Cavitary
cavographie, s. Phlebography of the vena
cava
cécité, s. Blindness
cécité verbale. Alexia
ceinture, s. Girdle
cellule APUD. Cell (APUD)
cellule suppressive. Suppressive cell
cellule T auxiliaire. Helper T-cell
cellule thymodépendante. T lymphocyte
cellule, s. Cell
cellule-cible, s. Target-cell
cellulite, s. Cellulitis
cellulose, s. Cellulose
cément, s. Cementum
cémentoblaste, s. Cementoblast
cémentoblastome, s. Cementoblastoma
cémentome, s. Cementoma
cénesthésie, s. Cenesthesia
cénestopathie, s. Cenesthopathy

centimorgan, s. Centimorgan
centre hospitalier. Hospital (general)
centrifugeuse, s. Machine (centrifugal)
centromère, s. Centromere
centrosome, s. Centrosome
céphalalgie, s. Cephalalgia
céphalée, s. Headache
céphalhématome, s. Cephalhaematoma
céphalique, adj. Cephalic
céphalorachidien, enne, adj. Cephalorachidian
céphalosporine, s. Cephalosporin
cercaire, s. Cercaria
cerceau de lit, s. Cradle
cerclage, s. Banding
cérébelleux, euse, adj. Cerebellar
cérébellite, s. Cerebellitis
cérébral, ale, adj. Cerebral
cérébrospinal, ale, adj. Cerebrospinal
certificat médical. Certificate (medical)
céruloplasmine, s. Caeruloplasmin
cérumen, s. Cerumen
cerveau, s. Cerebrum
cervelet, s. Cerebellum
cervical, ale, adj. Cervical
cervicalgie, s. Cervicodynia
cervicarthrose, s. Osteoarthrosis of the cervical spine
cervicite, s. Cervicitis
cervicobrachial, ale, adj. Cervicobrachial
cervicopexie, s. Cervicopexy
cervicotomie, s. Cervicotomy
cervicovaginite, s. Cervicovaginitis
césarienne (opération). Operation (cesarean)
césarienne, adj. Caesarean
cestode, s. Cestode
cétogène, adj. Ketogenic
cétogenèse, s. Ketogenesis
cétolyse, s. Ketolysis
cétonémie, s. Ketonaemia
cétonurie, s. Ketonuria
17-Cétostéroïdes. 17-ketosteroids
Chagas (maladie de). Chagas'disease
chalazion, s. Chalazion
chambre de perfusion. System (implantable drug delivery)
champ opératoire. Operation area
champ visuel. Field of vision
champignon, s. Fungus, pl. fungi
chancre, s. Chancre
charbon activé. Charcoal (activated)
charbon, charbonneuse (fièvre), s. Anthrax
charge virale. Load (viral)

charlatan, s. Quack
chasse (syndrome de). Dumping syndrome
chaud, chaude, adj. Hot
chaussure orthopédique. Shoe (orthopaedic)
chef du muscle. Head of muscle
cheilite, s. Cheilitis
cheiloplastie, s. Cheiloplastie
cheilorraphie, s. Cheilorrhaphy
cheiroplastie, s. Cheiroplasty
chélation, s. Chelation
chéloïde, s. Cheloid
chémorécepteur, s. Chemoreceptor
chémosis, s. Chemosis
cheveu, s. Hair
cheville, s. Ankle
Cheyne-Stokes (respiration de). Cheyne-Stokes breathing
chiasma optique, . Chiasm (optic)
chimioprophylaxie, s. Chemoprophylaxis
chimiorésistance, s. Resistance (drug)
chimiotaxie, s. Chemotaxis
chimiothérapie, s. Chemotherapy
chique, s. Chigo
chiromégalie, s. Chiromegaly
chiropraxie, s. Chiropractic
chirurgie, s. Surgery
chirurgien, s. Surgeon
Chlamydia, s. Chlamydia
chloasma, s. Chloasma
chloramphénicol, s. Chloramphenicol
chloration, s. Chlorination
chlorémie, s. Chloraemia
chlorurie, s. Chloruria
choanes, s. pl. Choanae
choc, s. Shock
choc anaphylactique. Shock (anaphylactic)
choc bactériémique. Shock (bacteriaemic)
choc cardiogénique. Shock (cardiogenic)
choc électrique. Cardioversion
choc hypovolémique. Shock (hypovolaemic)
choc opératoire. Shock (surgical)
cholagogue, adj. et s. Cholagogue
cholangiectasie. Cholangiectasy
cholangiographie, s. Cholangiography
cholangiolite, s. Cholangiolitis
cholangiome, s. Cholangioma
cholangiotomie, s. Cholangiotomy
cholangite, s. Cholangitis
cholécystalgie, s. Cholecystalgia
cholécystectasie, s. Cholecystectasia
cholécystectomie, s. Cholecystectomy
cholécystite, s. Cholecystitis

cholécystographie, s. Cholecystography
cholécystotomie, s. Cholecystotomy
cholédocho-duodénostomie, s. Choledocho-duodenostomy
cholédocholithiase, s. Choledocholithiasis
cholédochoplastie, s. Choledochoplasty
cholédochostomie, s. Choledochostomy
cholédochotomie, s. Choledochotomy
cholélithiase, s. Cholelithiasis
cholélithotripsie ou cholélithotritie, s. Cholelithotripsy
cholémèse, s. Cholemesis
cholémie, s. Cholaemia
cholépéritoine, s. Choleperitoneum
choléra, s. Cholera
cholérèse, s. Choleresis
cholérétique, adj. et s. Choleretic
cholériforme, adj. Choleriform
cholérique, adj. Choleraic
cholestase, s. Cholestasis
cholestéatome, s. Cholesteatoma
cholestérol, s. Cholesterol
cholestérolémie, s. Cholesterolaemia
cholestéropexie, s. Cholesteropexy
choléthorax, s. Cholethorax
choline, s. Choline
cholinergique, adj. Cholinergy
cholinestérase, s. Cholinesterase
cholostatique, adj. Cholestatic
cholurie, s. Choluria
chondral, ale, adj. Chondral
chondrectomie, s. Chondrectomy
chondriome, s. Chondriome
chondrite, s. Chondritis
chondroblaste, s. Chondroblast
chondroblastome bénin. Chondroblastoma
chondrocalcinose articulaire. Chondrocalcinosis (articular)
chondrocyte, s. Chondrocyte
chondrodystrophie, s. Chondrodystrophia
chondrogenèse, s. Chondrogenesis
chondroïde, adj. Chondroid
chondrolyse, s. Chondrolysis
chondromalacie, s. Chondromalacia
chondromatose, s. Chondromatosis
chondrome, s. Chondroma
chondropathie, s. Chondropathy
chondrophyte, s. Chondrophyte
chondrosarcome, s. Chondrosarcoma
chondrotomie, s. Chondrotomy
chordopexie, s. Chordopexy
Chopart (articulation de). Chopart's articulation
chordotomie ou cordotomie, s. Chordotomy

chorée, s. Chorea
choréiforme, adj. Choreiform
chorion, s. Chorion
choriorétinite, s. Chorioretinitis
choroïde, s. Choroid
choroïdite, s. Choroiditis
chromaffine, adj. Chromaffin
chromatine, s. Chromatin
chromatographie, s. Chromatography
chromatolyse, s. Chromatolysis
chromatopsie, s. Chromatopsia
chrome, s. Chromium
chromogène, adj. Chromogen
chromophile, adj. Chromophil
chromophore, s. Chromophore
chromoprotéine, s. Chromoprotein
chromosome, s. Chromosome
chromosomique, adj. Chromosomal
chronicité, s. Chronicity
chronique, adj. Chronic
chronobiologie, s. Chronobiology
chronotrope, adj. Chronotropic
chrysothérapie, s. Chrysotherapy
chuintement, s. Hissing
chyle, s. Chyle
chyleux, euse, adj. Chylous
chyliforme, adj. Chyliform
chylomicron, s. Chylomicron
chylopéritoine, s. Chyloperitoneum
chylothorax, s. Chylothorax
chylurie, s. Chyluria
chyme, s. Chyme
chymotrypsinogène, s. Chymotrypsinogen
cicatrice, s. Scar
cicatrisation, s. Healing
cil, s. Eyelash
ciliaire, adj. Ciliary
ciné-angiocardiographie, s. Cineangiocardiography
ciné-angiographie, s. Cineangiography
cinématique, s. Kinematics
cinésiologie, s. Kinesiology
cinétique, adj. Kinetic
cingulum, s. Cingulum
circadien, enne, adj. Circadian
circiné, née, adj. Circinate
circoncision, s. Circoncision
circonflexe, adj. Circumflex
circulation, s. Circulation
circulatoire, adj. Circulatory
circumduction, s. Circumduction
cireux, euse, adj. Waxy
cirrhogène, adj. Cirrhogenous
cirrhose, s. Cirrhosis

cirrhotique, adj. Cirrhotic
cisternal, ale, adj. Cisternal
cisternographie, s. Cisternography
cisternotomie, s. Cisternotomy
cistron, s. Cistron
citerne, s. Cistern
clairance, s. Clearance
clamp, s. Clamp
clampage, s. Clamping
claquade, s. Clapping
claquage musculaire. Strain of a muscle
claquement, s. Click
Clar (miroir de). Frontal mirror
claudication, s. Claudication
claudication intermittente. Claudication
(intermittent)
claustrophobie, s. Claustrophobia
claustrum, s. Claustrum
clavicule, s. Clavicle
cléidectomie, s. Cleidoctomy
clignement, s. Blinking, winking
climatère, s. Climacteric
clinicien, enne, adj. Clinician
clinique, adj. Clinic
clinoïde, adj. Clinoid
clinomanie, s. Clinomania
clinostatique, adj. Clinostatic
clinostatisme, s. Clinostatism
clip, s. Clip
clitoris, s. Clitoris
clivage, s. Cleavage
clivus, s. Clivus
cloaque, s. Cloaca
clonage, s. Cloning
clonal, ale, adj. Clonal
clone, s. Clone
clonidine, s. Clonidine
clonie ou clonique (convulsion), s. Clonism
clonus, s. Clonus
clostridium, s. Clostridium
coagulabilité, s. Coagulability
coagulant, s. Coagulant
coagulation, s. Coagulation
coalescence, s. Coalescence
coaptation, s. Coaptation
coarctation, s. Coarctation
cobalamine, s. Cobalamine
cocaïne, s. Cocaine
cocaïnomanie, s. Cocainomania
coccobacille, s. Coccobacillus
coccus, pl. coccus, s. Coccus, pl. cocci
coccydynie ou coccygodynie, s. Coccydynia
coccyx, s. Coccyx
cochléaire, adj. Cochlear

cochlée, s. Cochlea
cochléo-vestibulaire, adj. Cochleovestibular
code génétique. Code (genetic)
codéine, s. Codeine
codex, s. Codex
codon, s. Codon
cœlialgie, s. Coelialgia
cœliaque, adj. Coeliac
cœliaque (maladie). Coeliac disease
cœliochirurgie, s. Coeliosurgery
cœlioscopie, s. Coelioscopy
cœlome, s. Coeloma
coenzyme, s. Coenzyme
cœur, s. Heart
cœur artificiel. Heart (artificial)
cœur pulmonaire aigu. Heart (acute pulmonary)
cœur pulmonaire chronique. Heart (chronic pulmonary)
cœur pulmonaire. Heart (pulmonary)
cofacteur, s. Cofactor
cohorte, s. Cohort
coiffe des rotateurs de l'épaule. Rotator cuff
coiffe, s. Caul
coït, s. Coitus
col, s. Neck
colchicine, s. Colchicine
colectasie, s. Colectasia
colectomie, s. Colectomy
colibacillose, s. Colibacillosis
coliforme, adj. Coliform
colique, s. Colic
colique hépatique. Colic (hepatic)
colique néphrétique. Nephretic colic
colite, s. Colitis
collaber v. Collapse (to)
collagène (maladie du). Collagen disease
collagène, s. Collagen
collapsus, s. Collapse
collatéral, ale, adj. Collateral
collier, s. Collar
collier de Vénus. Venus'collar
collodion, s. Collodion
colloïdal, ale, adj. Colloidal
colloïde, adj. Colloid
collutoire, s. Collutory
collyre, s. Collyrium
colo-colostomie, s. Colocolostomy
coloboma ou colobome, s. Coloboma
colofibroscopie, s. Fibrocolonoscopy
côlon, s. Colon
colopathie, s. Colopathy
colopexie, s. Colopexy
coloptose, s. Coloptosis

colorectal, adj. Colorectal
colorraphie, s. Colorrhaphy
colostomie, s. Colostomy
colostrum, s. Colostrum
colpo-hystérectomie, s. Colpohysterectomy
colpo-périnéoplastie, s. Colpoperineoplasty
colpo-périnéorraphie, s. Colpoperineorrhaphy
colpocèle, s. Colpocele
colpocytologie, s. Papanicolaou's method
colpopexie, s. Colpopexy
colpoplastie, s. Colpoplasty
colpoptose, s. Colpoptosis
colposcopie, s. Colposcopy
colposténose, s. Colpostenosis
colpotomie, s. Colpotomy
coma, s. Coma
coma dépassé. Coma (irreversible)
coma diabétique. Coma (diabetic)
coma hépatique. Coma (hepatic)
coma vigil. Coma (light)
comédon, s. Comedo
comitial, ale, adj. Epileptic
commensal, ale, adj. Commensal
comminutif, ive, adj. Comminuted
commissure, s. Commissure
commissuroplastie, s. Commissuroplasty
commissurotomie, s. Commissurotomy
commotion, s. Concussion
communication interauriculaire. Defect (atrial septal)
communication interventriculaire. Defect (ventricular septal)
compatibilité sanguine. Compatibility (blood)
compensation, s. Compensation
compensé, sée, adj. Compensated
complément, s. Complement
complémentaire, adj. Complementary
complexe, s. Complex
compliance, s. Compliance
complication, s. Complication
compresse, s. Compress
comprimé, s. Tablet
concentration ionique du plasma. Concentration of the plasma (ion)
conception, s. Conception
concomitance, s. Concomitance
concrétion, s. Concretion
conditionné, née, adj. Conditioned
conditionnement, s. Conditioning
condom, s. Condom
conductance, s. Conductance
conducteur, trice, adj. Conductor
conductibilité, s. Conductibility

conduit, s. Duct
conduit ou canal cholédoque. Duct (bile)
condyle, s. Condyle
condylome, s. Condyloma
cône artériel. Conus arteriosus
confabulation, s. Confabulation
confustion mentale. Confusion
congénital, ale, inné, ée, adj. Congenital
congestion, s. Congestion
coniose, s. Coniosis
conisation, s. Conization
conjonctive, s. Conjunctiva
conjonctivite, s. Conjunctivitis
Conn (syndrome de). Conn's syndrome
connectif, ive, adj. Connective
conque de l'auricule, s. Concha auriculae
consanguin, ine, adj. Consanguineous
consanguinité, s. Consanguinity
conscience, conscient, s. Consciousness
conseil génétique. Counseling (genetic)
consensus, s. Consensus
consentement éclairé. Consent (informed)
consolidation, s. Healing
consonant, ante, adj. Consonating
constipation, s. Constipation
constitution, s. Constitution
consultant, s. Consultant, outpatient
consultation, s. Consultation, Surgery
consultation, s. Visit
contage, s. Contagium
contagieux, euse, adj. Contagious
contagion, s. Contagion
contamination, s. Contamination
contention, s. Restraint
continence, s. Competence, continence
contondant, ante, adj. Contunding
contraceptif, ive, adj. Contraceptive
contraception, s. Contraception
contractilité, s. Contractility
contraction, s. Contraction
contracture, s. Contracture, rigidity
contre-extension, s. Counterextension
contre-incision, s. Counteropening
contre-indication, s. Contraindication
controlatéral, ale, adj. Controlateral
contusion, s. Contusion
convalescence, s. Convalescence
convertine, s. Convertin
convulsion, s. Convulsion
convulsivant, ante, adj. Convulsant
coprolithe, s. Coprolith
coprologie, s. Coprologie
coprophilie, s. Coprophilia

coprostase, s. Coprostasis
copulation, s. Copulation
coqueluche. Cough (whooping)
coquille, s. Shell
cor, s. Clavus
coracoïde, adj. Coracoid
cordages tendineux. Tendinous cords
corde du tympan. Chorda tympani
corde vocale. Cord (true vocal)
cordocentèse, s. Cordocentesis
cordon, s. Funiculus
cordonal, ale, funiculaire, adj. Funicular
cordopexie, s. Chordopexy
corectopie, s. Corectopia
cornage, s. Cornage
cornée, s. Cornea
coronaire ; coronarien, enne, adj. Coronary
coronal, ale, adj. Coronal
coronarite, s. Coronaritis
coronarographie, s. Coronarography
Coronavirus, s. Coronavirus
corps calleux. Corpus callosum
corps caverneux. Body (cavernous)
corps cétoniques. Bodies (ketone)
corps étranger. Body (foreign)
corps flottants. Floaters (vitreous)
corps jaune. Body (yellow)
corps mamillaires. Bodies (mamillary)
corps spongieux. Body (spongy)
corps vitré. Body (vitreous)
corset, s. Jacket
cortectomie, s. Cortectomy
cortex, s. Cortex
cortical, ale, adj. Cortical
corticodépendant, ante, adj. Corticodependant
corticoïdes, s. pl. Corticosteroids
corticomimétique, adj. Cortisone-like
corticoprive, adj. Corticoprival
corticospinal, ale, adj. Corticospinal
corticostérone, s. Corticosterone
corticosurrénal, ale, adj. Adrenocortical
corticothérapie, s. Corticotherapy
corticotrope, adj. Corticotrophic
cortisol, s. Cortisol
cortisone, s. Cortisone
corymbiforme, adj. Corymbiform
coryza, s. Coryza
cosmétologie, s. Cosmetology
costectomie, s. Costectomy
crosse, s. Arch
cryptorchidie, s. Cryptorchidia

D

D-dimère, s. D-dimer
D-xylose (épreuve au). Xylose test
dacryadénite ou dacryoadénite, s. Dacryadenitis
dacryocystite, s. Dacryocystitis
dacryogène, adj. Dacryogenic
dacryolithe, s. Dacryolith
dactylogramme, s. Dactylogram
dactylophasie, s. Dactylophasia
dactyloscopie, s. Dactyloscopy
Dakin (liqueur ou soluté de). Dakin's fluid
dalton, s. Dalton
daltonisme, s. Daltonism
darwinisme, s. Darwinism
davier, s. Dental forceps
déambulation, s. Deambulation
débile, adj. Weak
débilité, s. Debility
débit, s. Output
débridement, s. Debridement
décalcification, s. Decalcification
décalvant, ante, adj. Decalvant
décanulation, s. Decanulation
décarboxylation, s. Decarboxilation
décès, s. Death
décibel, s. Decibel
décidual, ale, adj. Decidual
déclive, adj. Declive
décoction, s. Decoction
décollement de la rétine. Detachment (retinal)
décompensation, s. Decompensation
décompensé, sée, adj. Decompensated
décontraction, s. Relaxation
décortication, s. Decortication
décours, décrément, s. Decrement
décrémentiel, elle, adj. Decremental
décubitus, s. Decubitus
décussation, s. Decussation
défaillance, s. Failure
défécation, s. Defecation
déférent (conduit). Ductus deferent
déférentite, s. Deferentitis
déférentographie, s. Deferentography
défervescence, s. Defervescence
défibrillateur, trice, adj. Defibrillator
défibrillation, s. Defibrillation
défibrination, s. Defibrination
déficience, s. Deficiency
déflexion, s. Deflexion
défloration, s. Defloration
déformation, s. Deformity
dégagement, s. Disengagement

dégénérescence amyloïde. Degeneration (amyloid)
dégénérescence, s. Degeneration
déglutition, s. Swallowing
dégranulation, s. Degranulation
degré Celsius. Celsius degree
degré Fahrenheit. Fahrenheit degree
délétère, adj. Deleterious
délétion, s. Deletion
délire, s. Delirium
delirium tremens. Delirium tremens
délivrance, s. Placental stage
delta-hydrocortisone, s. Deltahydrocortisone
delta. Delta
deltacortisone, s. Deltacortisone
deltoïde, adj. Deltoid
démarche, s. Gait
démence, s. Dementia
demi-vie, s. Half-life
déminéralisation, s. Demineralization
démographie, s. Demography
démyélinisation, s. Demyelinization
dénervation, s. Denervation
dengue, s. Dengue
dénomination commune internationale. Name (international nonproprietary)
densitométrie, s. Densitometry
dent, s. Tooth, pl. teeth
dentine, s. Dentin
dentiste, s. Dentist
dentition, s. Teething
dentome, s. Dentoma
denture, s. Dentition
dénudation, s. Denudation
dénutrition, s. Denutrition
Denver (classification de). Denver nomenclature
déontologie, s. Deontology
département, s. Department
dépigmentation, s. Depigmentation
dépilation, s. Depilation
dépistage, s. Screening
déplétion, s. Depletion
dépolarisation, s. Depolarization
dépression, s. Depression
dépuratif, ive, adj. Depurant
dérivation, s. Derivation
dermatite, s. Dermatitis
dermatofibrome, s. Dermatofibroma
dermatoglyphe, s. Dermatoglyphe
dermatologie, s. Dermatology
dermatome, s. Dermatome

dermatomycose, s. Dermatomycosis
dermatomyome, s. Dermatomyoma
dermatomyosite, s. Dermatomyositis
dermatose, s. Dermatosis
derme, s. Corium
dermo-épidermite, s. Dermitis with epidermitis
dermocorticoïde, s. Topical corticosteroid
dermographie ou dermographisme, s. Dermographism
dermoïde, adj. Dermoid
dérotation, s. Derotation
désarticulation, s. Disarticulation
désensibilisation, s. Desensitization
déséquilibration, s. Disequilibration
déshydrase, s. Dehydrase
déshydratation, s. Dehydration
déshydrogénase, s. Dehydrase
désinfectant, ante, adj. Disinfectant
désinfection, s. Disinfection
désinhibition, s. Disinhibition
désinsertion, s. Disinsertion
désintoxication, s. Disintoxication
désinvagination, s. Disinvagination
desmodonte, s. Periodontial
desmodontose, s. Periodontosis
desmoïde (tumeur). Desmoma
désodé, dée, adj. Sodium-free
désorientation, s. Disorientation
désoxycorticostérone, s. Disoxycorticosterone
désoxyribonucléoprotéine, s. Deoxyribonucleoprotein
désoxyribose, s. Deoxyribose
desquamation, s. Peeling
détection, s. Detection
déterger, v. Deterge (to)
détersif, ive, adj. Detergent
détoxication, s. Detoxication
détresse respiratoire de l'adulte. Distress (adult respiratory syndrome)
détroit, s. Strait
détrusor, s. Detrusor
détubage, s. Extubation
détumescence, s. Detumescence
deutéranope, adj. Deuteranope
dévirilisation, s. Demasculinization
dévitalisation, s. Devitalization
dextran, s. Dextran
dextrocardie, s. Dextrocardia
dextrogyre, adj. Dextrogyral
dextroposition de l'aorte. Aorta (overriding)
dextrose, s. Dextrose
diabète, s. Diabetes

diabète bronzé. Diabetes (bronzed)
diabète insipide. Diabetes insipidus
diabète rénal. Glycosuria (renal)
diabète sucré. Diabetes mellitus
diabétique, adj. Diabetic
diabétogène, adj. Diabetogenic
diacétylmorphine, s. Diacetylmorphine
diadococinésie, s. Diadochocinesia
diagnostic, s. Diagnosis
diagnostic différentiel. Diagnosis (differential)
diagnostic étiologique. Diagnosis (aetiologic)
dialyse, s. Dialysis
diapédèse, s. Diapedesis
diaphragme, s. Diaphragm
diaphyse, s. Diaphysis
diarrhée, s. Diarrhoea
diarthrose, s. Diarthrosis
diastase, s. Diastase
diastasis, s. Diastasis
diastème, s. Diasteme
diastole, s. Diastole
diastolique, adj. Diastolic
diathermie, s. Diathermy
dichloro-diphényl-trichlorétane. Dichloro-diphenyl-trichlorethane
dichotomie, s. Dichotomy
dichromate, adj. Dichromatic
dicoumarol, s. Dicoumarol
didelphe, adj. Didelphic
didéoxycytidine. Dideoxycytidine
didéoxyinosine. Dideoxyinosin
diduction, s. Diduction
diencéphale, s. Diencephalon
diencéphalite, s. Diencephalitis
diencéphalo-hypophysaire, adj. Diencephalohypophyseal
diète, régime, s. Diet
diététicien, enne, adj. Dietetician
diététique, adj. Dietetic
diététique, s. Dietetics
diéthylstilbœstrol, s. Diethylstilboestrol
différenciation (classes d'antigènes de). Cluster of differenciation
différenciation, s. Differenciation
diffluent, ente, adj. Diffluent
digastrique, adj. Digastric
digestion, s. Digestion
digital, ale, adj. Digital
digitale, s. Digitalis
digitalisation, s. Digitalization ; computerization
dihydroergotamine, s. Dihydroergotamine

dilacération, s. Dilaceration
dilatation des bronches. Bronchiectasis
dimorphisme, s. Dimorphism
dioptrie, s. Diopter
diphasique, *adj.* Diphasic
diphtérie, s. Diphtheria
diplacousie, s. Diplacusis
diplégie, s. Diplegia
diplobacille, s. Diplobacillus
diplocoque, s. Diplococcus
diploé, s. Diploe
diploïde ou diplo, *adj.* Diploid
diploïdie, s. Diploidy
diploïque, *adj.* Diploic
diplopie, s. Diplopia
dipsomanie, s. Dipsomania
discal, ale, *adj.* Discal
discite, s. Discitis
discopathie, s. Discopathy
discoradiculographie, s. Discoradiculographie, s. Discoradiculography
discret, ète, *adj.* Discrete
disjonction, s. Disjunction
dispensaire, s. Dispensary
disponibilité biologique des médicaments. Bioavalaibility
dissection, s. Dissection
distal, ale, *adj.* Distal
distomatose, s. Distomatosis
distome, s. Distoma
diurèse, s. Diuresis
diurétique, *adj.* Diuretic
diverticule, s. Diverticulum, *pl.* diverticula
diverticulite, s. Diverticulitis
diverticulose, s. Diverticulosis
dizygote, *adj.* Dizygotic
docichocéphalie, s. Dolichocephalia
docimasie, s. Docimasia
doigts en coup de vent. Seal fin deformity
dolicho et méga-artère, s. Megadolichoartery
dolichocôlon, s. Dolichocolon
dolichosigmoïde, s. Dolichosigmoid
dominant, ante, *adj.* Dominant
dommage corporel. Bodily damage
donneur universel. Donor (universal)
dopage, s. Doping
dopamine, s. Dopamine
dopaminergie, s. Dopaminergia
Doppler (effet). Doppler effect
Doppler (examen). Doppler velocimetry
dorsal, ale, *adj.* Dorsal
dorsalgie, s. Dorsalgia
dorsalisation, s. Dorsalization

dorsarthrose. Arthrosis (rachidian)
dorsiflexion, s. Dorsiflexion
dorsolombaire, *adj.* Dorsolombar
dos, s. Back
douche, s. Shower
Douglas (cri ou signe du). Douglas'cry
Douglas (cul-de-sac de). Douglas'pouch
douleur, s. Pain
douloureux, euse, *adj.* Painful
dracunculose, s. Dracunculosis
dragée, s. Sugar-coated tablet
drain, s. Drain
drainage, s. Drainage
drastique, *adj.* Drastic
drépanocyte, s. Sickle-cell
drogue, médicament, s. Drug
droitier, ière, *adj.* Right-handed
duction, s. Duction
duodénectomie, s. Duodenectomy
duodénite, s. Duodenitis
duodéno-pancréatectomie, s. Duodenopancreatectomy
duodénoscope, s. Duodenofibrescope
duodénotomie, s. Duodenotomy
duodénum, s. Duodenum
duplication, duplicité, s. Duplication
Dupuytren (fracture de). Dupuytren's fracture
dural, ale, ou dure-mérien, enne, *adj.* Dural
dure-mère, s. Dura mater
dynamogène, *adj.* Dynamogenic
dynamomètre, s. Dynamometer
dyne, s. Dyne
dysarthrie, s. Dysarthria
dysarthrose, s. Dysarthrosis
dysautonomie, s. Dysautonomia
dysbasie, s. Dysbasia
dyschromatopsie, s. Dyschromatopsia
dyschromie, s. Dyschromia
dysectasie du col de la vessie, s. Dysectasia of bladder
dysembryome, s. Dysembryoma
dysembryoplasie, s. Dysembryoplasia
dysenterie, s. Dysentery
dysesthésie, s. Dysaesthesia
dysfibrinogénémie, s. Dysfibrinogenaemia
dysfonctionnement, s. Dysfunction
dysgammaglobulinémie, s. Dysgammaglobulinaemia
dysgénésie, s. Dysgenesia
dysglobulinémie, s. Dysglobulinaemia
dyshidrose ou dysidrose, s. Dyshidrosis
dyskaliémie, s. Dyskaliaemia
dyskératose, s. Dyskeratosis

dyskinésie, s. Dyskinesia
dyslalie, s. Dyslalia
dyslexie, s. Dyslexia
dyslipémie, dyslipidémie, s. Dyslipaemia
dysménorrhée, s. Dysmenorrhoea
dysmétrie, s. Dysmetria
dysmnésie, s. Dysmnesia
dysmorphie, s. Dysmorphosis
dysorique, adj. Dysoric
dysosmie, s. Dysosmia
dysostose, s. Dysostosis
dyspareunie, s. Dyspareunia
dyspepsie, s. Dyspepsia
dysphagia lusoria. Dysphagia lusoria
dysphagie, s. Dysphagia

dysphasie, s. Dysphasia
dysphonie, s. Dysphonia
dysphorie, s. Dysphoria
dysplasie, s. Dysplasia
dyspnée, s. Dyspnoea
dyspraxie, s. Dyspraxia
dysprotidémie, s. Dysproteinaemia
dysraphie, s. Dysraphia
dysrythmie, s. Dysrhythmia
dyssomnie, s. Dyssomnia
dysthyroïdie, s. Dysthyreosis
dystocie, s. Dystocia
dystonie, s. Dystonia
dystrophie, s. Dystrophia
dysurie, s. Dysuria

E

eau minérale. Water (mineral)
eau oxygénée. Hydrogen peroxide
ébranlement, s. Shaking
éburnation, s. Eburnation
ecchondrome ou ecchondrose, s. Ecchondroma
ecchymose, s. Ecchymosis
écharpe, s. Sling
échinococcose, s. Echinococcosis
écho (virus) ou échovirus. Echovirus
écho-encéphalographie, s. Echoencephalography
échocardiographie, s. Echocardiography
échogène, adj. Echogenic
échogramme, s. Echogram
échographie, s. Echographia
écholalie, s. Echolalia
échomimie, s. Echomimia
échopraxie, s. Echopraxia
échotomographie, s. Echotomography
éclampsie, s. Eclampsia
éclamptique, adj. Eclamptic
écologie, s. Ecology
écouvillonnage, s. Ecouvillonnage
écriture Braille. Braille
ectasie, s. Ectasia
ecthyma, s. Ecthyma
ectoderme, s. Ectoderm
ectopie, s. Ectopia
ectromèle, s. Ectromelus
ectropion, s. Ectropion
ectropodie, s. Ectropodism
eczéma, s. Eczema
édulcoration, s. Edulcoration
efférent, ente, adj. Efferent
effet blouse blanche. Coat effect (white)

effort (épreuve d'). Exercise test
effort, s. Effort
effractif, ive, adj. Invasive
éjaculat, s. Ejaculum
éjaculateur, trice, adj. Ejaculatory
éjaculation, s. Ejaculation
élastance pulmonaire. Elastance (pulmonary)
élastorrhexie, s. Elastorrhexis
électivité, s. Affinity
électrisation, s. Electrification
électro-nystagmographie, s. Electronystagmography
électro-oculographie, s. Electrooculography
électrocardiogramme, s. Electrocardiogram
électrocardiographe, s. Electrocardiograph
électrocardiographie, s. Electrocardiography
électrochirurgie, s. Electrosurgery
électrochoc, s. Electroshock
électrocoagulation, s. Electrocoagulation
électrocochléogramme, s. Electrocochleogram
électrocorticographie, s. Electrocorticography
électrocution, s. Electrocution
électrode, s. Electrode
électrodiagnostic, s. Electrodiagnosis
électroencéphalogramme. Electroencephalogram
électroencéphalographie, s. Electroencephalography
électrogramme, s. Electrogram
électrologie médicale. Electrology (medical)
électrolyse, s. Electrolysis
électrolyte, s. Electrolyte
électromyogramme, s. Electromyogram
électron, s. Electron
électroneurographie, s. Electroneurography

électrophorèse, s. Electrophoresis
électrophysiologie, s. Electrophysiology
électropuncture, s. Electroacupuncture
électroradiologie, s. Electroradiology
électrorétinographie, s. Electroretinography
électrostimulation, s. Electrostimulation
électrostimulus, s. Spike
électrothérapie, s. Electrotherapy
éléphantiasis, s. Elephantiasis
élixir, s. Elixir
élixir parégorique, s. Paregoric
elliptocyte, s. Elliptocyte
élongation, s. Elongation
élytrocèle, s. Elytrocele
émail dentaire, s. Enamel
émaciation, s. Emaciation
émanation, s. Emanation
émasculation, s. Emasculation
embarras gastrique. Attack (acute gastric)
embarrure, s. Dish-pan fracture
emboîture, s. Socket
embole, s. Embolus
embolectomie, s. Embolectomy
embolie, s. Embolism
embolie gazeuse. Embolism (air)
embolisation, s. Embolization
embrasse, s. Embracing
embrocation, s. Embrocation
embrochage, s. Pinning
embryogenèse, s. Embryogenesis
embryon, s. Embryo
embryopathie, s. Embryopathia
émétique, emétisant, ante, s. Emetic
éminence, s. Eminence
émission, s. Emission
emménagogue, adj. et s. Emmenagogue
emmétropie, s. Emmetropia
émollient, ente, adj. et s. Emmolient
émonctoire, s. Emonctory
émotif, ive, adj. Emotive
émotivité, s. Emotivity
empâté, tée, adj. Choked
empathie, s. Empathy
emphysème pulmonaire. Emphysema (pulmonary)
emphysème, s. Emphysema
empirisme, s. Empirism
emplâtre, s. Emplastrum
empyème, s. Empyema
émulsion, s. Emulsion
énanthème, s. Enanthem
encéphale, s. Encephalon
encéphalite, s. Encephalitis
encéphalocèle, s. Encephalocele

encéphalographie, s. Encephalography
encéphaloïde, s. Encephaloid
encéphalomyélite, s. Encephalomyelitis
encéphalopathie spongiforme subaigue à virus. Encephalopathy (subacute spongiform)
encéphalopathie, s. Encephalopathy
enchevillement, enclouage, s. Pegging
enchondral, ale, adj. Enchondral
enchondromatose, s. Enchondromatosis
enchondrome, s. Enchondroma
encoprésie, s. Encopresis
endartère, s. Endarterium
endartériectomie, s. Endarteriectomy
endémicité, s. Endemicity
endémie, s. Endemia
endémique, adj. Endemic
endocarde, s. Endocardium
endocardite, s. Endocarditis
endocervical, ale, adj. Endocervical
endocervicite, s. Endocervicitis
endocrine, adj. Endocrine
endocrinien, enne, adj. Endocrinous
endocrinologie, s. Endocrinology
endocrinopathie, s. Endocrinopathy
endoderme, s. Endoderm
endogamie, s. Endogamy
endogastrique, adj. Endogastrique
endogène, adj. Endogenous
endolymphe, s. Endolymph
endomètre, s. Endometrium
endométriome, s. Endometrioma
endométriose, s. Endometriosis
endométrite, s. Endometritis
endoparasite, s. Endoparasite
endophtalmie, s. Endophtalmitis
endoprothèse, s. Endoprothesis
endorphine, s. Endorphine
endoscope, s. Endoscope
endothéliite, s. Endotheliitis
endothéliome, s. Endothelioma
endothélium, s. Endothelium
endotoxine, s. Endotoxin
énergie, s. Energy
énervation, s. Enervation
enfance, s. Childhood
enflammé, mée, adj. Inflamed
engagement cérébral. Herniation (cerebral)
engagement, s. Engagement
engelure, s. Chilblain
engorgement, s. Engorgement
engouement, s. Obstruction
enjambement, s. Crossing over
enképhaline, s. Enkephalin

enkystement, s. Encystment
énolase neurospécifique. Enolase (neuron specific)
énophtalmie, s. Enophtalmus
énostose, s. Enostosis
Entamœba, s. Entamoeba
entéralgie, s. Enteralgia
entérite, s. Enteritis
Enterobacteriacées, s. pl. Enterobacteriacae
entérocèle, s. Enterocele
entérocolite, s. Enterocolitis
entérocoque, s. Enterococcus
entérocystocèle, s. Enterocyctocele
entérocystoplastie, s. Enterocystoplasty
entérokinase, s. Enterokinase
entéropathie exsudative. Enteropathy (protein-loosing)
entéropathie, s. Enteropathy
entéropathogène, adj. Enteropathogenic
entéropexie, s. Enteropexy
entéroplastie, s. Enteroplasty
entérorragie, s. Enterorrhagia
entérorraphie, s. Enterorrhaphy
entérospasme, s. Enterospasm
entérotrope, adj. Enterotropic
entérovirus, s. Enterovirus
entoderme, s. Endoderm
entorse, s. Sprain
entropion, s. Entropion
énucléation, s. Enucleation
énurésie, s. Enuresis
envenimation, s. Envenomization
enzyme de conversion. Enzyme (converting)
enzyme, s. Enzyme
enzymologie, s. Enzymology
éonisme, s. Eonism
éosine, s. Eosin
éosinopénie, s. Eosinopenia
éosinophile, adj. Eosinophil
éosinophilie, s. Eosinophilia
épanchement, s. Effusion
épaule, s. Shoulder
épaulière. Strap (shoulder)
épendyme, s. Ependyma
épendymite, s. Ependymitis
épendymome, s. Ependymoma
éperon, s. Spur
éphédrine, s. Ephedrine
éphélide, s. Ephelis
épicanthus, s. Epicanthus
épicarde, s. Epicardium
épicondylalgie, s. Epicondylalgia
épicondyle, s. Epicondyle

épicondylite, s. Epicondylitis
épicritique, s. Epicritic
épicutané, née, adj. Epicutaneous
épidémicité, s. Epidemicity
épidémie, s. Epidemia
épidémiologie, s. Epidemiology
épidémique, adj. Epidemic
épiderme, s. Epidermis
épidermoïde, adj. Epidermoid
épididyme, s. Epididymis
épididymite, s. Epididymitis
épidural, ale, adj. Epidural
épidurite, s. Epiduritis
épigastre, s. Epigastrium
épiglotte, s. Epiglottis
épilepsie bravais-jacksonienne. Epilepsy (Jacksonian)
épilepsie généralisée, s. Epilepsy (generalized)
épilepsie, s. Epilepsy
épileptique, adj. Epileptic
épileptoïde, adj. Epileptoid
épine calcanéenne. Spur (calcaneal)
épine iliaque antéro-supérieure. Iliac spine, anterior superior
épine iliaque postéro-supérieure. Iliac spine, posterior superior
épinèvre, s. Epinevrium
épiphénomène, s. Epiphenomenon
épiphyse, s. Epiphysis
épiphysiodèse, s. Epiphysiodesis
épiphysiolyse, s. Epiphysiolysis
épiphysite, s. Epiphysitis
épiplocèle, s. Epiplocele
épisiotomie, s. Episiotomy
épispadias, s. Epispadias
épistaxis, s. Epistaxis
épithalamus, s. Epithalamus
épithéliite, s. Epithelitis
épithélioïde, adj. Epithelioid
épithélioma ou épithéliome, s. Epithelioma
épithélium, s. Epithelium
épitrochlée, s. Epitrochlea
éponyme, s. Eponym
épreuve, s. Test
épreuve en double anonymat. Blind test (double)
épreuves fonctionnelles hépatiques. Tests (hepatic function)
épulide ou épulis, s. Epulis
équin, ine, adj. Equinus
équinisme, s. Equinism
équivalent, s. Equivalent
éradication, s. Eradication

érectile, *s.* Erectile
érection, *s.* Erection
éréthisme, *s.* Erethism
erg, *s.* Erg
ergomètre, *s.* Ergometer
ergonomie, *s.* Ergonomia
ergostérol, *s.* Ergosterol
ergot de seigle. Ergot
ergothérapeute, *s.* Ergotherapist
ergothérapie, *s.* Ergotherapy
ergotisme, *s.* Ergotism
érosion, *s.* Erosion
érotisation, *s.* Erotization
erratique, *s.* Erratic
éructation, *s.* Eructation
éruption, *s.* Eruption
érysipèle ou érésipèle, *s.* Erysipelas
érythémateux, euse, *adj.* Erythematous
érythème noueux, *s.* Erythema nodosum
érythème polymorphe, *s.* Erythema multiforme
érythème, *s.* Erythema
érythrasma, *s.* Erythrasma
érythrémie, *s.* Polycythaemia vera
érythroblaste, *s.* Erythroblast
érythroblastose, *s.* Erythroblastosis
érythrocyte, hématie, *s.* Erythrocyte
érythrocytose, *s.* Erythrocytosis
érythrodermie, *s.* Erythroderma
érythrogène, *adj.* Erythrogenic
érythromélalgie, *s.* Erythromelalgia
érythropoïèse, *s.* Erythropoiesis
érythropsine, *s.* Erythropsin
érythrose, *s.* Erythromania
érythrose, *s.* Erythrosis
érythrroleucémie, *s.* Erythroleukaemia
escarre, *s.* Eschar
Escherichia coli. Escherichia coli
espace de Retzius. Space (retropubic)
esquille, *s.* Splinter of bone
essence, *s.* Essence
essentiel, elle, *s.* Essential
ester, *s.* Ester
estérase, *s.* Esterase
esthésie, *s.* Aesthesia
estomac, *s.* Stomach
état de mal. Crisis (subintrant)
éternuement, *s.* Sneeze
éthique, *s.* Ethics
ethmoïde, *adj.* Ethmoide
ethmoïdite, *s.* Ethmoiditis
étiologie, *s.* Aetiology
étirement, *s.* Stretching
étranglement d'un organe, *s.* Stricture

étuve. Store (drying)
eugénie, eugénique, *s.* Eugenics
eunuchisme, *s.* Eunuchism
eunuchoïde, *adj.* Eunuchoid
eunuque, *s.* Eunuch
eupepsie, *s.* Eupepsia
eupeptique, *adj.* Eupeptic
euphorie, *s.* Euphoria
euthanasie, *s.* Euthanasia
euthyscope, *s.* Euthyscope
eutocie, *s.* Eutocia
évagination, *s.* Evagination
évaluation, *s.* Evaluation
éveinage, *s.* Stripping
éventration, *s.* Eventration
éversion, *s.* Eversion
éviction, *s.* Eviction
éviscération, *s.* Evisceration
évolutif, ive, *adj.* Evolutive
évolution spontanée. History (natural)
évolution, *s.* Evolution
exacerbation, *s.* Exacerbation
examen de corps. Examination (external)
exanthème, *s.* Exanthem
exanthème subit. Sixth disease
excipient, *s.* Excipient
excision, *s.* Excision
excitabilité, *s.* Excitability
excitation, *s.* Excitation
excoriation, *s.* Excoriation
excreta, *s. pl.* Excreta
excrétion, *s.* Excretion
exercice, *s.* Exercise
exérèse, *s.* Exeresis
exfoliation, *s.* Exfoliation
exhibitionnisme, *s.* Exhibitionnism
exocervical, ale, *adj.* Exocervical
exocervicite, *s.* Exocervicitis
exocrine, *adj.* Exocrine
exogamie, *s.* Exogamy
exogène, *s.* Exogenic
exonération, *s.* Exoneration
exophtalmie, *s.* Exophtalmia
exostose, *s.* Exostosis
exotoxine, *s.* Exotoxin
expansif, ive, *adj.* Expansive
expectant, ante, *adj.* Expectant
expectorant, ante, *adj.* et *s.* Expectorant
expectoration, *s.* Expectoration
expérience, *s.* Experiment
expérimental, ale, *adj.* Experimental
expert médical. Expert (medical)
expiration, *s.* Expiration
exquis, ise, *s.* Exquisite

exsanguino-transfusion. Transfusion (exchange)
exsudat, s. Exudate
exsudation, s. Exudation
exsufflation, s. Exsufflation
extase, s. Ecstasy
extemporané, née, adj. Extemporaneous
extenseur, s. Exerciser
extension continue. Extension (continuous)
extension, s. Extension
extériorisation, s. Exteriorization
externe, adj. External
extérocepteur, s. Exteroceptor

extirpation, s. Extirpation
extra-utérin, ine, adj. Extra-uterine
extracardiaque, adj. Extracardial
extracorporel, elle, adj. Extracorporeal
extrait, s. Extract
extrapyramidal (syndrome). Extrapyramidal syndrome
extrasystole, s. Premature beat
extraversion, s. Extraversion
extraverti, tie, s. Extravert
exulcération, s. Exulceration

F

fabulation, s. Fabulation
face, s. Face
facial, ale, adj. Facial
facies ou Faciès, s. Facies
facteur antihémophilique B. Plasma thromboplastin factor
facteur d'activation des plaquettes. Platelet activating factor
facteur de coagulation. Coagulation factor
facteur de risque d'une maladie. Risk factor
facteur Hageman. Hageman factor
facteur Rosenthal. Rosenthal factor
facteur Stuart. Stuart factor
facteur, s. Factor
factice, adj. Facticious
faim, s. Hunger
faisceau, s. Bundle
falciforme, adj. Falciform
Fallot (tétralogie ou tétrade de). Tetralogy of Fallot
Fallot (trilogie ou triade de). Trilogy of Fallot
familial, ale, adj. Familial
familiale (planification). Birth control
fangothérapie, s. Fangotherapy
farad, s. Farad
fascia, pl. fascias, s. Fascia, pl. fasciae
fascia lata, s. Fascia lata femoris
fasciculation, s. Fasciculation
fasciculé, ée, adj. Fasciculated
fascicule, s. Fascicle
fasciite, s. Fasciitis
Fasciola hepatica. Fasciola hepatica
fatigue, s. Fatigue
fausse membrane. Membrane (false)
fausse route. Passage (false)
faux, s. False
favus, s. Favus
fébricule, s. Febricula

fébrifuge, adj. Febrifuge
fébrile, adj. Febrile
fécal, ale, adj. Faecal
fécaloïde, adj. Fecaloid
fécalome, s. Faecaloma
fèces, s. Faeces
fécondation in vitro et transfert d'embryon. Fertilization and embryo transfert (in vitro)
fécondation, s. Fecundation
fécondité, s. Fecondity
féminisation, s. Feminization
fémoro-patellaire (syndrome). Patellofemoral syndrome
fémur, s. Femur
fenestration, s. Fenestration
ferment, s. Ferment
fermentation, s. Fermentation
fermeture, s. Closing
ferritine, s. Ferritin
fertilité, s. Fertility
fesse, s. Buttock
fétichisme, s. Fetichism
fibrate, s. Fibrate
fibre alimentaire. Fibre (dietary)
fibre, s. Fibre
fibrillation, s. Fibrillation
fibrille, s. Fibrilla
fibrine, s. Fibrin
fibrinogène, s. Fibrinogen
fibrinolyse, s. Fibrinolysis
fibrinolytique, adj. Fibrinolytic
fibroblaste, s. Fibroblast
fibrocartilage, s. Fibrocartilage
fibrochondrome, s. Fibrochondroma
fibrocyte, s. Fibrocyte
fibrokystique (tumeur). Fibrocyst
fibromatose, s. Fibromatosis
fibrome, s. Fibroma

fibromyome, s. Fibromyoma
fibrosarcome, s. Fibrosarcoma
fibroscope, s. Fibroscope
fibrose, s. Fibrosis
fibula, s. Fibula
fièvre, s. Fever
fièvre hémorragique africaine. Fever (African haemorragic)
fièvre jaune. Fever (yellow)
fièvre paratyphoïde. Fever (paratyphoid)
fièvre quarte. Fever (quartan)
fièvre quintane. Fever (quintan)
fièvre quotidienne. Fever (quotidian)
fièvre récurrente. Fever (relapsing)
fièvre tierce. Fever (tertian)
fièvre typhoïde. Fever (typhoid)
filaire, s. Filaria
filariose, s. Filariasis
filière, s. Scale
filtrat glomérulaire. Filtrate (glomerular)
filtre intraveineux cave. Endovenous filter
fissiparité, s. Scissiparity
fissure, fissure anale, s. Fissure
fistule, s. Fistula
fistulographie, s. Fistulography
fixateur externe. Fixation (external)
fixation du complément. Fixation of the complement
fixation, s. Fixation
flaccidité, s. Flaccidity
flagellation, s. Flagellation
flagellés, s. pl. Flagellata
flasque, adj. Flaccid
flatulence, s. Flatulent
flexion, s. Flexion
floculation, s. Floculation
flore, s. Flora
fluctuation, s. Fluctuation
fluor, s. Fluorine
fluorochrome, s. Fluochrome
flux, s. Flow
fluxmètre, s. Flowmeter
focale (crise). Focal epilepsy
fœtal, ale, adj. Fetal
fœtopathie, s. Fetopathy
fœtor hepaticus. Fetor hepaticus
fœtus macéré. Fetus sanguinolentis
fœtus, s. Fetus
Fogarty (méthode de). Fogarthy's balloon method

foie s. Liver
folate, s. Folate
folie, s. Madness
follicule, s. Follicle
folliculite, s. Folliculitis
fonctionnel, elle, adj. Functional
fond d'œil. Fundus (optic)
fongicide, adj. Fungicidal
fongique, adj. Fungal
fongistatique, adj. Fungistatic
fongoïde, adj. Fungoid
fongosité, s. Fungosity
fontanelle, s. Fontanelle
foramen obturé. Foramen (obturator)
foramen ovale. Foramen ovale
foramen, s. Foramen
forceps. Forceps (obstetrical)
forcipressure, s. Forcipressure
formol, s. Formaldehyde
formulaire, s. Formulary
fornix, s. Fornix
foulure, s. Sprain
fovea, s. Fovea
foyer, s. Focus
fracas. Fracture (comminuted)
fracture, s. Fracture
fratrie, s. Sibship
frein, s. Frenum
frémissement, s. Thrill
fréquence, s. Frequency
freudien, ienne, adj. Freudian
friction, s. Friction
frigidité, s. Frigidity
frisson, s. Chill
front, s. Forehead
frontal, ale, adj. Frontal
frottement, s. Friction rub
frottis, s. Smear
fructose, s. Fructose
fuchsine, s. Fuchsine
fugue, s. Fugue
fulgurant, ante, adj. Fulgurating
fulguration, s. Fulguration ; lightning stroke
funérarium, obitoire, s. Funerarium
funiculite, s. Funiculitis
furfuracé, cée, adj. Furfuraceous
furoncle, s. Furuncle
furonculose, s. Furunculosis
fusion, s. Fusion

G

gaine, s. Sheath
galactocèle, s. Galactocele
galactogène, adj. Galactogenous
galactophorite, s. Galactophoritis
galactorrhée, s. Galactorrhoea
galactose, s. Galactose
galactosémie, s. Galactosaemia
gale, s. Itch
galéa aponévrotique. Galea aponevrotica
galénique, adj. Galenic
galvanisation, s. Galvanization
galvanocautère, s. Galvanocautery
gamète, s. Gamete
gamma. Gamma
gamma amino-butyrique (acide). Gamma-amino-butyric acid
gamma-angiocardiographie, s. Gamma angiocardiography
gamma-encéphalographie, s. Gammagraphy of the brain
gammaglobuline, s. Gammaglobulin
gammaglutamyl-transpeptidase ou gamma-glutamyl-transférase, s. Gammaglutamyl-transpeptidase
gammapathie, s. Gammapathy
gangliectomie, s. Gangliectomy
gangliome, s. Ganglioneuroma
ganglion lymphatique. Lymphatic node
ganglioneurome, s. Ganglioneuroma
ganglionnaire, adj. Ganglionic
ganglioplégique, adj. Ganglioblocking
gangrène, s. Gangrene
ganlgion nerveux, s. Ganglion
gargarisme, s. Gargle
garrot, s. Garrot
gastralgie, s. Gastralgia
gastrectomie, s. Gastrectomy
gastrine, s. Gastrin
gastrique, stomacal, ale, adj. Gastric
gastrite, s. Gastritis
gastro-entérite, s. Gastroenteritis
gastro-entérologie, s. Gastroenterology
gastro-entérostomie, s. Gastroenterostomy
gastrocolite, s. Gastrocolitis
gastroduodénite, s. Gastroduodenitis
gastropathie, s. Gastropathy
gastrorragie, s. Gastrorrhagia
gastroscopie, s. Gastroscopy
gastrostomie, s. Gastrostomy
gastrula, s. Gastrula
gaucher, ère, adj. ou s. Left-handed
gavage, s. Gavage
gazométrie, s. Gasometry

gélose, s. Gelose
gélule, s. Capsule
gelure, s. Frostbite
gémellaire, adj. Gemellary
gémellipare, adj. Gemellipara
géminé, née, adj. Geminate
gencive, s. Gum
gène, s. Gene
généraliste. Practitioner (general)
génération, s. Generation
génétique, adj. Genetic
génétique, s. Genetics
génétiques (empreintes). DNA"fingerprinting"
géniculé, lée, adj. Geniculate
génie génétique. Engineering (genetic)
génien, ienne, adj. Genial
génique, adj. Genic
génitosurrénal (syndrome). Adrenogenital syndrome
génome, s. Genome
génothérapie, s. Genotherapy
génotype, s. Genotype
genou, s. Knee
genouillère, s. Kneecap
genu recurvatum. Genu recurvatum
genu valgum. Genu valgum
genu varum. Genu varum
géode, s. Geode
géophagie ou géophagisme, s. Geophagy
gerçure, s. Fissure
gériatrie, s. Geriatrics
germain, aine, s. Sibling
germe, s. Germ
germen, s. Germ cells
germinal, adj. Germinal
gérontologie, s. Gerontology
gestation, s. Gestation
...geste. Gravida
gibbosité, s. Gibbosity
gigantisme, s. Gigantism
gingival, ale, adj. Gingival
gingivite, s. Gingivitis
gingivorragie, s. Ulorrhagia
Gingko biloba. Gingko biloba
ginseng, s. Ginseng
glabelle, s. Glabella
glaire, s. Glairy mucus
gland, s. Glans
glande, s. Gland
glaucome, s. Glaucoma
glène. Cavity (glenoid)
glénoïde, ou glénoïdal, ale, adj. Glenoid

glioblastome, s. Glioblastoma
gliome, s. Glioma
Glisson (capsule de). Glisson's capsule
globe vésical. Distension (bladder)
globine, s. Globin
globuline, s. Globulin
globus pallidus. Globus pallidus
glomérule, s. Glomerulus
glomérulopathie, s. Glomerulopathy
glomus carotidien. Glomus caroticum
glomus, s. Glomus
glossette, s. Glossette
glossine, s. Glossina
glossite, s. Glossitis
glossopharyngien (nerf). Glossopharyngeal nerve
glotte, s. Glottis
glucagon, s. Glucagon
glucide, s. Glucide
glucosé, ée, adj. Glucosed
glucose, s. Glucose
glucoside, s. Glucoside
glutamine, s. Glutamine
glutéal, ale, adj. Gluteal
glycémie, s. Glycaemia
glycéride, s. Glyceride
glycérine, s. Glycerine
glycocolle, s. Glycine
glycogène, s. Glycogen
glycogenèse, s. Glycogenesis
glycolipide, s. Glycolipid
glycolyse, s. Glycolysis
glycopexie, s. Glycopexis
glycoprotéine, s. Glycoprotein
glycorachie, s. Glycorrhachia
glycosurie, s. Glycosuria
glycosylée, adj. Glycosylated
glyqué, ée, adj. Glucosylated
gnosie, s. Gnosia
godet, s. Pitting
goitre, s. Goitre
goitreux, euse, adj. Goitrous
Golfe (syndrome de la guerre du). Gulf war syndrome
gomme, s. Gomma
gonade, s. Gonad

gonadostimuline ou gonadotrophine, s. Gonadotropin
gonadotrope, adj. Gonadotrope
gonalgie, s. Gonalgia
gonarthrose, s. Gonarthrosis
gonococcémie, s. Gonococcaemia
gonococcie, s. Gonorrhoea
gonocoque, s. Neisseiria gonorrhoeae
gonorrhée, s. Gonorrhoea
gonosome, s. Gonosome
gouge, s. Gouge
gourme, impétigo, s. Impetigo
goutte épaisse. Smear (thick blood)
goutte, s. Gout
gouttière. Splint (cradle-like)
grabataire, adj. Bedridden
Gram (méthode de). Gram's method
gramme, s. Gram
granulé, s. Granule
granulie. Tuberculosis (acute miliary)
granulomatose, s. Granulomatosis
granulome, s. Granuloma
granulopénie, s. Granulopenia
granulopoïèse, s. Granulocytopoiesis
granulosa, s. Granular layer
gravidique, adj. Gravidic
gravidocardiaque, adj. Gravidocardiac
gray, s. Gray
greffe, greffon, s. Graft
griffes de chat (maladie des). Cat scratch fever
grippe, s. Influenza
grossesse, s. Pregnancy
groupage sanguin. Typing (blood)
groupe sanguin. Type (blood)
groupement prosthétique. Group (prosthetic)
guanidine, s. Guanidine
guanine, s. Guanine
guérison, s. Healing
gustation, s. Gustation
Guthrie (test de). Guthrie's test
gymnastique, s. Gymnastics
gymnique, adj. Gymnic
gynandrie, s. Gynandrism
gynécologie, s. Gynaecology
gynécomastie, s. Gynaecomastia
gynoïde, adj. Gynoid
gyrus, s. Gyrus

H

habenula, s. Habenula
habitus, s. Habitus
hachure, s. Haching
Hæmophilus, s. Haemophilus
hallucination, s. Hallucination

hallucinogène, adj. Hallucinogenic
hallus ou hallux rigidus. Hallus rigidus
hallus ou hallux valgus. Hallus valgus
hallus ou hallux varus. Hallus varus
halogénide, s. Halodermia

haltère, *s.* Dumb-bell
hamartome, *s.* Hamartoma
hamatum, *s.* Hamatum
hanche, *s.* Hip
handicap, *s.* Handicap
handicapé, ée, *adj.* Handicapped
haploïde ou haplo, *adj.* Haploid
haptoglobine, *s.* Haptoglobin
Hargraves (cellule de). LE cell
harnais, *s.* Harness
haschich, *s.* Hashich
Haserick (test ou plasma-test de). LE cell phenomenon
Hashimoto (goitre de). Hashimoto's disease
haustration, *s.* Haustration
hébétude, *s.* Hebetude
hectique, *adj.* Hectic
hédonisme, *s.* Hedonism
Hegar (bougies de). Hegar's dilators
Heine-Medin (maladie de). Heine-Medin disease
Helicobacter pylori. Helicobacter pylori
héliodermite, *s.* Dermatitis solaris
héliothérapie, *s.* Heliotherapy
hélix, *s.* Helix
HELLP (syndrome). HELLP syndrome
helminthe, *s.* Helminth
helminthiase, *s.* Helminthiasis
hémagglutination, *s.* Haemagglutination
hémangiome, *s.* Haemangioma
hémaphérèse, *s.* Haemapheresis
hémarthrose, *s.* Haemarthrosis
hématémèse, *s.* Haematemesis
hématimètre, *s.* Haemacytometer
hématine, *s.* Haematin
hématique, *adj.* Haematic
hématocèle, *s.* Haematocele
hématocrite, *s.* Haematocrit
hématodermie, *s.* Cutaneous lymphoma
hématogène, *s.* Haematogenous
hématologie, *s.* Haematology
hématome, *s.* Haematoma
hématophage, *adj.* Haematophage
hématopoïèse, *s.* Haematopoiesis
hématopoïétique, *s.* Haematopoietic
hématosalpinx, *s.* Haematosalpinx
hématose, *s.* Haematosis
hématospectroscopie, *s.* Haematospectroscopy
hématospermie, *s.* Haematospermia
hématoxyline, *s.* Haematoxylin
hématozoaire, *s.* Haematozoon
hématurie, *s.* Haematuria
hème, *s.* Haem
héméralopie, *s.* Nyctalopia
hémianesthésie, *s.* Hemianaesthesia
hémianopsie, *s.* Hemianopsia

hémiasomatognosie, *s.* Hemiasomatognosia
hémiasynergie, *s.* Hemiasynergia
hémiataxie, *s.* Hemiataxia
hémiathétose, *s.* Hemiathetosis
hémiatrophie, *s.* Hemiatrophy
hémiballisme, *s.* Hemiballism
hémibloc, *s.* Hemiblock
hémicolectomie, *s.* Hemicolectomy
hémicranie, *s.* Hemicrania
hémiparésie, *s.* Hemiparesis
hémiparesthésie, *s.* Hemiparaesthesia
hémiplégie, *s.* Hemiplegia
hémispasme, *s.* Hemispasm
hémisphère, *s.* Hemisphere
hémisynthèse, *s.* Hemisynthesis
hemmage, *s.* Hemming
hémochromatose, *s.* Haemochromatosis
hémoconcentration, *s.* Haemoconcentration
hémoculture, *s.* Haemoculture
hémodialyse, *s.* Haemodialysis
hémodilution, *s.* Haemodilution
hémodynamique, *adj.* Haemodynamic
hémoglobine, *s.* Haemoglobin
hémoglobine glycosylée. Haemoglobin (glycosylated)
hémoglobinémie, *s.* Haemoglobinaemia
hémoglobinopathie, *s.* Haemoglobinopathy
hémoglobinose, *s.* Haemoglobin disease
hémoglobinurie, *s.* Haemoglobinuria
hémogramme, *s.* Complete blood count
hémolyse, *s.* Haemolysis
hémolysine, *s.* Haemolysin
hémolytique, *adj.* Haemolytic
hémomédiastin, *s.* Haemomediastinum
hémopathie, *s.* Haemopathy
hémopéricarde, *s.* Haemopericardium
hémopéritoine, *s.* Haemoperitoneum
hémophilie, *s.* Haemophilia
hémoptoïque, *adj.* Haemoptoic
hémoptysie, *s.* Haemoptysis
hémorragie méningée. Subarachnoid haemorrhage
hémorragie, *s.* Haemorrhage
hémorragipare, *adj.* Haemorrhagiparous
hémorragique, *adj.* Haemorrhagic
hémorroïde, *s.* Haemorrhoid
hémosialémèse, *s.* Haemosialemesis
hémosidérine, *s.* Haemosiderin
hémosidérinurie, *s.* Haemosiderinuria
hémosidérose, *s.* Haemosiderosis
hémostase, *s.* Haemostasis
hémostatique, *adj.* Haemostatic
hémothorax, *s.* Haemothorax
hémotype, *s.* Haemotype
héparine, *s.* Heparin
Heparnavirus, *s.* Heparnavirus

hépatalgie, s. Hepatalgia
hépatectomie, s. Hepatectomy
hépatique, adj. Hepatic
hépatisation, s. Hepatization
hépatite"non A-non B". Hepatitis (non A-non B)
hépatite A. Hepatitis (virus A)
hépatite alcoolique. Hepatitis (alcoholic)
hépatite B. Hepatitis (virus B)
hépatite C. Hepatitis C
hépatite D. Hepatitis (delta agent)
hépatite E. Hepatitis E
hépatite G. Hepatitis (G)
hépatite virale ou à virus. Hepatitis (viral)
hépatite, s. Hepatitis
hépato-lenticulaire, adj. Hepatolenticular
hépatoblastome, s. Hepatoblastoma
hépatocyte, s. Hepatocyte
hépatogramme, s. Hepatogram
hépatologie, s. Hepatology
hépatome, s. Hepatoma
hépatomégalie, s. Hepatomegaly
hépatonéphrite, s. Hepatonephritis
hépatopathie, s. Hepatopathy
hépatorénal (syndrome). Hepatorenal syndrome
hépatotoxicité, s. Hepatotoxicity
héréditaire, adj. Hereditary
hérédité, s. Heredity
hérédité liée au sexe. Heredity (sex-linked)
hermaphrodisme, s. Hermaphroditism
hermaphrodite, adj. et s. Hermaphrodite
herniaire, adj. Hernial
hernie du disque intervertébral. Hernia (intervertebral disk)
hernie, s. Hernia
héroïne, s. Heroin
héroïnomanie, s. Heroinomania
herpès, s. Herpes
herpétiforme, adj. Herpetiform
herpétique, adj. Herpetic
hertz, s. Hertz
hétéro-anticorps, s. Heteroantibody
hétéro-antigène, s. Heteroantigen
hétérochromie, s. Heterochromia
hétérogène, adj. Heterogenic
hétérogreffe, s. Heterograft
hétérologue, s. Heterologous
hétéroprotéine, s. Conjugated protein
hétérosexuel, elle, adj. Heterosexual
hétéroside, s. Heteroside
hétérotopique, adj. Heterotopic
hétérozygote, s. Heterozygote
hexacanthe, s. Hexacanth
hiatal, ale, adj. Hiatal
hiatus, s. Hiatus

hibernation, s. Hibernation
hidradénome, s. Hidradenoma
hidrorrhée, s. Hidrorrhoea
hidrosadénite, s. Hidrosadenitis
hidrose, s. Hidrosis
hilaire, s. Hilar
hile, s. Hilus
hippocampe, s. Hippocampus
hippocratique, adj. Hippocratic
Hirst (réaction de), s. Hirst's test
hirsutisme, s. Hirsutism
hirudine, s. Hirudin
His (faisceau de). His bundle
hissien, enne, adj. Hisian
histamine, s. Histamine
histidine, s. Histidine
histiocyte, s. Histiocyte
histiocytome, s. Histiocytoma
histochimie, s. Histochemistry
histocompatibilité, s. Histocompatibility
histogenèse, s. Histogenesis
histologie, s. Histology
histolyse, s. Histolysis
histoplasmose, s. Histoplasmosis
histrionisme, s. Histrionism
Hodgkin (maladie de). Hodgkin's disease
holodiastolique, adj. Holodiastolic
holoprotéine. Protein (simple)
holoside, s. Holoside
holosystolique, adj. Holosystolic
Holter (système ou méthode de), s. Holter's recording
homéopathie, s. Homoeopathy
homéotherme, adj. Homoeothermal
homogreffe, s. Homograft
homolatéral, ale, adj. Homolateral
homologie, s. Homology
homologue, adj. Homologous
homonyme, adj. Homonymous
homosexuel, elle, s. Homosexual
homozygote, adj. Homozygote
honoraires, s. pl. Honorarium
hôpital, s. Hospital
hoquet, s. Hiccup
hormone, s. Hormone
hormonothérapie, s. Hormonotherapy
horripilation, s. Horripilation
Horton (maladie de). Horton's disease
hospice. Home (old people's)
hospitalisme, s. Hospitalism
hôte, s. Host
Howell (temps de). Howell's test
humage, s. Inhaling
humérus, s. Humerus
humeur, s. Humour
humeur, s. Mood

Hurler (maladie ou syndrome de). Hurler's disease
hurlérien, enne, *adj.* Hurloid
hyalin, ine, *adj.* Hyaline
hyalite, *s.* Hialitis
hyaloïde, *s.* Hyaloid
hyaluronidase, *s.* Hyaluronidase
hybridation, *s.* Hybridation
hybridome, *s.* Hybridoma
hydarthrose, *s.* Hydarthrosis
hydatide, *s.* Hydatid
hydatiforme, *adj.* Hydatiform
hydatique, *adj.* Hydatic
hydramnios, *s.* Hydramnios
hydrargyrisme, *s.* Mercurialism
hydratation, *s.* Hydratation
hydro-électrolytique, *adj.* Hydroelectrolytic
hydrocèle, *s.* Hydrocele
hydrocéphalie, *s.* Hydrocephalus
hydrocholécyste, *s.* Hydrocholecystis
hydrolase, *s.* Hydrolase
hydrologie médicale. Hydrology (medical)
hydrolyse, *s.* Hydrolysis
hydronéphrose, *s.* Hydronephrosis
hydropéricarde, *s.* Hydropericardium
hydropexie, *s.* Hydropexis
hydrophilie, *s.* Hydrophilia
hydrophobie, *s.* Hydrophobia
hydropisie, *s.* Dropsy
hydropneumothorax, *s.* Hydropneumothorax
hydrorrhée, *s.* Hydrorrhoea
hydrosalpinx, *s.* Hydrosalpinx
hydrosodique, *s.* Hydrosodic
hydrothérapie, *s.* Hydrotherapy
hydrothorax, *s.* Hydrothorax
hydroxocobalamine, *s.* Hydroxocobalamin
hydroxyapatite, *s.* Hydroxyapatite
hydroxylase, *s.* Hydroxylase
hydroxyprolinurie, *s.* Hydroxyprolinuria
hygiène, *s.* Hygiene
hygroma, *s.* Hygroma
hymen, *s.* Hymen
hyoïde, *adj.* Hyoid
hyperacanthose, *s.* Hyperacanthosis
hyperacousie, *s.* Hyperacusis
hyperaldostéronisme, *s.* Hyperaldosteronism
hyperbare, *s.* Hyperbaric
hypercalcémie, *s.* Hypercalcaemia
hypercalciurie, *s.* Hypercalciuria
hypercapnie, *s.* Hypercapnia
hyperchlorémie, *s.* Hyperchloraemia
hyperchlorhydrie, *s.* Hyperchlorhydria

hypercholestérolémie, *s.* Hypercholesterolaemia
hyperchromie, *s.* Hyperchromia
hypercoagulabilité, *s.* Hypercoagulability
hypercorticisme, *s.* Hypercorticism
hypercrinie, *s.* Hypercrinia
hypergenèse, *s.* Hypergenesis
hypergénitalisme, *s.* Hypergenitalism
hyperglobulie, *s.* Hyperglobulia
hyperglobulinémie, *s.* Hyperglobulinaemia
hyperglycémiant, ante, *adj.* Hyperglycaemic
hyperglycémie, *s.* Hyperglycaemia
hyperhidrose ou hyperidrose, *s.* Hyperhidrosis
hyperinsulinisme, *s.* Hyperinsulinism
hyperkaliémie, *s.* Hyperkaliaemia
hyperkératose, *s.* Hyperkeratosis
hyperkinésie, *s.* Hyperkinesis
hyperlipémie, *s.* Hyperlipaemia
hyperlipidémie, *s.* Hyperlipidaemia
hypermétrie, *s.* Hypermetria
hypermétropie, *s.* Hypermetropia
hypermnésie, *s.* Hypermnesia
hypernatrémie, *s.* Hypernatraemia
hypernatriurèse, hypernatriurie, hypernatrurie, *s.* Hypernatriuria
hyperœstrogénie, *s.* Hyperoestrogenism
hyperorchidie, *s.* Hyperorchidism
hyperostose, *s.* Hyperostosis
hyperovarie, *s.* Hyperovaria
hyperparathyroïdie ou hyperparathyroïdisme, *s.* Hyperparathyroidism
hyperplaquettose, thrombocytose, *s.* Thrombocytosis
hyperplasie, *s.* Hyperplasia
hyperpnée, *s.* Hyperpnoea
hyperprotidémie, *s.* Hyperproteinaemia
hypersécrétion, *s.* Hypersecretion
hypersensibilité, *s.* Hypersensibility
hypersexualité, *s.* Hypersexuality
hypersidérémie, *s.* Hypersideraemia
hypersomnie, *s.* Hypersomnia
hyperspasmodique ou hyperspastique, *adj.* Hyperspastic
hypersplénisme, *s.* Hypersplenia
hypersthésie, *s.* Hyperaesthesia
hypertélorisme, *s.* Hypertelorism
hypertensif, ive, *adj.* Hypertensive
hypertension, *s.* Hypertension
hypertension artérielle pulmonaire. Hypertension (pulmonary)
hypertension intracrânienne (syndrome de l'). Hypertension (intracranial)
hypertension portale. Hypertension (portal)

hyperthermie, s. Hyperthermia
hyperthyroïdie ou hyperthyroïdisme, s. Hyperthyroidism
hypertonie, s. Hypertonia
hypertrichose, s. Hypertrichosis
hypertriglycéridémie, s. Hypertriglyceridaemia
hypertrophie, s. Hypertrophy
hypervitaminose, s. Hypervitaminosis
hypervolémie ou hypervolhémie, s. Hypervolaemia
hyphéma, s. Hyphaema
hypnagogique, adj. Hypnagogic
hypnose, s. Hypnosis
hypnotique, s. Hypnotic
hypnotisme, s. Hypnotism
hypoacousie, s. Hypoacusia
hypobare, adj. Hypobaric
hypocalcémie, s. Hypocalcaemia
hypocalciurie, s. Hypocalciuria
hypocapnie, s. Hypocapnia
hypochlorémie, s. Hypochloraemia
hypochlorhydrie, s. Hypochlorhydria
hypocholestérolémiant, ante, adj. Hypocholesterolaemic
hypochromie, s. Hypochromia
hypocoagulabilité, s. Hypocoagulability
hypocondre, s. Hypocondrium
hypocondrie, s. Hypochondria
hypoderme, s. Hypodermis
hypodermique, adj. Hypodermic
hypodermite, s. Hypodermic
hypoesthésie, s. Hypoaesthesia
hypogastre, s. Hypogastrium
hypogénitalisme, s. Hypogenitalism
hypoglosse, adj. Hypoglossal
hypoglycémiant, ante, adj. Hypoglycaemic
hypoglycémie, s. Hypoglycaemia
hypoglycémique (état ou syndrome). Hypoglycaemic syndrome
hypoglycémique, adj. Hypoglycaemic
hypokaliémie, s. Hypokaliaemia
hypokinésie, s. Hypokinesia

hypolipidémiant, ante, adj. et s. Hypolipidaemic
hypomanie, s. Hypomania
hyponatrémie, s. Hyponatraemia
hyponatriurèse, hyponatriurie, hyponatrurie, s. Hyponatriuria
hypophosphatémie, s. Hypophosphataemia
hypophosphaturie, s. Hypophosphaturia
hypophysaire, adj. Hypophyseal
hypophyse, s. Pituitary gland
hypophysectomie, s. Hypophysectomy
hypopituitarisme, s. Hypopituitarism
hypoplasie, s. Hypoplasia
hypoprotidémie, s. Hypoproteinaemia
hypopyon ou hypopion, s. Hypopyon
hyposialie, s. Hypoptyalism
hyposidérémie, s. Hypoferraemia
hypospadias, s. Hypospadias
hypotélorisme, s. Hypotelorism
hypotenseur, sive, adj. Hypotensive
hypotension, s. Hypotension
hypotension orthostatique. Hypotension (postural)
hypothalamus, s. Hypothalamus
hypothénar, adj. Hypothenar
hypothermie, s. Hypothermia
hypothymie, s. Hypothymism
hypothyroïdie, s. Hypothyroidism
hypotonie, s. Hypotonia
hypotrophie, s. Hypotrophy
hypoventilation, s Hypoventilation,
hypovitaminose, s. Hypovitaminosis
hypovolémie, s. Hypovolaemia
hypoxie, s. Hypoxia
hystérectomie, s. Hysterectomy
hystérésis, s. Hysteresis
hystérie, s. Hysteria
hystérographie, s. Hysterography
hystérométrie, s. Hysterometry
hystéropexie, s. Hysteropexia
hystérosalpingographie, s. Hysterosalpingography
hystéroscopie, s. Hysteroscopy
hystérotomie, s. Hysterotomy

I

iatrogène ou iatrogénique, adj. Iatrogenic
ichtyose, s. Ichthyosis
ictère cholestatique ou cholostatique. Cholestatic jaundice
ictère cholestatique. Jaundice (cholestatic)
ictère hémolytique. Jaundice (haemolytic)
ictère infectieux. Jaundice (infectious)

ictère nucléaire du nouveau-né. Icterus (nuclear)
ictère physiologique. Icterus neonatorum
ictère, s. Icterus
ictérique, adj. Icteric
ictus amnésique. Amnesia (transient global)
ictus, s. Stroke
idiopathie, s. Idiopathy

idiophagédénisme, s. Pyoderma gangrenosum
idiosyncrasie, s. Idiosyncrasy
idiot, ote, s. Idiot
idiotie, s. Idiotism
idiotype, s. Idiotype
idioventriculaire, *adj.* Idioventricular
iléite, s. Ileitis
iléopathie, s. Ileopathy
iléostomie, s. Ileostomy
iléum, s. Ileum
iléus, s. Ileus
iliaque, *adj.* Iliac
iliaque (muscle). Iliacus muscle
ilium, s. Os ilium
illusion, s. Illusion
imagerie médicale. Imaging (medical)
imbécilité, s. Imbecillity
immature, *adj.* Immature
immédiat, ate, *adj.* Immediate
immersion, s. Immersion
immobilisation, s. Immobilization
immobilisine, s. Immobilizin
immortalisation, s. Immortalization
immun, une, *adj.* Immune
immunisation, s. Immunization
immunité, s. Immunity
immuno-électrophorèse, s. Immunoelectrophoresis
immunochimie, s. Immunochemistry
immunocyte, cellule immunocompétente, s. Immunocyte
immunodéficience, carence ou déficit immunitaire, s. Immunodeficiency
immunodépresseur, *adj.* et s. Immunosupressive
immunofluorescence (méthode d'). Fluorescent antibody test
immunogénétique, s. Immunogenetics
immunoglobuline, s. Immunoglobulin
immunologie, s. Immunology
immunoprécipitation, s. Immunoprecipitation
immunothérapie, s. Immunotherapy
imperforation, s. Imperforation
implant, s. Implant
implantation, s. Implantation
implantologie, s. Implantology
impressions digitiformes. Impression (digital)
impubère, *adj.* Impuberal
impuissance, s. Impotence
impulsif, ive, *adj.* Impulsive
impulsion, s. Impulsion
imputabilité, s. Imputability
inactivation, s. Inactivation

inadaptation. Misfitness (social)
inanition, s. Inanition
incapacité, s. Incapacity
incidence, s. Incidence
incipiens, *adj.* Incipient
incision, s. Incision
incisive. Tooth (incisor)
inclusion de la dent de sagesse. Impaction of the wisdom tooth
incompabilité sanguine. Incompatibility (blood)
inconscience, inconscient, s. Inconsciousness
incontinence, s. Incontinence
incoordination, s. Incoordination
incrément, s. Increment
incubateur, s. Incubator
incubation, s. Incubation
incurable, *adj.* ou s. Incurable
indolent, ente, *adj.* Indolent
inducteur, trice, *adj.* Inducer
induction, s. Induction
infanticide, s. Infanticide
infantilisme, s. Infantilism
infarcissement, infarctus, s. Infarction
infarctectomie, s. Infarctectomy
infectant, ante, *adj.* Infecting
infectieux, euse, *adj.* Infectious
infectiologie, s. Infectiology
infection, s. Infection
infectiosité, s. Infectivity
infériorité (complexe, ou mieux sentiment d'). Inferiority complex
infertilité, s. Infertility
infestation, s. Infestation
infiltrat, s. Infiltrat
infiltration, s. Infiltration
infirme, *adj.* et s. Disabled
infirmier, infirmière, s. Nurse
infirmité motrice cérébrale. Palsy (cerebral)
inflammation, s. Inflammation
inflammatoire, *adj.* Inflammatory
infraclinique, *adj.* Subclinical
infrarouge, *adj.* Infrared
infundibulectomie, s. Infundibulectomy
infundibulum, s. Infundibulum
infusion, s. Infusion
infusoires, s. *pl.* Infusoria
ingénierie médicale. Engineering (medical)
ingesta, s. *pl.* Ingesta
inguinal, ale, *adj.* Inguinal
inhalation, s. Inhalation
inhibiteur calcique. Antagonist (calcium)
inhibiteur de l'alpha-glucosidase. Alphaglucosidase inhibitor
inhibiteur, s. Inhibitor

inhibiteur, *adj.* Inhibitory
inhibition, *s.* Inhibition
injection, *s.* Injection
innervation, *s.* Innervation
innocuité, *s.* Harmlessness
inoculation, *s.* Inoculation
inondation ventriculaire. Intraventricular
haemorrage
inotrope, *adj.* Inotropic
insecte, *s.* Insect
insémination, *s.* Insemination
insensibilisation, *s.* Temporary desensitization
insomnie, *s.* Insomnia
inspection, *s.* Inspection
inspiration, *s.* Inspiration
instillation, *s.* Instillation
insuffisance, *s.* Insufficiency, failure
insuffisance rénale aiguë. Failure (acute renal)
insuffisance valvulaire. Valvular insufficiency
insuffisance vertébro-basilaire. Basilar insufficiency
insufflation, *s.* Insufflation
insula (lobe de l'). Lobus insularis
insulaire, *adj.* Insular
insuline, *s.* Insulin
insulinodépendant, ante, *adj.* Insulin-dependant
insulinome, *s.* Insulinoma
insulinoprive, *adj.* Insulinopenic
insulinorésistance, *s.* Insulin-resistance
insulinothérapie, *s.* Insulinization
intelligence, *s.* Intelligence
intention, *s.* Intention
intercostal, ale, *adj.* Intercostal
intercurrent, ente, *adj.* Intercurrent
interférence, *s.* Interference
interféron, *s.* Interferon
interleukine, *s.* Interleukin
intermédiaire (nerf). Intermediate nerve
intermenstruel, lle, *adj.* Intermenstrual
intermittent, ente, *adj.* Intermittent
interniste, *s.* Internist
intérocepteur, *s.* Interoceptor
interphase, *s.* Interphase
interstitiel, elle, *adj.* Interstitial
intertrigo, *s.* Intertrigo
interventionnel, elle, *adj.* Interventional
intestin, *s.* Intestine
intima, *s.* Intima tunica vasorum
intolérance au glucose. Tolerance (impaired glucose)
intolérance, *s.* Intolerance
intoxication, *s.* Intoxication

intradermique, *adj.* Intradermal
intradermo-réaction, *s.* Intradermoreaction
intramural, ale, *adj.* Intramural
intramusculaire, *adj.* Intramuscular
intrarachidien, ienne, ou intravertébral, ale, *adj.* Intrarachidian
intravasculaire, *adj.* Intravascular
intraveineux, euse, *adj.* Intravenous
intraventriculaire, *adj.* Intraventricular
introversion, *s.* Introversion
intubation, *s.* Intubation
intumescence, *s.* Intumescence
invagination, *s.* Invagination
invalide, *adj. et s.* Disabled
invalidité, incapacité de travail, *s.* Disability
invasion. Invasion
inversion, *s.* Inversion
inverti, *s.* Invert
involution, *s.* Involution
iode, *s.* Iodine
iodémie, *s.* Iodaemia
iodide. Eruption (iodine)
ion, *s.* Ion
ionisation, *s.* Ionization
ionisation, *s.* Iontophoresis
ionogramme, *s.* Ionogram
iridectomie, *s.* Iridectomy
iridocyclite, *s.* Iridocyclitis
iris, *s.* Iris
iritis, *s.* Iritis
irradiation, *s.* Irradiation
irritabilité, *s.* Irritability
ischémie myocardique silencieuse. Ischaemia (silent myocardial)
ischémie, *s.* Ischaemia
ischion, *s.* Ischium
iso-agglutination, *s.* Isoagglutination
iso-électrique (ligne). Base line
iso-immunisation, *s.* Isoimmunization
isochrome, *adj.* Isochromic
isochrone, *adj.* Isochronous
isocorie, *s.* Isocoria
isocortex, *s.* Isocortex
isomères, *s. pl.* Isomers
isomorphe, *adj.* Isomorphous
isoniazide, *s.* Isoniazid
isoprénaline, *s.* Isoprenaline
isotonie ou isotonisme, *s.* Isotonia
isotonique, *adj.* Isotonic
isotope, *s.* Isotope
isovolumétrique ou isovolumique, *adj.* Isovolumic
isozyme, *s.* Isoenzyme
isthme aortique. Isthmus of aorta

J

jambe, s. Leg
jambes sans repos (syndrome des). Restless legs.
jargonaphasie, s. Jargonaphasia
Javel (eau de), s. Javel water
javellisation, s. Javellization
jéjunum, s. Jejunum
jet (lésion de). Jet lesion
jetage, s. Snuffles
jonction, s. Junction

jonctionnel, elle, *adj.* Junctional
joue, s. Cheek
joule, s. Joule
jugal, ale, s. Jugal
jugulaires (veines), s. Jugular veins
jugulogramme, s. Jugulogram
julep, s. Julep
jumeau, elle, *adj.* Twin
juxta-glomérulaire, *adj.* Juxtaglomerular

K

Kahler (maladie de). Kahler's disease
kala-azar, s. Kala-azar
kaliémie, s. Kaliaemia
kaliurèse, s. Kaliuresis
kaliurie, s. Kaliuria
Karman (méthode de). Karman's method
Karnofsky (échelle de), s. Karnofsky's index
katal, s. Katal
Kawasaki (syndrome de). Kawasaki's disease
Kehr (drain de). Kehr's drain
kelvin. Kelvin
kératine, s. Keratin
kératinisation, s. Keratinization
kératite, s. Keratitis
kératoconjonctivite, s. Keratoconjunctivitis
kératolytique, *adj.* et s. Keratolytic
kératome, s. Keratoma
kératopathie, s. Keratopathy
kératoplastie, s. Keratoplasty
kératose, s. Keratosis

kilobase, s. Kilobase
kilogramme, s. Kilogram
kinase, s. Kinase
kinésiologie, s. Kinesiology
kinésithérapeute, s. Kinesipathist
kinésithérapie, s. Kinesitherapy
Klebsiella. Klebsiella
kleptomanie, s. Kleptomania
koïlonychie, cœlonychie, s. Koilonychia
Koplik (signe de). Koplik spots
Kupffer (cellules de). Kupffer's cells
kuru, s. Kuru
Kussmaul (respiration de). Kussmaul-Kien breathing
kwashiorkor, s. Kwashiorkor
kyste sébacé. Cyst (sebaceous)
kyste, s. Cyst
kystectomie, s. Cystectomy
kystique, s. Cystic
kystographie, s. Cystography

L

labial, ale, *adj.* Labial
labile, *adj.* Labile
labiolecture. Reading (lip)
labyrinthe, s. Labyrinth
labyrinthite, s. Labyrinthitis
lacet (signe du), s. Tourniquet test
lacrymal, ale, *adj.* Lacrimal
lacrymogène, s. Lacrymatory
lactacidémie, s. Lactacidaemia
lactation, s. Lactation
lactéal, ale, *adj.* Lacteal
lactobutyromètre, s. Lactobutyrometer
lactose, s. Lactose
lactosurie, s. Lactosuria
lacunaire, s. Lacunar
lacune, s. Lacuna
Laennec (cirrhose de). Laennec's cirrhosis
lambda. Lambda

lambliase, s. Lambliasis
laminaire, s. Laminaria
laminectomie, s. Laminectomy
Langerhans (ilôts de). Langerhans'islets
langerhansien, enne, *adj.* Langerhansian
langue, s. Tongue
langue framboisée. Tongue (strawberry)
lanugo, s. Lanugo
laparotomie, s. Laparotomy
lardacé, ée, *adj.* Lardaceous
larva currens. Larva currens
larva migrans. Larva migrans
larvé, ée, *adj.* Larvate
laryngectomie, s. Laryngectomy
laryngite, s. Laryngitis
laryngocèle, s. Laryngocele
laryngologie, s. Laryngology
laryngoplégie, s. Laryngoplegia

laryngoscope, s. Laryngoscope
laryngospasme, s. Laryngospasm
larynx, s. Larynx
Lasègue (signe de). Lasegue's sign
laser, s. Laser
latent, ente, *adj.* Latent
latéral, ale, *adj.* Lateral
latéroflexion de l'utérus. Lateroflexion of the
uterus
latéroposition de l'utérus. Lateroposition of
the uterus
latéropulsion, s. Lateropulsion
latéroversion de l'utérus. Lateroversion of the
uterus
latex (réaction au). Latex fixation test
laudanum, s. Laudanum
lavage broncho-alvéolaire. Broncho-alveolar
lavage
lavement baryté. Barium enema
Laveran (hématozoaire de), s. Laverania
laxatif, ive, *adj.* et s. Laxative
laxité, s. Laxity
lécithine, s. Lecithin
légionnaires (maladie des) ou légionellose, s.
Legionnaires'disease
léiomyoblastome, s. Leiomyoblastoma
leishmaniose, s. Leishmaniosis
lemnisque, s. Lemniscus
Lenègre (maladie de). Lenègre's disease
lénitif, ive, *adj.* Lenitive
lente, s. Nit
lenticulaire, *adj.* Lenticular
lentigo, s. Lentigo
lèpre, s. Leprosy
lépride, s. Leprid
léprome, s. Leproma
leptoméningite, s. Leptomeningitis
Leptospira, s. Leptospira
leptospire, s. Leptospire
leptospirose ictéro-hémorragique. Leptospirosis icterohemorragiae
leptospirose, s. Leptospirosis
lésion, s. Lesion
lésionnel, elle, *adj.* Lesional
létal ou léthal, ale, *adj.* Lethal
léthargie, s. Lethargy
leucémie, s. Leukaemia
leucémie aiguë. Leukaemia (acute)
leucémie aleucémique. Leukaemia (aleukaemic)
leucémie lymphoïde chronique. Leukaemia
(lymphatic)
leucémie myéloïde chronique. Leukaemia
(chronic myeloid)
leucémique, *adj.* Leukaemic
leucine, s. Leucine

leuco-encéphalite, s. Leucoencephalitis
leucoblaste, s. Leucoblast
leucoblastémie, s. Leucoblastaemia
leucoblastose, s. Leucoblastosis
leucocyte, s. Leucocyte
leucocytolyse, s. Leucocyctolysis
leucocytose, s. Leucocytosis
leucocyturie, s. Leucocyturia
leucodermie, s. Leucoderma
leucome, taie, s. Leucoma
leucopénie, s. Leucopenia
leucoplasie, s. Leucoplakia
leucopoïèse, s. Leucopoiesis
leucorragie, s. Leucorrhagia
leucorrhée, s. Leucorrhoea
leucosarcomatose, s. Leucosarcomatosis
leucose, s. Leucosis
lévocardie, s. Laevocardia
lévodopa, s. Levodopa
lévogyre, *adj.* Laevogyral
levure, s. Yeast
liaison génétique. Linkage.
-libérine, s. Releasing factor
libido, s. Libido
lichen plan. Lichen planus
lichen, s. Lichen
lichénification ou lichénisation, s. Lichenification
lichénoïde, *adj.* Lichenoid
lidocaïne, s. Lidocaine
lifting facial. Lifting (face)
ligament large de l'utérus. Broad ligament of
the uterus
ligament, s. Ligament
ligand, s. Ligand
ligase, s. Ligase
ligature, s. Ligature
ligneux, euse, *adj.* Ligneous
limbe, s. Limbus
limbique, s. Limbal
lingual, ale, *adj.* Lingual
lingulectomie, s. Lingulectomy
liniment, s. Liniment
linite plastique. Linitis plastica
liomyome, s. Leiomyoma
lipase, s. Lipase
lipectomie, s. Lipectomy
lipémie, s. Lipaemia
lipide, s. Lipid
lipidémie, s. Lipidaemia
lipidurie, s. Lipiduria
lipo-atrophie, s. Lipoatrophy
lipodystrophie, s. Lipodystrophy
lipogenèse, s. Lipogenesis
lipoïdique, s. Lipoidic
lipoïdose, s. Lipoidosis

lipolyse, s. Lipolysis
lipomatose, s. Lipomatosis
lipome, s. Lipoma
lipoprotéine A. Lipoprotein a
lipoprotéine, s. Lipoprotein
liposarcome, s. Liposarcoma
liposoluble, adj. Liposoluble
liposuccion, s. Liposuccion
lipothymie, s. Lipothymia
lipotrope, adj. Lipotropic
liqueur, s. Liquor
liquide céphalo-rachidien. Fluid (spinal)
Lisfranc (articulation de). Tarso-metatarsal articulation
Listeria, s. Listeria
listériose, s. Listeriosis
lithectomie, s. Lithectomy
lithémie, s. Lithaemia
lithiase, s. Lithiasis
lithium, s. Lithium
litholytique ou lithotriptique, adj. et s. Lithotriptic
lithotriteur ou lithotripteur, s. Lithotriptor
lithotritie ou lithotripsie, s. Lithotripsy
Littre (glandes de). Littre's glands
littrite, s. Littritis
livedo, s. Livedo
lividité, s. Lividity
lixiviation, s. Lixiviation
loase ou loasis, s. Loasis
lobe, s. Lobe
lobectomie, s. Lobectomy
lobotomie, s. Lobotomy
lobule, s. Lobule
lochies, s. Lochia
locus niger. Substance (black)
locus, pl. locus, s. Locus, pl. loci
Löffler (endocardite de). Löffler's endocarditis
loge, s. Chamber
logétron, s. Logetron
logorrhée, s. Logorrhoea
loi Huriet-Sérusclat. Law (Huriet)
lombal, ale, adj. Lumbal
lombalgie, lombago, s. Lumbago
lombalisation ou lombarisation, s. Lumbarization
lombarthrose, s. Lumbar osteo-arthritis
lombosciatalgie ou lombosciatique, s. Lumbago-sciatica
lombostat. Corset (orthopaedic lumbar)
lombotomie, s. Surgical section of the loins
longiligne, adj. Longilineal
lordose, s. Lordosis
lotion, s. Lotion
Luciani-Wenckebach (période de). Wenckebach's block

luette. Uvula (palatine)
Lugol (solution de). Lugol's solution
lumen, s. Lumen
luminance, s. Luminance
lunatum, s. Os lunatum
lunule, s. Lunula
lupoïde, adj. Lipoid
lupome, s. Lupoma
lupus érythémateux aigu disséminé, Lupus (systemic acute) erythematosus disseminatus.
lupus tuberculeux. Lupus tuberculosis
lupus, s. Lupus
lutéal, ale, adj. Luteal
lutéinique, adj. Luteinic
lux, s. Lux
luxation, s. Luxation
Luys (corps de), s. Subthalamic nucleus
lymphadénopathie, s. Lymphadenopathy
lymphangiome, s. Lymphangioma
lymphangite, s. Lymphangitis
lymphatique, adj. Lymphatic
lymphe, s. Lymph
lymphoblaste, s. Lymphoblast
lymphoblastome, s. Lymphoblastoma
lymphoblastosarcome, s. Lymphosarcoma
lymphoblastose, s. Lymphoblastosis
lymphocèle, s. Lymphocele
lymphocytaire, adj. Lymphocytic
lymphocyte, s. Lymphocyte
lymphocytémie, s. Lymphocythaemia
lymphocytosarcome, s. Lymphocytosarcoma
lymphocytose, s. Lymphocytosis
lymphocytotoxique, s. Lymphocytotoxic
lymphogenèse, s. Lymphogenesis
lymphographie, s. Lymphography
lymphoïde (système ou tissu). Lymphoid tissue
lymphokine, s. Lymphokine
lymphome malin, s. Lymphoma (malignant)
lymphome, s. Lymphoma
lymphopathie, s. Lymphopathy
lymphopénie, s. Lymphopenia
lymphopoïèse, s. Lymphopoiesis
lymphoprolifératif, ive, adj. Lymphoproliferative
lymphorragie, s. Lymphorrhagia
lymphosarcomatose ou lymphosarcome, s. Lymphosarcomatosis
lyophilisation, s. Lyophilization
lysat, s. Lysate
lyse, lysis, s. Lysis
lysergide, s. Lysergide,
lysine, s. Lysin
lysosome, s. Lysosome
lytique, adj. Lytic

M

macération, s. Maceration
mâchonnement, s. Machonnement
macrocéphalie, s. Macrocephalia
macrocyte, s. Macrocyte
macrodontie, s. Macrodontia
macroglie, s. Macroglia
macroglobuline, s. Macroglobulin
macroglobulinémie, s. Macroglobulinaemia
macroglossie, s. Macroglossia
macrolides, s. Macrolides
macromélie, s. Macromelia
macrophage, s. Macrophage
macroskélie, s. Macroscelia
macula densa. Macula densa
macula, macule, s. Macula
magistral, ale, adj. Magistral
magnésémie ou magnésiémie, s. Magnesaemia
magnésium, s. Magnesium
maigreur, s. Slenderness
main, s. Hand
main bote. Clubhand
main courante. Hand rail
main cubitale. Hand (ulnar)
main d'accoucheur. Hand (obstetrician's)
main de singe. Hand (monkey)
mal des transports. Sickness (motion)
mal perforant. Mal perforant
malabsorption (syndrome de). Malabsorption syndrome
malacie, s. Malacia
maladie, s. Disease
maladie acquise. Disease (acquired)
maladie bleue. Cyanosis (congenital)
maladie congénitale. Congenital disease
maladie de Bouillaud. Fever (rheumatic).
maladie de Dupuytren. Fibromatosis (palmar)
maladie de la vache folle. Cow disease (mad)
maladie de Nicolas et Favre. Granuloma (venereal)
maladie des inclusions cytomégaliques. Inclusion disease (cytomegalic)
maladie du sommeil. Trypanosomiasis (African)
maladie familiale. Familial disease
maladie héréditaire. Hereditary disease
maladie immunitaire. Immunologic disorders disease
maladie périodique. Periodical disease

maladie rythmique auriculaire. Bradycardia-tachycardia syndrome
maladie sexuellement transmissible. Venereal disease
malarien, enne, paludéen, enne, adj. Malarial
malentendant, ante, adj. Partially deaf
malformation, s. Malformation
malignité, perniciosité, s. Malignancy
malin, maligne, adj. Malignant
malléole, s. Malleolus
malnutrition, s. Malnutrition
malocclusion, s. Malocclusion
malonylurée, s. Malonylurea
Malpighi (pyramide de). Malpighi's pyramid
malposition, s. Malposition
maltase, s. Maltase
maltose, s. Maltose
mamelle, s. Breast
mamelon, s. Nipple
mammaire, adj. Mammary
manchon. Sleeve (coupling)
mandibulaire, adj. Mandibular
mandibule, s. Mandibula
mandrin, s. Mandrin
manducation, s. Manduction
manganique, adj. Manganic
manganisme, s. Manganism
maniaque, adj. et s. Maniac
manie, s. Mania
manipulation génétique. Gene manipulation
manipulation, s. Manipulation
mannitol, s. Mannitol
mannose, s. Mannose
mannosidose, s. Mannosidosis
manœuvre, s. Maneuver
manométrie, s. Manometry
manubrium, s. Manubrium
marasme, s. Marasmus
marche, s. Walking
Marfan (maladie de). Marfan's disease
marginal, ale, adj. Marginal
marisque, s. Marisca
marmorisation, s. Marmoration
marqué, ée, adj. Labeled
marqueur tumoral. Tumour marker
marqueur, s. Marker
marsupialisation, s. Marsupialization
marteau, s. Malleus
martial, ale, adj. Martial

masochisme, s. Masochism
massage, s. Massage
masséter, adj. Masseter
massokinésithérapie, s. Physiotherapy
mastectomie, s. Mastectomy
mastication, s. Mastication
mastite, s. Mastitis
mastocyte. Cell (mast)
mastocytose, s. Mastocytosis
mastodynie, s. Mastodynia
mastographie, s. Mastography
mastoïde, adj. Mastoid
mastoïdectomie, s. Mastoidectomy
mastoïdite, s. Mastoiditis
mastologie, s. Mastology
mastopathie, s. Mastopathy
mastopexie, s. Mastopexy
mastoplastie, s. Mammoplasty
mastoptose, s. Mastoptosis
mastose, s. Mastosis
masturbation, s. Masturbation
maternité. Hospital (maternity)
matière médicale. Materia medica
matité, s. Dullness
maxillaire, adj. Maxillary
maxillite, s. Maxillitis
May-Grünwald-Giemsa (coloration de).
May-Grünwald stain
méat, s. Meatus
méatotomie, s. Meatotomy
mécanogramme, s. Mecanogram
mécanothérapie, s. Mecanotherapy
mécanothérapie, s. Mecanotherapy,
méchage. Plugging (gauze)
mèche, s. Gauze
méconium, s. Meconium
médecin, s. Physician
médecine, s. Medicine
médecine de catastrophe. Medecine (disaster)
médecine du travail. Medicine (occupational)
médecine exotique. Medecine (tropical)
médecine factuelle. Medecine (evidence-based)
médecine humanitaire. Medicine (humanitarian)
médecine interne. Medicine (internal)
médecine légale. Medicine (forensic)
médecine manuelle. Medecine (manual)
médecine nucléaire. Medicine (nuclear)
médecine physique. Medicine (physical)
médecine préventive. Medicine (preventive)

médecine sociale. Medicine (social)
médecine thermale. Medecine (thermal)
médecines alternatives. Medicines (alternative)
média, s. Tunica media
médial, ale, adj. Medial
médianécrose, s. Necrosis (medial)
médiastin, s. Mediastinum
médiastinite, s. Mediastinitis
médiastinotomie, s. Mediastinotomy
médiat, ate, adj. Mediate
médiateur chimique. Mediator (chemical)
médical, ale, adj. Medical
médicament conseil. Counter (over the)
médicament éthique. Medicine (prescription only)
médication, s. Medication
médicinal, ale, adj. Medicinal
médullaire, adj. Medullary
médullosurrénal, ale, adj. Medullo-adrenal
méga-œsophage, s. Mega-oesophagus
méga-uretère, s. Megalo-ureter
mégacaryoblaste, s. Megakaryoblast
mégacaryocyte, s. Megakaryocyte
mégacôlon, s. Megacolon
mégadolichocôlon, s. Megadolichocolon
mégalóblaste, s. Megaloblast
mégalocyte, s. Megalocyte
mégalomanie, s. Megalomania
méiose, s. Meiosis
melæna ou méléna, s. Melaena
mélalgie, s. Melalgia
mélancolie, s. Melancholia
mélanine, s. Melanine
mélanique, adj. Melanotic
mélanisme, s. Melanism
mélanoblaste, s. Melanoblast
mélanocyte, s. Melanocyte
mélanodermie, s. Melanoderma
mélanogenèse, s. Melanogenesis
mélanome, s. Melanoma
mélanosarcome, s. Melanosarcoma
mélanose, s. Melanosis
mélanotrope (hormone). Melanocytic stimulating hormone
mélatonine, s. Melatonine
mélitine, s. Melitin
mélitococcie, s. Melitococcosis
méliturie, s. Melituria
membre, s. Limb
Mendelson (syndrome de). Mendelson's syndrome
Ménière (maladie ou syndrome de). Ménière's disease

méninges, s. Meninges
méningiome, s. Meningioma
méningisme, s. Meningism
méningite cérébro-spinale épidémique. Meningitis (epidermic cerebrospinal)
méningite, s. Meningitis
méningo-encéphalite, s. Meningoencephalitis
méningo-encéphalocèle, s. Meningoencephalocele
méningo-radiculite. Meningoradiculitis
méningocèle, s. Meningocele
méningococcémie ou méningococcie, s. Meningococcaemia
méningocoque, s. Meningococcus
méninscectomie, s. Meniscectomy
méniscal, ale, adj. Meniscal
méniscographie, s. Meniscography
ménisque, s. Meniscus
ménométrorragie, s. Menometrorrhagia
ménopause, s. Menopause
ménorragie, s. Menorrhagia
ménorrhée, s. Menorrhoea
menstruation, s. Menstruation
menstruel, elle, adj. Menstrual
menstruel (cycle). Menstrual cycle
menstrues, s. Menses
mental, ale, adj. Mental
méralgie paresthésique. Meralgia paraesthetica
mercure, s. Mercury
mésangial, ale, adj. Mesangial
mescaline, s. Mescaline
mésencéphale, s. Mesencephalon
mésenchyme, s. Mesenchyma
mésenchymome, s. Mesenchymoma
mésentère, s. Mesentery
mésentérite, s. Mesenteritis
mésoderme, s. Mesoderm
mésodiastole, s. Mesodiastole
mésomélique, adj. Mesomelic
mésonéphros, s. Mesonephros
mésosystole, s. Mesosystole
mésothéliome, s. Mesothelioma
mésothélium, s. Mesothelium
mésothérapie, s. Mesotherapy
métabolique, adj. Metabolic
métabolisme basal ou de base. Basal metabolic rate
métabolisme, s. Metabolism
métabolite, s. Metabolite
métacarpe, s. Metacarpus
métamère, s. Metamere
métamyélocyte, s. Metamyelocyte

métanéphrine, s. Metanephrine
métanéphros, s. Metanephros
métaphase, s. Metaphase
métaphyse, s. Metaphyse
métaplasie, s. Metaplasia
métastase, s. Metastasis
métatarse, s. Metatarsus
métencéphale, s. Metencephalon
météorisme, s. Meteorism
météoropathologie, s. Meteoropathology
méthadone, s. Methadone
méthémoglobine, s. Methaemoglobin
méthémoglobinémie, s. Methaemoglobinaemia
méthode immuno-enzymatique. Assay (enzyme-linked immunosorbent)
méthotrexate, s. Methotrexate
métis, isse, adj. Half-breed
métralgie, s. Metralgia
mètre, s. Meter
métrite, s. Metritis
métrorragie, s. Metrorrhagia
métrorrhée, s. Metrorrhoea
micelle, s. Micella
micro-angiopathie, s. Microangiopathy
microbe, s. Microbe
microbien, ienne, adj. Microbial
microbiologie, s. Microbiology
microcéphalie, s. Microcephalia
microchirurgie, s. Microsurgery
microcirculation, s. Microcirculation
micrococcus, s. Micrococcus
microcyte, s. Microcyte
microcytique, adj. Microcytic
microfilaire, s. Microfilaria
microglie, s. Microglia
micrognathie, s. Micrognathia
microgramme, s. Microgram
micrographie, s. Micrography
microlithiase, s. Microlithiasis
micromélie, s. Micromelia
micromètre, s. Micrometer
micromole, s. Micromole
micronodulaire, adj. Micronodular
microphtalmie, s. Microphthalmia
micropsie, s. Micropsia
microrragie, s. Microrrhagia
microscope, s. Microscope
microscopique, adj. Microscopical
microsphérocytose, s. Microspherocytosis
microsphygmie, s. Microsphygmia
microtome, s. Microtome
miction, s. Micturition
mifépristone, s. Mifepristone

migraine ophtalmique. Migraine (ophtalmic)
migraine, s. Migraine
Mikulicz (syndrome de). Mikulicz's disease
miliaire, adj. Miliary
miliaire, s. Miliaria
millicurie, s. Millicurie
milliéquivalent, s. Milliequivalent
millimole, s. Millimole
milliosmole, s. Milliosmole
milliröntgen, s. Milliröntgen
minéralocorticoïdes, minéralocorticostéroïdes ou minéralotropes (hormones), s. pl. Mineralocorticoids
minerve. Jacket (minerva-plaster)
misanthropie, s. Misanthropia
misogynie, s. Misogyny
mithridatisme, s. Mithridatism
mitochondrie, s. Mitochondria
mitogène, adj. et s. Mitogen
mitogénique, adj. Mitogenic
mitose, s. Mitosis
mitotique, adj. Mitotic
mitral, ale, adj. Mitral
maladie, s. Disease
mobilisation, s. Mobilization
mobilité, s. Mobility
moelle, s. Marrow
moi, s. Ego
moignon, s. Stump
molaire, môlaire, adj. Molar
molaire, s. Molar
molal, s. Molal
molalité, s. Molality
molarité, s. Molarity
mole, môle, hydatiforme ou vésiculaire, s. Mole
mollet, s. Calf
molluscum pendulum. Molluscum pendulum
molluscum, s. Molluscum
momification, s. Mummification
mongolique, mongolien, enne, adj. Mongolian
mongolisme, s. Mongolism
mongoloïde, s. Mongoloid
monilia, s. Monilia
moniliase, s. Moniliasis
moniliforme, adj. Monoliform
moniteur, s. Monitor
monitorage, s. Monitoring
mono-amine, s. Monoamine
mono-amine-oxydase. Monoamine oxidase
mono-arthrite, s. Monoarthritis

monoblaste, s. Monoblast
monocaténaire, adj. Single stranded
monoclonal, ale, adj. Monoclonal
monoculaire, adj. Monocular
monocytaire, adj. Monocytic
monocyte, s. Monocyte
monocytose, s. Monocytosis
monogénique, adj. Monogenic
monokine, s. Monokine
monomélique, adj. Monomelic
monomorphe, adj. Monomorphic
mononucléaire, adj. Mononuclear
mononucléose, s. Mononucleosis
mononucléose infectieuse. Mononucleosis (infectious)
monophasique, adj. Monophasic
monophtalmie, s. Monophthalmic
monoplégie, s. Monoplegia
monorchidie, s. Monorchism
monosomie, s. Monosomy
monosporiose, s. Monosporiosis
monosymptomatique, adj. Monosymptomatic
monosynaptique, adj. Monosynaptic
monothérapie, s. Monotherapy
monovalent, ente, adj. Monovalent
monoxyde de carbone. Carbon monoxide
monozygote, adj. Monozygotic
monstre, s. Monster
morbide, adj. Morbid
morbidité, s. Mobidity
morbidité, s. Morbidity
morbilleux, euse, adj. Morbillous
morbilliforme, adj. Morbilliform
morgan, s. Morgan
morgue, s. Mortuary
moro (réflexe de). Moro's reflex
morphée, s. Morphea
morphine endogène. Morphine (endogenous)
morphine, s. Morphine
morphinisme, s. Morphinism
morphinomanie, s. Morphinomania
morphinomimétique, adj. Morphin-like
morphologie, s. Morphology
morphotype, s. Morphotype
morpion, s. Brat
mort, s. Death
mort subite inexpliquée du nourrisson. Death (sudden infant)
mort-né, née, adj. et s. Stillborn
mortification, s. Mortification
mortinatalité, s. Still birth rate
morula, s. Morula

mosaïque, s. Mosaicism
motilité, s. Motility
motricité, s. Motricity
mouches volantes. Myodesopsia
moutarde à l'azote. Mustard (nitrogen)
mouvement, s. Movement
moxa, s. Moxa
moxibustion, s. Moxibustion
mucilage, s. Mucilage
mucinase, s. Mucinase
mucine, s. Mucin
mucocèle, s. Mucocele
mucoïde, adj. Mucoid
mucolipidose, s. Mucolipidosis
mucolyse, s. Mucolysis
mucolytique, adj. Mucolytic
mucopolysaccharide, s. Mucopolysaccharide
mucopolysaccharidose, s. Mucopolysaccharidosis
mucopus, s. Mucopus
mucosité, s. Mucosity
mucoviscidose, s. Mucoviscidosis
mucus, s. Mucus
muguet, s. Thrush
multifactoriel, elle, adj. Multifactorial
multifocal, ale, adj. Multifocal
multigeste, s. Multigesta
multinévrite. Neuritis (disseminated)
multipare, adj. Multiparus
multiplet, s. Multiplet
muqueuse, s. Mucous membrane
murin, ine, adj. Murine
muscarinien ou muscarinique, adj. Muscarinic
muscle, s. Muscle
musculation, s. Body building
mutagène, adj. Mutagen
mutant, ante, adj. Mutant
mutation, s. Mutation
mutisme, s. Mutism
mutité, s. Dumbness
myalgie, s. Myalgia
myasthénie, s. Myasthenia gravis
myatonie, s. Myatonia
mycélium, s. Mycelium
mycétome, s. Mycetoma
Mycobacterium, s. Mycobacterium
mycose, s. Mycosis
mycosique, mycotique, adj. Mycotic
mycosis fongoïde. Mycosis fongoides
mycotoxicose, s. Mycotoxicosis
mycotoxine, s. Mycotoxin
mydriase, s. Mydriasis
mydriatique, adj. et s. Mydriatic
myélencéphale, s. Myelencephalon
myéline, s. Myelin

myélite, s. Myelitis
myéloblaste, s. Myeloblast
myélocyte, s. Myelocyte
myélocytémie, s. Myelocythaemia
myélocytose, s. Myelocytosis
myélofibrose, s. Myelofibrosis
myélogène, adj. Myelogenic
myélogramme, s. Myelogram
myélographie, s. Myelography
myéloïde, adj. Myeloid
myélomalacie, s. Myelomalacia
myélome, s. Myeloma
myélopathie, s. Myelopathy
myéloplaxe, s. Myeloplax
myélopoïèse, s. Myelopoiesis
myéloprolifératif, ive, adj. Myeloproliferative
myélosclérose, s. Myelosclerosis
myiase cutanée. Myiasis dermatosa
myocarde, s. Myocardium
myocardiopathie, s. Myocardiopathy
myocardique, adj. Myocardial,
myocardite, s. Myocarditis
myoclonie, s. Myoclonia
myofibrille, s. Myofibril
myofilament, s. Myofilament
myogène, adj. Myogenic
myoglobine, s. Myoglobin
myoglobinurie, s. Myoglobinuria
myolyse, s. Myolysis
myome, s. Myoma
myomectomie, s. Myomectomy
myomètre, s. Myometrium
myopathie, s. Myopathy
myopathique, adj. Myopathic
myopie, s. Myopia
myoplastie, s. Myoplasty
myorésolutif, ive. Relaxant (muscle)
myorraphie, s. Myorrhaphy
myosarcome, s. Myosarcoma
myosclérose, s. Myosclerosis
myosine, s. Myosin
myosis, s. Miosis
myosite, s. Myositis
myotique, adj. et s. Miotic
myotomie, s. Myotomy
myotonie, s. Myotonus
myringite, s. Myringitis
myringotomie, s. Myringotomy
mythomanie, s. Mythomania
mytilisme, s. Mytilotoxism
myxœdème, s. Myxoedema
myxomatose, s. Myxomatosis
myxome, s. Myxoma
myxorrhée, s. Myxorrhoea
myxovirus, s. Myxovirus

N

Naboth (œufs de), s. Nabothian cysts
nævocarcinome, s. Naevocarcinoma
nævus, pl. nævus, s. Naevus, pl. naevi
naissance, s. Birth
nanisme, s. Dwarfism
nanogramme, s. Nanogram
nanomètre, s. Nanometer
narcissique (syndrome) ou narcissisme, s. Narcissism
narco-analyse, s. Narcoanalysis
narcolepsie, s. Narcolepsy
narcose, s. Narcotism
narcotique, adj. et s. Narcotic
nasopharynx, s. Nasopharynx
natalité, s. Natality
natrémie, s. Natraemia
natriurétique, s. Natriuretic
natrurie, s. Natriuresis
naturel, elle, adj. Natural
naupathie, s. Naupathia
nausée, s. Nausea
naviculaire, s. Navicular
néarthrose, s. Nearthrosis
necator americanus. Necator americanus
nécrobiose, s. Necrobiosis
nécrose, s. Necrosis
nécrotique, s. Necrotic
négativisme, s. Negativism
négatoscope, s. Negatoscope
neisseria, s. Neisseiria
Nélation (sonde de). Nelation's catheter
Nelson (réaction ou test de). Nelson's test
nématode, s. Nematode
néocerebellum, s. Neocerebellum
néoglucogenèse ou néoglycogenèse, s. Glyconeogenesis
néomycine, s. Neomycin
néonatal, ale, adj. Neonatal
néonatalogie ou néonatologie, s. Neonatalogy
néoplasie, néoplasique ou néoplastique, s. Neoplasia
néoplasme, s. Neoplasm
néoplastie, s. Neoplasty
néostomie, s. Neostomy
néphélion, s. Nebula
néphrectomie, s. Nephrectomy
néphrétique, adj. Nephric
néphrite, s. Nephritis
néphro-angiosclérose, s. Nephroangiosclerosis
néphrocalcinose, s. Nephrocalcinosis

néphrogène, s. Nephrogenous
néphrogramme, s. Nephrogram
néphrographie, s. Nephrography
néphrolithiase, s. Nephrolithiasis
néphrologie, s. Nephrology
néphrologue, s. Nephrologist
néphrome, s. Nephroma
néphron, s. Nephron
néphropathie, s. Nephropathy
néphropexie, s. Nephropexy
néphroptose, s. Nephroptosis
néphrosclérose, s. Nephrosclerosis
néphrotique (syndrome). Nephrotic syndrome
néphrotomie, s. Nephrotomy
néphrotoxicité, s. Nephrotoxicity
nerf, s. Nerve
nerf abducens. Nerve (abducens)
nerf trijumeau. Nerve (trigeminal)
nerfs crâniens, s. Nerves (cranial)
neural, adj. Neural
neurasthénie, s. Neurasthenia
neurectomie, névrectomie, s. Neurectomy
neurinome, s. Neurinoma
neuro-anémique, adj. Neuro anaemic,
neurobiologie, s. Neurobiology
neuroblaste, s. Neuroblast
neuroblastome, s. Neuroblastoma
neurochirurgie, s. Neurosurgery
neurocrinie, s. Neurocrinia
neurofibrome, s. Neurofibroma
neurogène, adj. Neurogenic
neurohypophyse, s. Neurohypophysis
neuroleptanalgésie, s. Neuroleptanalgesia
neuroleptique, adj. Neuroleptic
neurologie, s. Neurology
neurolyse, s. Neurolysis
neurolytique, adj. Neurolytic
neurone, s. Neurone
neuropathie, s. Neuropathy
neuropathologie, s. Neuropathology
neuropeptide, s. Neuropeptide
neurorécepteur, s. Neuroreceptor
neurosécrétion, s. Neurosecretion
neurosyphilis, s. Neurosyphilis
neurotonie, s. Neurotonia
neurotoxique, adj. Neurotoxic
neurotrope, adj. Neurotropic
neurotrophique, adj. Neurotrophic
neurotropisme, s. Neurotropism
neutropénie, s. Neutropenia
neutrophile, adj. Neutrophil

névralgie faciale. Facial neuralgia
névralgie, s. Neuralgia
névraxe, s. Neuraxis
névraxite, s. Neuraxitis
névrite, s. Neuritis
névrodermite, s. Neurodermatitis
névroglie, s. Neuroglia
névrologie, s. neurology
névrome, s. Neuroma
névrose, s. Neurosis
névrotomie, s. Neurotomy
newton, s. Newton
nez, s. Nose
niche, s. Niche
nickel, s. Nickel
Nicolaïer (bacille de). Clostridium tetani
nicotine, s. Nicotine
nictation ou nictitation, s. Nictation
nidation, s. Nidation
nitrés (dérivés). Nitrate compounds
Noble (opération de). Noble's operation
nocardiose, s. Nocardiosis
nocebo, s. Nocebo
nocicepteur, s. Nociceptor
nociceptif, ive, adj. Nociceptive
nocuité, s. Nocuity
nodal, ale, adj. Nodal
nodosité, nœud, nouure, s. Node
nodule, s. Nodule
nœud d'Aschoff Tawara, s. Node (atrioventricular)
nœud sinusal, s. Node (sino-auricular)
non-effractif, ive, adj. Non-invasive
nootrope, s. Nootropic
noradrénaline, s. Norepinephrine
normalité, s. Normality
normobare, adj. Normobaric

normoblaste, s. Normoblast
normochrome, adj. Normochromic
normocyte, s. Normocyte
normocytose, s. Normocytosis
normotope, adj. Normotopic
nosocomial, ale, adj. Nosocomial
nosographie, s. Nosography
nosologie, s. Nosology
nostalgie, s. Nostalgia
nostras, s. Nostras
notochorde, s. Notochord
nourrisson, s. Infant
nouveau-né, adj. et s. Newborn
noyade, s. Drowning
noyau rouge. Red nucleus
noyau, s. Core
noyau, s. Nucleus
noyaux basaux. Basal nuclei
nucléole, s. Nucleolus
nucléolyse, s. Chemonucleolysis
nucléoplasme, s. Nucleoplasm
nucléoside, s. Nucleoside
nucléotide, s. Nucleotide
nucleus pulposus. Nucleus (pulpy)
nuclide, s. Nuclide
nullipare, adj. Nulliparous
nullipare, s. Nullipara
nummulaire, s. Nummular
nutriment, s. Nutriment
nutrition, s. Nutrition
nycthéméral, ale, adj. Nyctohemeral
nycthémère, s. Nyctohemera
nycturie, s. Nycturia
nymphomanie, s. Nymphomania
nystagmographie, s. Nystagmography
nystagmus, s. Nystagmus

O

obésité, s. Obesity
objectif, ive, adj. Objective
obnubilation, s. Obnubilation
observance thérapeutique. Compliance (patient)
observation médicale. Report (case)
obsession, s. Obsession
obstétrical, ale, adj. Obstetrical
obstruction, s. Obstruction
occipital, s. Occipital bone
occlusion, s. Occlusion
oculo-palpébral, ale, adj. Oculopalpebral
oculogyre, adj. et s. Oculogyric

oculomoteur, trice, adj. Oculomotor
ocytocine, s. Ocytocin
ocytocique, adj. et s. Ocytocic
Oddi (sphincter d'). Oddi's muscle
oddite, s. Odditis
odontalgie, s. Odontalgia
odontoïde, adj. Odontoid
odontologie, s. Odontology
odontorragie, s. Odontorrhagia
œdémateux, euse, adj. Oedematous
œdème pulmonaire, s. Oedema (pulmonary)
œdème, s. Oedema

Œdipe (complexe d'). Oedipus'complex
œil, *pl.* yeux, *s.* Eye
œil-de-perdrix. Clavus (soft)
œsofibroscope. Fibroscope (oesophageal)
œsophage, *s.* Oesophagus
œsophagectomie, *s.* Oesophagectomy
œsophagite, *s.* Oesophagitis
œsophagoplastie, *s.* Oesophagoplasty
œsophagoscopie, *s.* Oesophagoscopy
œsophagotomie, *s.* Oesophagotomy
œstradiol, *s.* Oestradiol
œstral, ale, *adj.* Oestrous,
œstrogène, *adj.* Oestrogenous
œstrone, *s.* Oestrone
œstroprogestatif, *adj. et s.* Oestroprogestative
officinal, ale, *adj.* Officinal
ohm, *s.* Ohm
OIDA. Right occipitoanterior position, ROA
OIDP. Right occipitoposterior position, ROP
OIDT. Right occipito-transverse position, ROT
OIGA. Position (left occipitoanterior, LOA)
OIGP. Position (left occipitoposterior, LOP)
OIGT. Position (left occipitotransverse, LOT)
olécrâne, *s.* Olecranon
oléome, *s.* Oleoma
olfactif (nerf). Olfactory nerve
olfaction, *s.* Olfaction
oligo-amnios, *s.* Oligoamnios
oligo-anurie, *s.* Oligoanuria
oligo-élément, *s.* Trace element
oligocytémie, *s.* Oligocythaemia
oligoménorrhée, *s.* Oligomenorrhoea
oligophrénie, *s.* Oligophrenia
oligosaccharide, *s.* Oligosaccharide
oligospermie, *s.* Oligospermia
oligurie, *s.* Oliguria
ombilic, *s.* Umbilicus
ombilication, *s.* Umbilication
omental, ale, *adj.* Omental
omentectomie, *s.* Omentectomy
omentum, *s.* Omentum
omoplate, *s.* Scapula
omphalocèle, *s.* Omphalocele
onanisme, *s.* Onanism
Onchocerca volvulus. Onchocerca volvulus
onchocercose, *s.* Onchocercosis
oncogène, *adj.* Oncogenic
oncogène, *s.* Oncogen
oncologie, *s.* Oncology
oncostatique, *adj.* Oncostatic

oncotique, *adj.* Oncotic,
onction, *s.* Inunction
onde, *s.* Wave
ongle, *s.* Nail
ongle incarné. Nail (ingrowing)
onglée, *s.* Numbness of fingertips
onguent, pommade, *s.* Ointment
onirique, *adj.* Oniric
onirisme, *s.* Onirism
ontogenèse ou ontogénie, *s.* Ontogenesis
onychopathie, *s.* Onychopathy
onychophagie, *s.* Onychophagia
onyxis, *s.* Onyxitis
opération, *s.* Operation
ophtalmie, *s.* Ophthalmia
ophtalmique, *adj.* Ophthalmic
ophtalmodynamomètre, *s.* Ophthalmodynamometer
ophtalmologie, *s.* Ophthalmology
ophtalmologiste, *s.* Ophthalomologist
ophtalmométrie, *s.* Ophthalmometry
ophtalmopathie, *s.* Ophthalmopathy
ophtalmoplastie, *s.* Ophthalmoplasty
ophtalmoplégie, *s.* Ophthalmoplegia
ophtalmoscope, *s.* Ophthalmoscope
ophtalmoscopie, *s.* Ophthalmoscopy
opiomanie, *s.* Opiomania
opisthotonos, *s.* Opisthotonos
opothérapie, *s.* Opotherapy
opportuniste, *adj.* Opportunistic
opsiurie, *s.* Opsiuria
opticien, *s.* Optician
optique (nerf). Optic nerve
optométrie, *s.* Optometry
optotype, *s.* Optotype
oral, ale, *adj.* Oral
orbite, *s.* Orbit
orbitotomie, *s.* Orbitotomy
orchi-épididymite, *s.* Orchiepididimitis
orchialgie, *s.* Orchialgia
orchidectomie, *s.* Orchidectomy
orchidopexie, *s.* Orchidopexy
orchidotomie, *s.* Orchidotomy
orchidovaginopexie, *s.* Orchidovaginopexy
orchite, *s.* Orchitis
ordonnance, *s.* Prescription
oreille, *s.* Ear
oreillons, *s.* Mumps
orexigène, *adj.* Orexigenic
organe, *s.* Organ
organique, *adj.* Organic
organisation Mondiale de la Santé (OMS). World Health Organization, WHO
organisme, *s.* Organism

organite, s. Organelle
organoleptique, *adj.* Organoleptic
orgasme, s. Climax
orgelet, s. Stye
orifice, s. Defect
ornithine, s. Ornithine
ornithose, s. Ornithosis
oropharynx, s. Oropharynx
orosomucoïde, s. Orosomucoid
orteil, s. Toe
orteil en marteau. Toe (hammer)
orthèse, s. Orthesis
orthochromatique, *adj.* Orthochromatic
orthodontie, s. Orthodontics
orthopédie, s. Orthopaedia
orthopédique, *adj.* Orthopaedic
orthopédiste, s. Surgeon (orthopaedic)
orthophonie, s. Orthophony
orthophoniste, s. Therapist (speech)
orthopnée, s. Orthopnoea
orthoptie, s. Orthoptics
orthoptiste, s. Orthoptist
orthostatique, *adj.* Orthostatic
orthostatisme, s. Orthostatism
os, s. Bone
OS. Position (occipitoposterior)
oscillomètre, s. Oscillometer
oscillométrie, s. Oscillometry
ose, s. Monosaccharide
oside, s. Oside
Osler (maladie d'). Osler's disease
osmolalité, s. Osmolality
osmolarité, s. Osmolarity
osmole, s. Osmole
osmorécepteur, trice, *adj.* Osmoreceptor
osmose, s. Osmosis
osmotique, *adj.* Osmotic
osselet, s. Knucklebone
osseux, euse, *adj.* Bony
ossification, s. Ossification
ossifluent, ente, *adj.* Ossifluent
ostéalgie, s. Ostealgia
ostéite fibrokystique. Osteitis (fibrocystic)
ostéite, s. Osteitis
ostéo-arthrite, s. Osteoarthritis
ostéoblaste, s. Osteoblast
ostéoblastome, s. Osteoblastoma
ostéocalcine, s. Osteocalcin
ostéochondrite ou ostéochondrose, s. Osteochondritis
ostéochondrodysplasie, s. Osteochondrodysplasia
ostéochondrodystrophie, s. Osteochondrodystrophy

ostéochondrome, s. Osteochondroma
ostéochondrosarcome, s. Osteochondrosarcoma
ostéoclasie, s. Osteoclasia
ostéoclaste, s. Osteoclast
ostéodensimétrie, s. Osteodensimetry
ostéodystrophie, s. Osteodystrophy
ostéoïde, *adj.* Osteoid
ostéologie, s. Osteology
ostéolyse, s. Osteolysis
ostéomalacie, s. Osteomalacia
ostéome, s. Osteoma
ostéométrie, s. Osteometry
ostéomyélite, s. Osteomyelitis
ostéon, s. Osteon
ostéonécrose, s. Osteonecrosis
ostéopathe, s. Osteopath
ostéopathie, s. Osteopathia
ostéopériostite, s. Osteoperiostitis
ostéophlegmon. Periostitis (phlegmonous)
ostéophyte, s. Osteophyte
ostéophytose, s. Osteophytosis
ostéoplastie, s. Osteoplasty
ostéoporose, s. Osteoporosis
ostéosarcome, s. Osteosarcoma
ostéosclérose, s. Osteosclerosis
ostéose, s. Osteosis
ostéosynthèse, s. Osteosynthesis
ostéotomie, s. Osteotomy
ostium commune. Ostium commune
ostium primum. Ostium primum
ostium secundum, Botal (trou de). Ostium secundum
otalgie, s. Otalgia
otite, s. Otitis
oto-rhino-laryngologie, s. Otorhinolaryngology
otoliquorrhée. Fluid (cerebrospinal) otorrhoea.
otologie, s. Otology
otomastoïdite, s. Otomastoiditis
otoplastie, s. Otoplasty
otorragie, s. Otorrhagia
otorrhée, s. Otorrhoea
otosclérose, s. Otosclerosis
otoscope, s. Otoscope
otoscopie, s. Otoscopy
otospongiose, s. Otospongiosis
ototoxicité, s. Ototoxicity
outrage public à la pudeur. Exposure (indecent)
ovaire, s. Ovary
ovalocyte, s. Ovalocyte
ovariectomie, s. Ovariectomy

ovarien, ienne, *adj.* Ovarian
ovariopexie, *s.* Ovariopexy
ovarioprive, *adj.* Ovarioprival
ovarite, *s.* Ovaritis
overdose, *s.* Surdose
oviparité, *s.* Oviparity
ovogenèse, *s.* Ovogenesis
ovotestis, *s.* Ovotestis
ovulation, *s.* Ovulation
ovule, *s.* Ovum
oxalique, *adj.* Oxalic
oxycarbonisme. Poisoning (carbon monoxide)
11-Oxycorticostéroïdes, *s.* Glucocortocoids

oxydase, *s.* Oxidase
oxydation, *s.* Oxidation
oxyde nitrique. Dioxide (nitrogen)
oxydoréduction, *s.* Oxidation-reduction
oxygénase, *s.* Oxygenase
oxygénation, *s.* Oxygenation
oxygénothérapie, *s.* Oxygenotherapy
oxyhémoglobine, *s.* Oxyhaemoglobin
oxymétrie, *s.* Oxymetry
oxyologie, *s.* Emergency medicine
oxyphile, *adj.* Oxyphil
oxyurase, *s.* Oxyurasis
oxyure, *s.* Oxyuris

P

pachydermie, *s.* Pachydermia
pachyméningite, *s.* Pachymeningitis
pachypleurite, *s.* Pachypleuritis
Paget (maladie osseuse de). Paget's disease of bone
pagétoïde, *s.* Pagetoid
palais, *s.* Palate
paléocérébellum, *s.* Paleocerebellum
paléocortex, *s.* Paleocortex
palicinésie, *s.* Palikinesia
palilalie, *s.* Palilalia
palliatif, ive, *adj.* et *s.* Palliative
pallidal, ale, *adj.* Pallidal
pallium, *s.* Pallium
palmair, *adj.* Palmar
palpation, *s.* Palpation
palpébral, ale, *adj.* Palpebral
palpitation, *s.* Palpitation
paludisme, *s.* Malaria
panacée, *s.* Panacea
panaris, *s.* Felon
panartérite, *s.* Panarteritis
pancardite, *s.* Pancarditis
pancréas, *s.* Pancreas
pancréatectomie, *s.* Pancreatectomy
pancréatique, *adj.* Pancreatic
pancréatite, *s.* Pancreatitis
pancréatographie, *s.* Pancreatography
pancréatoprive, *adj.* Pancreatoprivic
pancytopénie, *s.* Pancytopenia
pandémie, *s.* Pandemia
panhypopituitarisme, *s.* Panhypopituitarism
panique, *s.* Panic
panmyélophtisie, *s.* Panmyelophthisis
panmyélose, *s.* Panmyelosis
pannicule adipeux. Panniculus adiposis

panniculite, *s.* Panniculitis
pannus, *s.* Pannus
panostéite, *s.* Panosteitis
pansement, parage, *s.* Dressing
papavérine, *s.* Papaverine
papillaire, *adj.* Papillary
papille, *s.* Papilla
papillite, *s.* Papillitis
papillomatose, *s.* Papillomatosis
papillome, *s.* Papilloma
papule, *s.* Papule
papulose, *s.* Papulosis
paquet-année, *s.* Package-year
para-sida, *s.* AIDS related complex
paracentèse, *s.* Paracentesis
paracousie, *s.* Paracusis
paradentaire, *adj.* Paradental
paraffine, *s.* Paraffin
paragnosie, *s.* Paragnosia
paragraphie, *s.* Paragraphia
paragueusie, *s.* Paragueusia
parakératose, *s.* Parakeratosis
paralysie centrale. Central paralysis
paralysie périphérique. Paralysis (peripheral)
paralysie spasmodique. Paralysis (spastic)
paralysie, *s.* Palsy
paramédical, ale, *adj.* Paramedical
paramètre, *s.* Parametrium
paranéoplasiques, *adj.* Paraneoplastic,
paranoia, *s.* Paranoia
paranoïaque, *adj.* Paranoic
paraphimosis, *s.* Paraphimosis
paraplégie, *s.* Paraplegia
parapsoriasis, *s.* Parapsoriasis
parasitaire, *adj.* Parasitic

parasite, s. Parasite
parasitémie, s. Parasitaemia
parasiticide, adj. et s. Parasiticidal
parasitisme, s. Parasitism
parasitologie, s. Parasitology
parasitose, s. Parasitosis
parasympathique, adj. Parasympathetic,
parathormone, s. Parathormone
parathyréoprive (syndrome). Hypoparathyreosis
parathyroïde, adj. Parathyroid
parathyroïdectomie, s. Parathyroidectomy
parathyroïdien, enne, adj. Parathyroidal
parathyroïdite, s. Parathyroiditis
...pare. Para
parenchymateux, euse, adj. Parenchymatous
parenchyme, s. Parenchyme
parentéral, ale, adj. Parenteral
parésie, s. Paresis
paresthésie, s. Paraesthesia
pariétal, ale, adj. Parietal
Parkinson (maladie de). Parkinson's disease
parkinsonien, enne, adj. Parkinsonian
parodonte, s. Periodontium
parodontie, parodontite, s. Parodontitis
parodontolyse, s. Parodontolysis
parodontose, s. Parodontosis
parotide (glande), adj. Parotid gland
parotide, adj. Parotid
parotidectomie, s. Parotidectomy
parotidite, s. Parotiditis
paroxysme, s. Paroxysm
parthénogenèse, s. Parthenogenesis
parturiente, adj. Parturient,
parturition, s. Parturition
pascal, s. Pascal
passage à l'acte. Acting out
pasteurisation, s. Pasteurization
pâte, s. Paste
patella, s. Patella
patellectomie, s. Patellectomy
patellite, s. Patellitis
patelloplastie, s. Patelloplasty
pathogène, adj. Pathogenic
pathogénicité, s. Pathogenicity
pathogénie, s. Pathogenesis
pathognomonie, s. Pathognomy
pathognomonique, adj. Pathognomonic
pathologie, s. Pathology
pathologie comparée. Pathology (comparative)
pathologie externe. Pathology (external)
pathologie générale. Pathology (general)

pathologie interne. Pathology (internal)
pathologique, adj. Pathological
pathomimie, s. Pathomimia
patient, ente, s. Patient
Paul et Bunnell (réaction de). Paul-Bunnell test
paupière, s. Eyelid
peau d'orange (phénomène de la), s. Orange peel skin
peau, s. Skin
Peaucier (signe du). Babinski's platysma sign
pectoral, ale, adj. Pectoral
pédalier, s. Pedalier
pédérastie, s. Paederasty
pédiatrie, s. Paediatrics
pédiculaire, adj. Pedicular
pédiculé, lée, adj. Pediculate
pédicule, s. Pedicle
pédicure, s. Chiropodist
pédiluve, s. Pediluvium
pédodontie, s. Paedodontia
pédoncule, s. Peduncle
pédoncule cérébral. Peduncle (cerebral)
pédospasme. Spasm (pedal)
pelade, s. Alopecia aerata
pellagre, s. Pellagra
pelvimétrie, s. Pelvimetry
pelvispondylite rhumatismale, s. Rheumatoid spondylitis
pélycoscopie, s. Culdoscopy
pemphigoïdes, s. Pemphigoid
pemphigus, s. Pemphigus
pénicillinase, s. Penicillinase
pénicilline, s. Penicillin
pénis, s. Penis
pénitis, s. Penitis
pentose, s. Pentose
pepsine, s. Pepsin
peptide, s. Peptide
peptique, adj. Peptic
peptone, s. Peptone
percussion, s. Percussion
percutané, née, adj. Percutaneous
perfusion, s. Infusion
périadénite, s. Perilymphadenitis
périartérite, s. Periarteritis
périarthrite, s. Periarthritis
péricarde, s. Pericardium
péricardectomie ou péricardiectomie, s. Pericardectomy
péricardiocentèse, s. Pericardiocentesis
péricardique, s. Pericardial

péricardite, s. Pericarditis
péricardite aiguë bénigne ou épidémique
ou fugace ou aiguë non spécifique bénigne.
Pericarditis (idiopathic acute)
péricardite constrictive ou calleuse. Pericarditis (constrictive)
péricardoplastie, s. Pericardioplasty
péricardotomie, s. Pericardiotomy
péricholécystite, s. Pericholecystitis
péricyte, s. Pericyte
péridural, ale, adj. Peridural
périhépatite, s. Perihepatitis
périlymphe, s. Perilymph
périnatale, ale, adj. Perinatal,
périnatalogie ou périnatologie, s. Perinatology
périnée, s. Perineum
périnéoplastie, s. Perineoplasty
périnéorraphie, s. Perineorrhaphy
périnéotomie, s. Perineotomy
périnéphrite, s. Perinephritis
période réfractaire. Period (refracting).
périodique, adj. Periodic
périoste, s. Periosteum
périostite, s. Periostitis
périostose, s. Periostosis
péripartum, s. Peripartum
périphérique, adj. Peripheral,
périphlébite, s. Periphlebitis
péristaltique, adj. Peristaltic
péristaltisme, s. Peristaltism
périthélium, s. Perithelium
péritoine, s. Peritoneum
péritonisation, s. Peritonization
péritonite, s. Peritonitis
périunguéal, ale, adj. Periungual
perlèche, s. Perleche
perlingual, ale, adj. Perlingual
pernicieux, euse, adj. Pernicious
peropératoire, adj. Peroperative
Pérou (baume du). Peruvian balm
peroxydase, s. Peroxidase
personnalité, s. Personality
perspiration, s. Perspiration
perversion, s. Perversion
perversité, s. Perversity
pessaire, s. Pessary
peste, s. Plague
pestilentiel, elle, adj. Pestilential
pétéchial, ale, adj. Petechial
pétéchies, s. Petechia
pétreux, euse, adj. Petrous
Pétri (boîte de). Petri's dish
pétrosite, s. Petrositis

pexie, s. Pexia
Peyer (plaques de), s. Peyer's patches
pH. pH
phacomalacie, s. Phacomalacia
phacomatose, s. Phacomatosis
phacosclérose, s. Phacosclerosis
phagédénique, adj. Phagedenic
phagédénisme, s. Phagedenism
phagocytaire, adj. Phagocytal
phagocyte, s. Phagocyte
phagocytose, s. Phagocytosis
phalangisation, s. Phalangization
phallique, adj. Phallic
phallus, s. Phallus
phanère, s. Exoskeleton
phantasme ou fantasme, s. Phantasm
pharmacie, s. Pharmacy
pharmacien, s. Chemist
pharmacocinétique, s. Pharmacokinetics
pharmacodépendance, s. Dependance (drug)
pharmacodynamie, s. Pharmacodynamics
pharmacologie, s. Pharmacology
pharmacomanie, s. Pharmacomania
pharmacovigilance, . Monitoring (drug)
pharyngectomie, s. Pharyngectomy
pharyngisme, s. Pharyngismus
pharyngite, s. Pharyngitis
pharyngoscopie, s. Pharyngoscopy
pharyngotomie, s. Pharyngotomy
pharynx, s. Pharynx
phénobarbital, s. Phenobarbital
phénotype, s. Phenotype
phentolamine, s. Phentolamine
phénylalanine, s. Phenylalanine
phényléphrine, s. Phenylephrine
phénylpyruvique, adj. Phenylpyruvic
phénytoïne, s. Phenytoine
phéochromocytome ou phæochromocytome, s. Phaeochromocytoma
phimosis, s. Phimosis
phlébalgie, s. Phlebalgia
phlébectasie, s. Phlebectasia
phlébectomie, s. Phlebectomy
phlébite, s. Phlebitis
phlébographie, s. Phlebography
phlébolithe, s. Phlebolith
phlébologie, s. Phlebology
phlébothrombose, s. Phlebothrombosis
phlébotonique, adj. Phlebotonic
phlegmon, s. Phlegmon
phlyctène, s. Phlyctene
phobie, s. Phobia
phocomélie, s. Phocomelia

phonation, s. Phonation
phoniatrie, s. Phoniatrics
phonocardiogramme, s. Phonocardiogram
phonocardiographie, s. Phonocardiography
phosphatase, s. Phosphatase
phosphatasémie, s. Phosphatasaemia
phosphatémie, s. Phosphotaemia
phosphaturie, s. Phosphaturia
phosphène, s. Phosphene
phospholipide, s. Phospholipid
phosphorémie, s. Phosphoraemia
phosphorylation, s. Phosphorylation
phot, s. Phot
photocoagulation, s. Photocoagulation
photomètre, s. Photometer
photon, s. Photon
photophobie, s. Photophobia
photopique, adj. Photopic
photopsie, s. Photopsia
photosensibilisation, s. Photosensitization
phrénicectomie ou phrénicotomie, s. Phrenicectomy
phrénique, adj. Phrenic
phtiriase, s. Phthriasis
phtisie, s. Phthisis
phtisique, adj. et s. Phthisic
phylogenèse, s. Phylogeny
physiognomonie, s. Physiognomony
physiologie, s. Physiology
physiothérapie, s. Therapy (physical)
physique, adj. Physical
phytothérapie, s. Phytotherapy
pian, s. Yaws
pianome, s. Framboesioma
pica, s. Pica
pie-mère, s. Pia mater
pied bot. Talipes
pied creux. Pes cavus
pied, s. Foot, pl. feet
piézogramme, s. Piezogram
piézographe, s. Piezograph
pigment biliaire. Pigment (bile)
pigment, s. Pigment
pigmentation, s. Pigmentation
pilocarpine, s. Pilocarpine
pilon, s. Leg (wooden)
pilosébacé, cée, adj. Pilosebaceous
pilule, s. Pill
pinéal, ale, adj. Pineal
pinéalome, s. Pinealoma
pinocytose, s. Pinocytosis
pipérazine, s. Piperazine
piriforme, adj. Piriform
pisiforme, adj. Pisiform

pithiatique, adj. Pithiatic
pithiatisme, s. Pithiatism
pituitaire, adj. Pituitary
pituite, s. Pituita
pityriasis versicolor. Pityriasis versicolor
pityriasis, s. Pityriasis
pixel, s. Pixel
placebo, s. Placebo
placenta prævia. Placenta praevia
placenta, s. Placenta
plaie, s. Wound
plaque dentaire. Plaque (dental)
plaque motrice. Plate (motor end)
plaquette, s. Platelet
plasma, s. Plasma
plasmaphérèse, s. Plasmapheresis
plasmocyte, s. Plasmocyte
plasmocytome, s. Plasmocytoma
plasmocytose, s. Plasmocytosis
plasmodium, s. Plasmodium
plasticité, s. Plasticity
plastie, s. Plasty
plastique, adj. Plastic,
plastron appendiculaire. Appendicular lump
plat, adj. Flat
plathelminthes, s. Plathyhelminthes
plâtre, appareil plâtré. Cast (plaster)
plâtre, s. Plaster
platysma, s. Platysma
platyspondylie, s. Platyspondylysis
pléthore, s. Plethora
plethysmogramme, s. Plethysmogram
pléthysmographie, s. Plethysmography
pleural, ale, adj. Pleural
pleurectomie, s. Pleurectomy
pleurésie, pleurite, s. Pleuritis
pleurodynie, s. Pleurodynia
pleuropéricardite, s. Pleuropericarditis
pleuropneumonie, s. Pleuropneumonia
pleurotomie, s. Pleurotomy
plèvre, s. Pleura
plexus, s. Plexus
plomb, s. Lead
plombage, s. Plombage
pluriglandulaire, adj. Pluriglandular
pneumarthrographie, s. Pneumarthrography
pneumatocèle, s. Pneumatocele
pneumaturie, s. Pneumaturia
pneumectomie, s. Pneumonectomy
pneumococcémie, s. Pneumococcaemia
pneumococcie, s. Pneumococcosis
pneumoconiose, s. Pneumoconiosis

Pneumocystis carinii. Pneumocystis carinii
pneumocystose, s. Pneumocystosis
pneumographe, s. Pneumograph
pneumologie, s. Pneumologia
pneumomédiastin, s. Pneumomediastinum
pneumonie, s. Pneumonia
pneumonie interstitielle à Pneumocystis carinii. Pneumonia (Pneumocystis)
pneumonie lobaire. Pneumonia (lobar)
pneumopathie, s. Pneumopathy
pneumopéricarde, s. Pneumopericardium
pneumopéritoine, s. Pneumoperitoneum
pneumoséreuse, s. Pneumoserosa
pneumothorax, s. Pneumothorax
pneumotomie, s. Pneumotonia
poche des eaux. Bag of waters
podo-orthésiste, s. Podoorthotist
podologie, s. Podology
podologue, s. Podologist
poignet, s. Wrist
poïkilocytose, s. Poikilocytosis
poil, s. Hair
poison, s. Poison
policlinique, s. Policlinic
polioencéphalite, s. Poliencephalitis
poliomyélite, s. Poliomyelitis
poliomyélite antérieure aiguë. Poliomyelitis (acute anterior)
poliovirus, s. Poliovirus
pollakiurie, s. Pollakiuria
pollinose, s. Pollinosis
pollution, s. Pollution
polyadénomatose, s. Polyadenomatosis
polyadénome, s. Polyadenoma
polyalgies, s. Polyalgia
polyartérite, s. Polyarteritis
polyarthralgie. Arthralgia (multiple)
polyarthrite, s. Polyarthritis
polyarthrite rhumatoïde. Polyarthritis (rhumatoid)
polyclinique, s. Polyclinic
polyclonal, ale, adj. Polyclonal
polydactylie, s. Polydactyly
polydipsie, s. Polydipsia
polydysplasie, s. Polydysplasia
polydystrophie. Dystrophia (multiple)
polyéthylène glycol. Polyethylene glycol
polyglobulie, s. Polyglobulia
polykystique (maladie). Polycystic disease
polymorphe, adj. Polymorphic
polymyosite, s. Polymyositis

polynévrite, s. Polyneuritis
polynucléaire, adj. Polynuclear
polynucléose, s. Polynucleosis
polyoside, s. Polyoside
polype, s. Polyp
polypectomie, s. Polypectomy
polypeptide, s. Polypeptide
polyphagie, s. Polyphagia
polyploïde, adj. Polyploid
polypnée, s. Polypnoea
polypose, s. Polyposis
polyradiculonévrite, s. Polyradiculonevritis
polysérite, s. Polyserositis
polysplénie, s. Polysplenia
polyurie, s. Polyuria
polyvalent, ente, adj. Polyvalent
ponction, s. Puncture
pont, s. Pons
pontage, s. By-pass
poplité, tée, adj. Popliteal
porphyrie, s. Porphyria
porphyrine, s. Porphyrin
porphyrinurie, s. Porphyrinuria
portographie, s. Portography
position, s. Position
position anatomique. Position (anatomical)
position de fonction. Position (functional)
positon ou positron, s. Positron
posologie, s. Posology
post-prandial, ale, adj. Postprandial
posthite, s. Posthitis
postural, ale, adj. Postural
posture, s. Posture
posturographie, s. Posturography
potentiels évoqués. Potential (evoked)
potion, s. Potion
potomanie, s. Potomania
Pott (mal de). Pott's disease
pou, s. Louse, pl. lice
pouliethérapie, s. Pully therapy
pouls, s. Pulse
poumon, s. Lung
poumon cardiaque. Lung (cardiac)
poumon de fermier. Lung (farmer's)
Pouteau (fracture de). Colles' fracture
Poxviridés, s. Poxiviridae
PPSB (fraction coagulante). PPSB
prandial, ale, adj. Prandial
praticien, s. Practitioner
praxie, s. Praxis
précancéreux, euse, adj. Precancerous
précipitine, s. Precipitin

précoma, s. Precoma
préconscient, s. Preconcious
précordialgie, s. Precordialgia
prédiastolique, s. Prediastolic
prégnandiol, s. Pregnandiol
préjudice, s. Prejudice
prématuré, rée, adj. Premature
prématurité, s. Prematurity
prémédication, s. Premedication
préménopause, s. Premenopause
prémenstruel, elle, s. Premenstrual
prémolaire, s. Premolar
prémonitoire, adj. Premonitory
prénatal, ale, adj. Prenatal
prénuptial, adj. Premarital,
prépuce, s. Prepuce
presbyacousie, s. Presbyacusia
presbytie, s. Presbyopia
présentation, s. Presentation
pression veineuse. Pressure (venous)
pressothérapie, s. Pressure therapy
présynaptique, adj. Presynaptic
présystole, s. Presystole
prévalence, s. Prevalence
prévention, s. Prevention
préventorium, s. Preventorium
priapisme, s. Priapism
primigeste, adj. et s. Primigravida
primipare, adj. Primiparous
primipare, s. Primipara
primo-infection, s. Primary phase
primovaccination, s. First vaccination
prion, s. Prion
pro-accélérine, s. Proaccelerin
processus, s. Process
procidence, prolapsus, s. Prolapse
procréation médicalement assistée. Procreation (medically assisted)
proctalgie, s. Proctalgia
proctite, s. Proctitis
proctocèle, s. Proctocele
proctologie, s. Proctology
proctoplastie, s. Proctoplasty
proctorrhée, s. Proctorrhoea
proctoscopie, s. Proctoscopy
proctotomie, s. Proctotomy
procubitus, s. Ventral decubitus
prodrome, s. Prodrome
profus, use, adj. Profuse
progestatif, ive, adj. Progestogen
progestérone, s. Progesterone
prognathisme, s. Prognatism
prolabé, bée, adj. Prolapsed
prolactine, s. Prolactin

prolanurie, s. Prolanuria
prolapsus mitral. Prolapse (mitral valve)
proline, s. Proline
promontoire, s. Promontory
promyélocyte, s. Promyelocyte
pronation, s. Pronation
pronéphros, s. Pronephros
pronostic, s. Prognosis
prophase, s. Prophase
prophylactique, s. Prophylactic
prophylaxie, s. Prophylaxis
propulsion, s. Propulsion
prosencéphale, s. Prosencephalon
prostacycline, s. Prostacyclin
prostaglandine, s. Prostaglandin
prostate, s. Prostate
prostatectomie, s. Prostatectomy
prostatisme, s. Prostatism
prostatite, s. Prostatitis
prostration, s. Prostration
protamine, s. Protamine
protéase, s. Protease
protéinase, s. Proteinase
protéine C réactive. Protein (C reactive)
protéine, s. Protein
protéinurie, s. Proteinuria
protéolyse, s. Proteolysis
proteus, s. Proteus
prothèse, s. Prosthesis
prothésiste, s. Prosthesist
prothrombinase, s. Prothrombinase
prothrombine, s. Prothrombin
prothrombinémie, s. Prothrombinaemia
protide, s. Protide
protidémie, s. Protidaemia
protiste, s. Protist
protodiastolique, adj. Protodiastolic
protoplasma ou protoplasme, s. Protoplasm
protosystolique, adj. Protosystolic
protoxyde d'azote. Oxide (nitrous)
Protozoa, s. protozoaires
protraction, s. Protraction
protrusion, s. Protrusion
provirus, s. Provirus
provitamine, s. Provitamin
proximal, ale, adj. Proximal
prurigène, adj. Prurigenous
prurigineux, euse, s. Pruriginous
prurigo, s. Prurigo
prurit, s. Pruritus
pseudarthrose, s. Pseudarthrosis
pseudo-bulbaire, adj. Pseudobulbar
Pseudomonas, s. Pseudomonas

pseudopode, s. Pseudopodium
pseudosmie, s. Pseudosmia
psittacose, s. Psittacosis
psoas (muscle), s. Psoas major muscle
psoas-iliaque (muscle). Iliopsoas muscle
psoïtis, s. Psoitis
psoralène, s. Psoralen
psoriasis, s. Psoriasis
psychanalyse, s. Psychanalyse
psychasthénie, s. Psychasthenia
psychédélique, adj. Psychedelic
psychiatre, s. Psychiatrist
psychiatrie, s. Psychiatry
psycho-analeptique, adj. Psychoanaleptic
psychodrame, s. Acting out
psychodysleptique, adj. Psychodysleptic
psychogène, adj. Psychogenic
psycholeptique, adj. Psycholeptic
psychologue, s. Psychologist
psychométrie, s. Psychometry
psychomoteur, trice, adj. Psychomotor
psychopathie, s. Psychopathia
psychopathologie, s. Psychopathology
psychophysiologie, s. Psychophysics
psychose maniaco-dépressive. Psychosis (manic-depressive)
psychose, s. Psychosis
psychosensoriel, elle, adj. Psychosensorial
psychosomatique (médecine). Psychosomatic medicine
psychothérapie, s. Psychotherapy
psychotique, adj. Psychotic
psychotrope, adj. Psychotropic
ptérion, s. Pterion
ptérygion, s. Pterygium colli
ptérygoïde, adj. Pterygoid
ptose, ptosis, s. Ptosis
ptyaline, s. Ptyalin
ptyalisme, s. Ptyalism
puberté, s. Puberty
pubien, enne, adj. Pubic
pubis, s. Os pubis
puce, s. Flea
pudeur, s. Sexual modesty
puériculture, s. Puericulture
puerpéral, ale, adj. Puerperal
pulmonaire, adj. Pulmonary
pulpectomie, s. Pulpectomy
pulpite, s. Pulpitis
pulsatile, adj. Pulsatile
pulsation, s. Pulsation
pulsion, s. Pulsion
pultacé, cée, adj. Pultaceous

pulvérisation, s. Pulverization
pulvinar, s. Pulvinar
punaise, s. Cimex lectularius
pupille, s. Pupilla
pupillométrie, s. Pupillometry
purgatif, s. Purgative
puriforme, adj. Puriform
Purkinje (réseau de). Purkinje's figures
purpura sénile de Bateman. Purpura senilis
purpura, s. Purpura
purulent, ente, adj. Purulent
pus, s. Pus
pustule, s. Pustule
pustulose, s. Pustulosis
putamen, s. Putamen
putréfaction, s. Putrefaction
putride, adj. Putrid
pycnique, adj. et s. Pycnic
pycnose, s. Pyknosis
pyélectasie, s. Pyelectasis
pyélique, adj. Pyelic
pyélite, s. Pyelitis
pyélographie, s. Pyelography
pyélolithotomie, s. Pyelolithotomy
pyélonéphrite, s. Pyelonephritis
pyélostomie, s. Pyelostomy
pyélotomie, s. Pyelotomy
pyléphlébite, s. Pylephlebitis
pyléthrombose, s. Pylethrombosis
pylore, s. Pylorus
pylorectomie, s. Pylorectomy
pyloroplastie, s. Pyloroplasty
pylorospasme, s. Pylorospasm
pylorotomie, s. Pylorotomy
pyodermie ou pyodermite, s. Pyoderma
pyogène, adj. Pyogenic
pyonéphrite, s. Pyonephritis
pyonéphrose, s. Pyonephrosis
pyopneumothorax, s. Pyopneumothorax
pyorrhée, s. Pyorrhoea
pyosalpinx, s. Pyosalpinx
pyothorax, s. Pyothorax
pyramidal, ale, adj. Pyramidal
pyrétogène, pyrogène, adj. Pyretogenous
pyrexie, s. Pyrexia
pyridoxine, s. Pyrodoxine
pyrimidine, s. Pyrimidine
pyromanie, s. Pyromania
pyrosis, s. Pyrosis
pyruvicémie, s. Pyruvaemia
pyurie, s. Pyuria

Q

quadriceps, *adj.* Quadriceps
quadriplégie, *s.* Quadriplegia
quarantaine, *s.* Quarantine
quarantenaire. Quarantinable
Queckenstedt ou Queckenstedt-Stookey (épreuve de). Queckenstedt-Stookey test
quérulence, *s.* Querulousness
queue-de-cheval (syndrome de la). Cauda equina syndrome
Quick (temps ou test de). Quick's test
Quincke (maladie ou œdème de). Quincke's disease

quinidine, *s.* Quinidine
quinine, *s.* Quinine
quininisation ou quinisation, *s.* Quinization
quininisme ou quinisme, *s.* Quininism
quinique, *adj.* Quinic
quinolone, *s.* Quinolone
quinte, *s.* Fit of coughing
quotient intellectuel. Quotient (intelligence)
quotient respiratoire. Quotient (respiratory)

R

rabique, *adj.* Rabic
racémeux, euse, *adj.* Racemose
rachi-anesthésie, . Anaesthesia (spinal)
rachialgie, *s.* Rachialgia
rachicentèse, *s.* Rachicentesis
rachidien, enne, *adj.* Rachidian
rachis, *s.* Rachis
rachischisis, *s.* Rachischisis
rachitique, *adj.* Rachitic
rachitisme, *s.* Rickets
rad, *s.* Rad
radar (ondes). Radar waves
radiance, *s.* Flux (radiant)
radiation, rayonnement, *s.* Radiation
radical libre. Free radical
radiculaire, *adj.* Radicular
radiculalgie, *s.* Radiculalgia
radiculite, *s.* Radiculitis
radiculographie, *s.* Radiculography
radioactivité, *s.* Radioactivity
radiocinématographie, *s.* Radiocinematography
radiodermite, *s.* Radiodermatitis
radiodiagnostic, *s.* Radiodiagnosis
radioélément, *s.* Radioelement
radiofréquence, *s.* Radiofrequency
radiographie, *s.* Radiography
radiolésion, *s.* Radiolesion
radioleucémie, *s.* X-ray leukaemia
radiologie, *s.* Radiology
radiomanométrie, *s.* Radiomanometry
radionécrose, *s.* Radionecrosis
radiopelvimétrie, *s.* Radiopelvimetry
radiorésistant, ante, *adj.* Radioresistant
radiosarcome, *s.* X-ray sarcoma
radioscopie, *s.* Fluoroscopy

radiosensibilité, *s.* Radiosensibility
radiothérapie, *s.* Radiotherapy
radius, *s.* Radius
rage, *s.* Rabies
râle, *s.* Rale
râle ronflant. Rale (sonorous)
râle sibilante, *s.* Rale (sibilant)
râle sous-crépitant. Rale (crackling)
ramollissement cérébral. Encephalomalacia
randomisation, *s.* Randomization
raphé, *s.* Raphe
raptus, *s.* Raptus
rate, *s.* Spleen
raucité, *s.* Hoarseness
Raynaud (maladie de). Raynaud's disease
rayon, *s.* Ray
rayonnement ionisant. Radiation (ionizing)
rayonnement ultraviolet. Ultraviolet light
rayonnements α, β, γ. Alpha, beta, gamma radiations
réactivation, *s.* Reactivation
réactivité, *s.* Reactivity
réadaptation, *s.* Rehabilitation
rebond, *s.* Rebond,
récepteur, *s.* Receptor
réceptivité, *s.* Surceptibility
récessif, ive, *adj.* Recessive
récessus, *s.* Recess
receveur universel. Recipient (universal)
rechute, *s.* Relapse
récidive, *s.* Recidivation
Recklinghausen (maladie ou neuro-fibromatose de). Neurofibromatosis
reclassement, *s.* Rehabilitation
recombinaison génétique. Recombination (genetic)

recombinant, ante, *adj.* Recombinant
recon, *s.* Recon
recrudescence, *s.* Recrudescence
rectite, *s.* Rectitis
rectocèle, *s.* Rectocele
rectocolite, *s.* Rectocolitis
rectocolite hémorragique. Colitis (ulcerative)
rectopexie, *s.* Rectopexy
rectorragie, *s.* Proctorrhagia
rectoscope, *s.* Rectoscope
rectoscopie, *s.* Rectoscopy
rectosigmoïdite, *s.* Rectosigmoiditis
rectotomie, *s.* Rectotomy
rectum, *s.* Rectum
récurrence, *s.* Recurrence
récurrent, ente, *adj.* Recurrent
réduction, *s.* Reduction
redux, *adj.* Redux
rééducation fonctionnelle. Reeducation (functional)
réentraînement à l'effort. Retraining (exercise)
réentrée ou rentrée, *s.* Reentry
référence médicale opposable. Reference (opposable medical)
réflectivité, *s.* Reflex excitability
réflexe, *s.* Reflex
réflexe (acte ou phénomène). Reflex
réflexe abdominal. Reflex (abdominal)
réflexe achilléen. Reflex (Achilles'tendon)
réflexe bicipital. Reflex (biceps)
réflexe cornéen. Reflex (corneal)
réflexe crémastérien. Cremasteric reflex
réflexe cutané plantaire. Plantar reflex
réflexe cutané, osseux ou tendineux. Cutaneous bone tendon reflex
réflexe de défense. Reflex (defence)
réflexe de préhension. Grasping reflex
réflexe oculocardiaque. Oculocardiac reflex
réflexe pilomoteur. Pilomotor
réflexe pupillaire. Reflex (pupillary)
réflexe rotulien. Reflex (patellar)
réflexe sinucarotidien. Carotid sinus reflex
réflexe styloradial. Reflex (radial)
réflexogène, *adj.* Reflexogenic
réflexogramme achilléen. Reflex (Achilles' time)
Réflexogramme achilléen. Time (Achilles' reflex)
reflux gastro-œsophagien. Reflex (oesophageal)
reflux hépatojugulaire. Reflex (hepatojugular)

refoulement, répression, *s.* Repression
réfractaire, *adj.* Refractory
réfractif, ive, *adj.* Refractive
réfraction, *s.* Refraction
réfringence, *s.* Refringency
régénération, *s.* Regeneration
regorgement, *s.* Overflow
régression, *s.* Regression
régurgitation, *s.* Regurgitation
réhabilitation, *s.* Rehabilitation
réhydratation, *s.* Rehydratation
rein, *s.* Kidney
rein en fer à cheval. Horse shoe kidney
rein flottant, rein mobile. Wandering kidney
rein mastic. Mastic kidney
réinfection, *s.* Reinfection
relaxation, *s.* Relaxation
rem, *s.* Rem
remaniement chromosomique. Rearrangement (chromosomal)
remède, *s.* Remedy
rémission, *s.* Remission
rémittent, ente, *adj.* Remittent
remodelage, *s.* Remodeling
réniforme, *adj.* Reniform
rénitence, *s.* Renitency
rénoprive, *adj.* Renoprival
renouvellement, *s.* Turnover
rénovasculaire, *adj.* Renovascular
renversé. Bandage (reverse)
Reovirus, *s.* Reovirus
rep, *s.* Rep
réplication, *s.* Replication
replicon, *s.* Replicon
repolarisation, *s.* Repolarization
réseau, *s.* Network
résection, *s.* Resection
réserve alcaline. Alkali reserve
résine, *s.* Resin
résistance globulaire (épreuve de la). Erythrocyte fragility test
résistance, *s.* Resistance
résolutif, ive, *adj.* Resolvent
résonance magnétique nucléaire. Resonance (nuclear magnetic)
résorption, *s.* Resorption
respirateur, *s.* Respirator
respiration, *s.* Respiration
respiratoire, *adj.* Respiratory
restaurants chinois (syndrome des). Chinese restaurant syndrome
resténose, *s.* Restenosis
rétention, *s.* Retention

réticulo-endothélial (système). Reticuloendothelial system

réticulo-endothéliose, s. Reticuloendotheliosis

réticulocyte, s. Reticulocyte

réticulocytose, s. Reticulocytosis

réticulopathie, s. Reticulopathy

réticulosarcome, s. Reticulosarcoma

réticulum, s. Reticulum

rétine, s. Retina

rétinite, s. Retinitis

rétinographie, s. Retinography

rétinopathie, s. Retinopathy

rétinopexie, s. Retinopexy

rétractilité, s. Retractility

rétrécissement, s. Stenosis

rétrocæcal, ale, adj. Retrocaecal

rétrocolis, s. Retrocollis

rétrocontrôle, s. Feedback

rétrodéviation de l'utérus. Retrodeviation of the uterus

rétroflexion de l'utérus. Retroflexion of the uterus

rétrognathie, s. Retrognathia

rétrograde, adj. Retrograde

rétrolisthésis, s. Retrolisthesis

rétropéritonéal, ale, adj. Retroperitoneal

rétropneumopéritoine. Pneumogram (retroperitoneal)

rétroposition de l'utérus. Retroposition of the uterus.

rétropulsion, s. Retropulsion

rétrosellaire, adj. Retrosellar

rétroversion de l'utérus. Retroversion of the uterus

Rétroviridés, s. Retroviridae

revaccination, s. Revaccination

revascularisation, s. Revascularization

réversibilité, s. Reversibility

révulsif, ive, adj. et s. Revulsive

révulsion, s. Revulsion

rhabdomyolyse, s. Rhabdomyolysis

rhabdomyome, s. Rhabdomyoma

rhabdomyosarcome, s. Rhabdomyosarcoma

Rhabdovirus, s. Rhabdovirus

rhagade, s. Rhagade

rhéobase, s. Rheobasis

rhéologie, s. Rheology

rhésus ou Rh (facteur). Rhesus antigen

rhinencéphale, s. Rhinencephalus

rhinite, s. Rhinitis

rhinolalie, s. Rhinolalia

rhinopathie, s. Rhinopathy

rhinopharyngite, s. Rhinopharyngitis

rhinopharynx, s. Rhinopharynx

rhinophyma, s. Rhinophyma

rhinoplastie, s. Rhinoplasty

rhinorragie, s. Rhinorrhagia

rhinorrhée, s. Nasal hydrorrhoea

rhinorvirus, s. Rhinovirus

rhinosalpingite, s. Rhinosalpingitis

rhinoscopie, s. Rhinoscopy

rhizarthrose, s. Rhizarthrosis

rhizolyse, s. Rhizolysis

rhizomélique, adj. Rhizomelic

rhizotomie, s. Rhizotomy

rhombencéphale, s. Rhombencephalitis

rhomboïde, adj. Rhomboid

rhonchopathie, s. Snoring disease

rhumatisme, s. Rheumatism

rhumatoïde, adj. Rheumatoid

rhumatologie, s. Rheumatology

rhume des foins. Fever (hay)

rhume, s. Cold

riboflavine, s. Riboflavin

Ribonucléique (acide). Ribonucleic acid, RNA

ribonucléoprotéine Ribonucleoprotein

ribose, s. Ribose

ribosome, s. Ribosome

rickettsie, s. Rickettsia

rickettsiose, s. Rickettsiosis

rictus, s. Rictus

risque, s. Risk

ritodrine, s. Ritodrine

riziforme, adj. Riziform

Rolando (scissure de). Central sulcus of the cerebrum

Romberg (signe de). Romberg's test.

ronflement, s. Snoring

röntgen, s. Röntgen

Rorschach (test de). Rorschach's test

roséole, s. Roseola

rotatoire (épreuve). Rotation test

rotulien, enne, adj. Patellar

rougeole, s. Measles

rouget, s. Chigger

rubéfaction, s. Rubefaction

rubéfiant, ante, adj. et s. Rubefacient

rubéole, s. Rubella

rugine, s. Rugine

rupia, s. Rupia

rut, s. Oestrus

rutine, s. Rutin

rythme, s. Rhythm

rythmologie, s. Rhythmology

S

saburral, ale, *adj.* Saburral
saccharose, *s.* Saccharose
sacculaire, *adj.* Saccular
saccule, *s.* Sacculus
sacralgie, *s.* Sacralgia
sacralisation, *s.* Sacralization
sacro-iliite, *s.* Sacroiliitis
sacrum basculé. Sacrolisthesis
sacrum, *s.* Os sacrum
sadisme, *s.* Sadism
sadomasochisme, *s.* Sadomasochism
sage-femme, *s.* Midwife
sagittal, ale, *adj.* Sagittal
saignée, *s.* Bloodlettting
salbutamol, *s.* Salbutamol
salicylate, *s.* Salicylate
salidiurétique, *adj.* Saluretic
salivaire, *adj.* Salivary
salive, *s.* Saliva
Salmonella, *s.* Salmonella
salmonellose, *s.* Salmonellosis
salpingectomie, *s.* Salpingectomy
salpingite, *s.* Salpingitis
salpingo-ovarite, *s.* Salpingoovaritis
salpingographie, *s.* Salpingography
salpingoplastie, *s.* Salpingoplasty
salpingotomie, *s.* Salpingotomy
sanatorium, *s.* Sanatorium
sang, *s.* Blood
sanguicole, *adj.* Sanguicolous
sanie, *s.* Sanies
sanieux, euse, *adj.* Sanious
sanitaire, *adj.* Sanitary
santé, *s.* Health
santé (examen de). Check up
santé publique. Public health
saphène, *adj.* Saphena
saphénectomie, *s.* Saphenectomy
sapide, *adj.* Sapid
saprogène, *adj.* Saprogenic
saprophyte, *s.* Saprophyte
sarcoïdes cutanées. Sarcoids of Boeck
sarcoïdose, *s.* Sarcoidosis
sarcolemme, *s.* Sarcolemma
sarcomatose multiple hémorragique de Kaposi. Kaposi's sarcoma
sarcomatose, *s.* Sarcomatosis
sarcome, *s.* Sarcoma
sarcopte ou Sarcoptes scabiei, *s.* Sarcoptes scabiei
sardonique (rire). Sardonic grim
sarocoxalgie, *s.* Sacrocoxitis
saturnin, ine, *adj.* Saturnine

saturnisme. Poisoning (lead)
savon, *s.* Soap
scabieux, euse, *adj.* Scabious
scalène antérieur (syndrome du). Scalenous syndrome
scalène, *adj.* Scalene
scalp, *s.* Avulsion of the scalp
scalpel, *s.* Scalpel
scanographie, *s.* Scanography
scaphoïde, *adj.* Scaphoid
scaphoïdite, *s.* Scaphoiditis
scapulalgie, *s.* Scapulalgia
scapulo-huméral, ale, *adj.* Scapulohumeral
scarification, *s.* Scarification
scarlatine, *s.* Scarlet fever
Scarpa (triangle de). Scarpa's triangle
schéma corporel. Body image
schéma, *s.* Schema
Schistosoma hæmatobium. Schistosoma haematobium
schistosomiase, *s.* Schistosomiasis
schizocyte, *s.* Schizocyte
schizogonie, *s.* Schizogony
schizoïdie, *s.* Schizoidia
schizonte, *s.* Schizont
schizophrène, *s.* Schizophreniac
schizophrénie, *s.* Schizophrenia
Schlemm (canal de). Schlemm's canal
Schwann (gaine de). Schwann's sheath
sciatalgie, sciatique, *s.* Sciatica
sciatalgique, *adj.* et *s.* Sciatalgetic
sciatique, *adj.* Sciatic
scintigraphie myocardique. Scintigraphy (myocardial)
scintigraphie pulmonaire. Scintigraphy (pulmonary)
scintigraphie, *s.* Scintigraphy
scissure, *s.* Scissura
scléral, ale, *adj.* Scleral
sclère, sclérotique, *s.* Sclera
sclérectomie, *s.* Sclerectomy
scléreux, euse, *adj.* Sclerous
sclérochoroïdite, *s.* Scleritis
scléroconjonctivite, *s.* Scleroconjunctivitis
sclérodactylie, *s.* Sclerodactylia
sclérodermie, *s.* Scleroderma
sclérœdème, *s.* Scleroedema
scléromalacie, *s.* Scleromalacia
scléromyosite, *s.* Scleromyositis
scléroprotéine, *s.* Scleroprotein
sclérose en plaques. Sclerosis (multiple)
sclérose latérale amyotrophique. Sclerosis (amyotrophic lateral)

sclérose tubéreuse du cerveau. Tuberous sclerosis

sclérose, s. Sclerosis

sclérotendinite, s. Sclerotendinitis

sclérothérapie, s. Sclerotherapy

sclérotomie, s. Sclerotomy

scolex, s. Scolex

scoliose, s. Scoliosis

scopolamine, s. Scopolamine

scorbut, s. Scurvy

scorbutique, adj. Scorbutic

scotome scintillant. Scotoma (scintillating)

scotome, s. Scotoma

scotométrie, s. Scotometry

scotomisation, s. Scotomization

scotopique, adj. Scotopic

scrapie, s. Scrapie

scrotum, s. Scrotum

scybales, s. Scybales

sébacé, cée, adj. Sebaceous

séborrhée, s. Seborrhoea

sébum, s. Sebum

secondaire, adj. Secundary

seconde, s. Second

secondipare, adj. Secundipara

secret médical. Secret (medical)

secreta, s. Secreta

sécrétine, s. Secretin

sécrétion, s. Secretion

sécurité sociale. Security (social)

sédatif, ive, adj. Sedative

sédation, s. Sedation

sédiment, s. Sediment

sédimentation, s. Sedimentation

segment, s. Segment

segmentectomie, s. Segmentectomy

sel, s. Salt

sélection, s. Selection

sellaire, adj. Sellar

selle turcique. Sella turcica

selles, s. Stools

sémantique, s. Semantics

séminal, ale, adj. Seminal

séminome, s. Seminoma

sémiologie, s. Semiology

sénescence, s. Senescence

sénile, adj. Senile

sénilisme, s. Senilisme

sénilité, s. Senility

sens, s. Sense

sensibilisation, s. Sensibilization

sensibilité, s. Sensibility

sepsis, s. Sepsis

septal, ale, adj. Septal

septenaire, s. Septenary

septicémie, s. Septicaemia

septicité, s. Septicity

septicopyohémie, s. Septicopyaemia

septique, adj. Septic

septostomie, s. Septostomy

septotomie, s. Septotomy

septum lucidum. Septum lucidum

septum, s. Septum

séquelle, s. Sequela

séquence, s. Sequence

séquestration, s. Sequestration

séquestre, s. Sequestrum

séreuse. Membrane (serous)

séreux, euse, sérique, adj. Serous

sérine, s. Serine

seringue, s. Syringe

sériographe, s. Seriograph

sérite, s. Serositis

serment d'Hippocrate. Oath (hippocratic)

séroconversion, s. Seroconversion

sérodiagnostic, s. Serodiagnosis

sérofibrineux, euse, adj. Serofibrinous

sérologie, s. Serology

sérologique, adj. Serological

séronégatif, ive, adj. Seronegative

séropositif, ive, adj. Seropositive

séroprévention, s. Seroprevention

séroprophylaxie, s. Seroprophylaxis

sérosité, s. Serosity

sérothérapie, s. Serotherapy

sérotonine, s. Serotonine

sérotype, s. Serotype

sérovaccination, s. Serovaccination

serpigineux, euse, adj. Serpiginous

sérum antilymphocyte. Serum (antilymphocytic)

sérum antiténatique. Serum (antitetanic)

sérum sanguin. Serum (blood)

sérum, pl. sérums, s. Serum, pl. sera

sérum-albumine, s. Serum albumin

sérum-globuline, s. Serum globulin

sésamoïde, adj. Sesamoid

sessile, adj. Sessile

séton, s. Seton

seuil, s. Threshold

sevrage, s. Weaning

sexe, s. Sex

sexe génétique. Sex (genetic)

sexe nucléaire. Sex (nuclear)

sexologie, s. Sexology

sexualité, s. Sexuality

sexuel, elle, adj. Sexual

Shigella, s. Shigella

shigellose, s. Shigellosis

sialadénite, s. Sialadinitis

sialagogue, s. Sialagogue
sialite, s. Sialitis
sialogène, adj. Sialogenous
sialographie, s. Sialography
sialolithe, s. Sialolith
siamois (es) (frères ou sœurs). Siamese twins
SIDA (obstétrique). Right sacroanterior position, RSA
sida ou SIDA, s. AIDS
sidération, s. Sideration
sidérémie, s. Sideraemia
sidéropénie, s. Sideropenia
sidérophilie, s. Siderophilia
sidérose, s. Siderosis
sidérurie, s. Sideruria
SIDP. Right sacroposterior position, RSP
SIDT. Right sacrum tranverse presentation, RST
siemens, s. Siemens
sievert, s. Sievert
SIGA. Position (left sacro-anterior)
sigmoïde, adj. Sigmoid
sigmoïdectomie, s. Sigmoidectomy
sigmoïdite, s. Sigmoiditis
sigmoïdofibroscope, s. Sigmoidofibroscope
sigmoïdostomie, s. Sigmoidostomy
signal-symptôme, s. Signal-symptom
signe, s. Sign
SIGP. Position (left sacroposterior), LSA
SIGT. Presentation (left sacrum transverse)
silicose, s. Silicosis
sillon de la gale. Borrow (acarina)
simulation, s. Simulation
simulie, s. Black fly
sinapisme, s. Sinapism
sinistrose, s. Revendication nevrosis
sinus, s. Sinus
sinusal, ale, adj. Sinusal
sinusite, s. Sinusitis
sirop, s. Syrup
sismothérapie, s. Sismotherapy
sitostérol, s. Sitosterol
situs incertus. Situs perversus
situs inversus. Situs mutatus
situs solitus. Situs solitus
skénite, s. Skenitis
skiascopie, s. Skiascopy
smegma, s. Smegma
sociogenèse, s. Sociogenesis
sodé, ée, sodique, adj. Sodic
sodomie, s. Sodomy
soins intensifs. Care (intensive)
sol, s. Sol
soluté, s. Solute
soluté, s. Solution

solvant, s. Solvent
soma, s. Soma
somatique, adj. Somatic
somatisation, s. Somatization
somatognosie, s. Somaesthesia
somatomédine, s. Somatomedin
somatostatine, s. Growth-hormone inhibiting factor
somatotrope (hormone). Growth hormone
somatotrope, adj. Somatotropic
sommeil, s. Sleep
somnambulisme, s. Somnambulism
somnolence, s. Somnolence
sonde génétique, sonde moléculaire. DNA probe
sophrologie, s. Sophrology
soporifique, adj. Soporific
souffle, murmure, s. Murmur
sous-clavière voleuse (syndrome de l'artère). Subclavian steal syndrome
sous-maxillite, s. Submaxillitis
sparadrap, s. Sparadrap
spasme, s. Spasm
spasmodicité, s. Spasmodism
spasmodique, adj. Spastic
spasmogène, adj. Spasmogenic
spasmolytique, adj. Spasmolytic
spasmophilie, s. Spasmophilia
spécialiste, s. Specialist
spécificité, s. Specificity
spécifique, adj. Specific
spectre, s. Spectrum
spectroscopie, s. Spectroscopy
spéculum, s. Speculum
spermatique, adj. Spermatic
spermatocystite, s. Spermatocystitis
spermatogenèse, s. Spermatogenesis
spermatorrhée, s. Spermatorrhoea
spermatozoïde, s. Spermatozoon
spermaturie, s. Spermaturia
sperme, s. Sperm
spermicide, adj. Spermicide
spermiogenèse, s. Spermiogenesis
spermoculture, s. Spermoculture
spermogramme, s. Spermogram
sphacèle, s. Sphacelus
sphénoïde, adj. Sphenoid
sphérocytose, s. Spherocytosis
sphérophakie, s. Spherophakia
sphincter, s. Sphincter
sphinctéralgie, s. Sphincteralgia
sphinctéroplastie, s. Sphincteroplasty
sphinctérotomie, s. Sphincterototomy
sphygmique, adj. Sphygmic
sphygmomanomètre, s. Sphygmomanometer

spica, s. Spica
spicule, s. Spicule
spina bifida, s. Spina bifida
spinal, ale, adj. Spinal
spinocellulaire, adj. Spinocellular
spirille, s. Spirillum
spirillose, s. Spirillosis
spirochæta, s. Spirochaeta
Spirochaetaceae, s. Spirochætacées
spirochétose, s. Spirochetosis
spirographie, s. Spirography
spirolactones, s. Spirolactones
spiromètre, s. Spirometre
spirométrie, s. Spirometry
spironolactone, s. Spironolactone
splanchnectomie ou splanchnicectomie, s. Splanchnicectomy
splanchnique, adj. Splanchnic
splanchnologie, s. Splanchnology
splénalgie, s. Splenalgia
splénectomie, s. Splenectomy
splénique, adj. Splenic
splénite, s. Splenitis
splénocontraction, s. Splenocontraction
splénogramme, s. Splenogram
splénomanométrie, s. Splenomanometry
splénomégalie myéloïde. Idiopathic myelofibrosis
splénomégalie, s. Splenomegaly
splénopathie, s. Splenopathy
splénoportographie, s. Splenoportography
spondylarthrite, s. Spondylarthritis
spondylarthrose, s. Spondylarthrosis
spondylite, s. Spondylitis
spondylolisthésis, s. Spondylolisthesis
spondylolyse, s. Spondylolysis
spondylopathie, s. Spondylopathy
spongoïde, adj. Spongiform
sporadique, adj. Sporadic
spore, s. Spore
sporozoaire, s. Sporozoon
sport, s. Sport
sporulé, lée, adj. Sporulated
sprue ou sprue tropicale, s. Sprue, tropical sprue
spumeux, euse, adj. Spumous
squame, s. Squame
squameux, euse, adj. Squamous
squelette, s. Skeleton
squirrhe, s. Scirrhus
stabilisateur de membrane. Stabilizer of the membrane potential
stade, s. Stage
stade oral. Stage (oral)
stapédectomie, s. Stapedectomy

stapédien, ienne, adj. Stapedial
staphylectomie, s. Staphylectomy
staphylococcémie, s. Staphylococcaemia
staphylococcie, s. Staphylococcia
staphylococcus, staphylocoque, s. Staphylococcus
staphylome, s. Staphyloma
staphyloplastie, s. Staphyloplasty
staphylorraphie, s. Staphylorraphy
staphylotomie, s. Staphylotomy
stase, s. Stasis
station thermale, s. Spa
stéatolyse, s. Steatolysis
stéatorrhée, s. Stearrhoea
stéatose, s. Steatosis
stellectomie, s. Stellectomy
sténocardie, s. Stenocardia
sténose, s. Stenosis
sténose hypertrophique du pylore. Hypertrophic pyloric stenosis
steppage, s. Steppage gait
stercobiline, s. Stercobilin
stercoral, ale, adj. Stercoral
stéréo-agnosie, s. Stereo-agnosis
stéréotaxique, adj. Stereotaxia
stéréotypé, pée, adj. Stereotyped
stérilet, s. Device (intrauterine contraceptive)
stérilisation, s. Sterilization
stérilité, s. Sterility
sternalgie, s. Sternalgia
sternocleidomastoïdien (muscle). Sternocleidomastoid muscle
sternotomie, s. Sternotomy
sternum, s. Sternum
sternutatoire, adj. et s. Sternutatory
stéroïdes (hormones). Steroid hormones
stérol, s. Sterol
stertor ou stertoreuse (respiration), s. Stertor
stéthacoustique, adj. Stethacoustic
sthénique, adj. Sthenic
sthétoscope, s. Stethoscope
stigmate, s. Stigma
stilbœstrol, s. Stilboestrol
stimulateur, s. Pacemaker
stimulation, s. Pacing
stimuline, s. Stimulin
stimulus, pl. stimulus, s. Stimulus, pl. stimuli
stock-vaccin, s. Stock-vaccine
stomachique, adj. Stomachic
stomatite, s. Stomatitis
stomatologie, s. Stomatology
stomatorragie, s. Stomatorrhagia
stomie, s. Stomy
strabisme, s. Strabismus
streptococcémie, s. Streptococcaemia

Streptococcus pneumoniæ. Streptococcus pneumoniae
Streptococcus, streptocoque, s. Streptococcus
streptodornase, s. Streptodornase
streptokinase, s. Streptokinase
streptolysine, s. Streptolysin
streptomycine, s. Streptomycin
striatum, s. Striate body
striction, s. Stricture
stricture, s. Stricture
stridoreux, euse, adj. Stridulous
stroma, s. Stroma
Strongyloides, s. strongyloïdes
strophulus, s. Strophulus
strumectomie, s. Strumectomy
strumite, s. Strumitis
strychnine, s. Strychnine
stupéfiant, s. Narcotic
stupeur, s. Stupor
stuporeux, euse, adj. Stuporous
stylet, sonde, s. Probe
stylo injecteur. Injector (pen)
subaigue, guë, adj. Subacute
subconscient, ente, adj. Subconcious
subérose, s. Suberosis
subfébrilité, s. Subfebrile state
subictère, s. Subicterous
subintrant, ante, adj. Subintrant
subjectif, ive, adj. Subjective
subléthal, ale, adj. Sublethal
sublingual, ale, adj. Sublingual
subluxation, s. Subluxation
submandibulaire, adj. Submandibular
submatité, s. Slight dullness
submersion, s. Submersion
subnarcose, s. Subnarcosis
substrat, s. Substrate
succédané, s. Succedaneous
succulent, ente, adj. Succulent
succussion, s. Succussion
sucre, s. Sugar
sudamina, s. pl. Sudamina
sudation, s. Sudation
sudoripare, adj. Sudoriparous
sueur (test de la). Sweat test
sueur, s. Sweat
suffocation, s. Suffocation
suffusion, s. Suffusion
suggestibilité, s. Suggestibility
suggestion, s. Suggestion
suicide, s. Suicide
sulciforme, adj. Suciform
sulfamide, s. Sulfonamide
sulfamide diurétique. Sulfonamide (diuretic)

sulfamide hypoglycémiant ou antidiabétique. Sulfonamide (hypoglycaemic)
sulfamidothérapie, s. Sulfonamidotherapy
sulfone, s. Sulfone
superinfection, s. Superinfection
supination, s. Supination
suppositoire, s. Suppository
suppuration, s. Supuration
supraduction, s. Supraduction
suprasellaire, adj. Suprasellar
supraventriculaire, adj. Supraventricular
sur-moi, s. Super-ego
suraigu, guë, adj. Superacute
sural, ale, adj. Sural
suralimentation, s. Superalimentation
surdimutité, s. Surdimutism
surdité, s. Deafness
surfactant, s. Surfactant
surmenage, s. Overstrain
surrénal, ale, adj. Adrenal
surrénalectomie, s. Adrenalectomy
surrénalome. Tumour (adrenal)
suspension, s. Suspension
suspensoir, s. Suspensory bandage
sustentation, s. Sustentation
suture crânienne. Suture (cranial)
suture, s. Suture
sycosis, s. Sycosis
Sylvius (chair carrée de). Quadrate muscle of sole
symbiose, s. Symbiosis
symblépharon, s. Symblepharon
sympathalgie, s. Sympatheticalgia
sympathectomie, s. Sympathectomy
sympathicolytique, adj. Sympathicolytic
sympathicomimétique, adj. Sympathicomimetic
sympathicotonie, s. Sympathicotonia
sympathicotonique, adj. Sympathicotonic
sympathique, adj. Sympathetic
symphalangie, s. Symphalangia
symphyse, s. Symphysis
symptomatique, adj. Symptomatic
symptomatologie, s. Symptomatology
symptôme, s. Symptom
synalgésie ou synalgie, s. Synalgia
synapse, s. Synapse
synarthrose, s. Synathrosis
synchisis ou synchysis, s. Synchisis
synchroniseur, s. Synchronizer
syncinésies, s. Synkinesis
syncope, s. Syncope
syncytium, s. Syncytium
syndactylie, s. Syndactylia
syndesmophyte, s. Syndesmophyte

syndesmoplastie, s. Syndesmoplasty
syndesmotomie, s. Syndesmotomy
syndrome d'arriération affective. Depression (anaclitic)
syndrome de coagulation intravasculaire disséminée. Coagulation syndrome (disseminated intravascular)
syndrome de la classe économique. Class syndrome (economy)
syndrome du canal carpien. Channel (carpal-syndrome)
syndrome du QT long. QT syndrome (prolonged)
syndrome préfrontal. Prefrontal syndrome
syndrome, s. Syndrome
synéchie, s. Synechia
synergie, s. Synergia
synesthésie, s. Synaesthesia
synorchidie, s. Synorchism
synostose, s. Synostosis
synovectomie, s. Synovectomy
synoviale, s. Synovial membrane

synovialome, s. Synovialoma
synovie, s. Synovia
synoviolyse ou synoviorthèse, s. Synoviorthese
synovitis, s. Synovitis
synthèse, s. Synthesis
syntonie, s. Syntony
syphilide, s. Syphilid
syphiligraphie, syphiliographie, syphilographie, s. Syphilography
syphilis, s. Syphilis
syphilitique, adj. et s. Syphilitic
syringomyélie, s. Syringomyelia
système extrapyramidal. Tract (extrapyramidal)
système HLA. HLA system
système international d'unités de mesure. System of units (international)
système nerveux autonome. System (autonomic nervous)
systémique, adj. Systemic
systole, s. Systole

T

tabac, s. Tobacco
tabagisme, s. Tabagism
tabatière anatomique. Box (anatomical snuff)
tabes ou tabès ou tabes dorsalis. Tabes
tabétique, adj. et s. Tabetic
tablette, s. Lozenge
tache rubis. Varix (papillary)
taches rosées lenticulaires. Roseola (typhoid)
tachy-arythmie, s. Tachyarrhythmia
tachycardie, s. Tachycardia
tachycardie paroxystique. Tachycardia (paroxysmal)
tachyphémie, s. Tachyphemia
tachyphylaxie, s. Tachyphylaxis
tachypnée, s. Tachypnoea
tachysystolie, s. Tachysystole
tænia ou ténia, s. Taenia
tæniase ou tæniasis, s. Taeniasis
tænicide, adj. et s. Taeniacide
tænifuge, adj. et s. Taeniafuge
Takayashu ou Takayasu (maladie de). Takayashu's disease
talalgie, s. Talalgia
talc, s. Talc
talcose, s. Talcosis
talon, s. Heel
talus, s. Talus

tampon ou substance tampon, s. Buffer
tamponnade, s. Tamponade
tamponnage, s. Dabbing, neutralizing
tamponnement, s. Tamponage
taré, ée, adj. Tainted
tare, s. Defect
tarsalgie, s. Tarsalgia
tarse (cartilage). Tarsal cartilage
tarse, s. Tarsus
tarsectomie, s. Tarsectomy
tarsite, s. Tarsitis
tarsorraphie, s. Tarsorrhaphy
tartre, s. Tartar
taux, s. Rate
taxie, taxis, s. Taxis
tégument, s. Integument
teigne, s. Tinea
teinture, s. Tincture
télangiectasie, s. Telangiectasia
télécobalthérapie ou télécobaltothérapie, s. Telecobaltherapy
télécuriethérapie, s. Telecurietherapy
télédiastole, s. Telediastole
télémédecine, s. Telemedicine
télencéphale, s. Telencephalon
téléradiographie, s. Teleradiography
téléradiothérapie, s. Teleröntgentherapy
télésystole, s. Telesystole

tellurique, *adj.* Telluric
télophase, *s.* Telophase
temporal, *adj.* Temporal
temporospatial, ale, *adj.* Temporospatial
ténalgie, *s.* Tenalgia
tendinopathie, *s.* Tenopathy
tendon, *s.* Tendon
tendon d'Achille. Tendon (Achilles')
ténectomie, *s.* Tenectomy
ténesme, *s.* Tenesmus
ténodèse, *s.* Tenodesis
ténolyse, *s.* Tenolysis
tenonite, *s.* Tenonitis
ténopexie, *s.* Tenopexy
ténoplastie, *s.* Tenoplasty
ténorraphie, *s.* Tenorrhaphy
ténosite, *s.* Tendinitis
ténosynovite, *s.* Tenosynovitis
tenotomie, *s.* Tenotomy
tensio-actif, ive, *adj.* Tensio-active
tension artérielle. Pressure (blood)
tension, pression, *s.* Pressure
tension, *s.* Tension
tentoriel, elle, *adj.* Tentorial
tératogène, *adj.* Teratogen
tératologie, *s.* Teratology
teratome, *s.* Teratoma
térébrant, ante, *adj.* Terebrant
terme de la grossesse. Term of pregnancy
tesla, *s.* Tesla
testiculaire, *adj.* Testicular
testicule, *s.* Testis
testostérone, *s.* Testosterone
tétanie, *s.* Tetany
tétanique, *adj.* Tetanic
tétanisation, *s.* Tetanization
tétanos, *s.* Tetanus
tête, *s.* Head
tétracycline, *s.* Tetracycline
tétraploïde, *adj.* Tetraploid
thalamique, *adj.* Thalamic
thalamus, *s.* Thalamus
thalassémie, *s.* Thalassaemia
thalassothérapie, *s.* Thalassotherapy
thalidomide, *s.* Thalidomide
thallium, *s.* Thallium
thanatologie, *s.* Thanatology
thanatopraxie, *s.* Thanatopraxy
thébaïque, *adj.* Thebaic
thécal, ale, *adj.* Thecal
Theile (sinus de). Sinus of the pericardium
thélalgie, *s.* Thelalgia
thélite, *s.* Thelitis
thélorragie, *s.* Thelorrhagia
thénar (éminence), *s.* Thenar
théophylline, *s.* Theophylline

thèque, *s.* Theca
thérapeute, *s.* Therapist
thérapeutique ou thérapie, *s.* Therapy
thermalisme, *s.* Thermatology
thermes. Baths (thermal)
thermo-algésique, *adj.* Thermoalgesic
thermo-analgésie ou thermo-anesthésie, *s.* Thermoanalgesia
thermocautère, *s.* Thermocautery
thermocoagulation, *s.* Thermocoagulation
thermodilution, *s.* Thermodilution
thermogenèse, *s.* Thermogenesis
thermographie, *s.* Thermography
thermolabile, *adj.* Thermolabile
thermolyse, *s.* Thermolysis
thermophobie, *s.* Thermophobia
thermorégulation, *s.* Thermoregulation
thermorésistance, *s.* Thermoresistance
thermosensibilité, *s.* Thermosensibility
thermostable, *adj.* Thermostabile
thermothérapie, *s.* Thermotherapy
thésaurismose, *s.* Thesaurismosis
thiamine, *s.* Thiamine
thoracentèse ou thoracocentèse, *s.* Thoracentesis
thoracique, *adj.* Thoracic
thoraco-phréno-laparotomie, *s.* Thoracophrenolaparotomy
thoracoplastie, *s.* Thoracoplasty
thoracotomie, *s.* Thoracotomy
thorax, *s.* Thorax
thorax en carène. Breast (chicken)
thorax en entonnoir. Breast (funnel)
thréonine, *s.* Threonine
thrombasthénie, *s.* Thrombasthenia
thrombectomie, *s.* Thrombectomy
thrombine, *s.* Thrombin
thrombo-artérite, *s.* Thromboarteritis
thrombo-élastographie, *s.* Thromboelastography
thrombocytémie, *s.* Thrombocythaemia
thrombocytopoïèse, *s.* Thrombocytopoiesis
thromboembolique, *adj.* Thromboembolic
thrombogène, *adj.* Thrombogenic
thrombogenèse, *s.* Thrombogenesis
thrombolyse, *s.* Thrombolysis
thrombolytique, *adj.* Thrombolytic
thrombopathie, *s.* Thrombopathia
thrombopénie, *s.* Thrombopenia
thrombophlébite, *s.* Thrombophlebitis
thromboplastine, *s.* Thromboplastin
thromboplastinogène, *s.* Thromboplastinogen
thromboplastique, *adj.* Thromboplastic
thrombose, *s.* Thrombosis
thrombostatique, *adj.* Thrombostatic

thrombotest. Owren's thrombotest
thromboxane, s. Thromboxane
thrombus, pl. thrombus, s. Thrombus, pl. thrombi
thymectomie, s. Thymectomy
thymie, s. Thymia
thymine, s. Thymin
thymique, adj. Thymic
thymocyte, s. Thymocyte
thymoleptique, adj. Thymoleptic
thymome, s. Thymoma
thymoprive, adj. Thymoprivous
thymus, s. Thymus
thyréoprive, adj. Thyroprivic
thyréotrope, adj. Thyreotropic
thyrogène, adj. Thyreogenous
thyroglobuline, s. Thyroglobulin
thyroïde, thyroïdien, nne, adj. Thyroid
thyroïdectomie, s. Thyroidectomy
thyroïdisme, s. Thyroidism
thyroïdite, s. Thyroiditis
thyropathie, s. Thyropathy
thyrotomie, s. Thyrotomy
thyroxine, s. Thyroxin
tibia, s. Tibia
tibial, ale, adj. Tibial
tic, s. Tic
timbre, pièce, s. Patch
tique, s. Tick
tisane, s. Infusion
tissu, s. Tissue
tissu conjonctif. Tissue (connective)
tissulaire, adj. Tissular
tocolyse, s. Tocolysis
tocophérol, s. Tocopherol
tolérance, s. Tolerance
tomographie d'émission gamma. Gamma rays emission transaxial tomography
tomographie, s. Tomography
tonicité, tonus, s. Tonus
tonique, adj. Tonic
tonométrie, s. Tonometry
tonoscopie, s. Tonoscopy
topectomie, s. Topectomy
tophus, pl. tophus, ou tophacées (concrétions), s. Tophus, pl. tophi
topique, adj. et s. Topic
torpide, adj. Torpid
torr, s. Torr
torsades de pointes. Twisting spikes
torticolis, s. Torticollis
toucher, s. Touch
tourniole, s. Runaround
toux, s. Cough
toxémie gravidique. Toxaemia of pregnancy
toxémie, s. Toxaemia

toxi-infection, s. Toxiinfection
toxicité, s. Toxicity
toxicologie, s. Toxicology
toxicomanie, s. Toxicomania
toxicose, s. Toxicosis
toxidermie, s. Toxiderma
toxigène, adj. Toxigenic
toxine, s. Toxin
toxinique, adj. Toxinic
toxique, s. Toxic
toxoplasme, s. Toxoplasma
toxoplasmose, s. Toxoplasmosis
trabécule, s. Trabecula
trachée, s. Trachea
trachéite, s. Tracheitis
trachelhématome, s. Trachelhaematoma
trachélisme, s. Trachelism
trachéloplastie, s. Tracheloplasty
trachéobronchite, s. Tracheobronchitis
trachéomalacie, s. Tracheomalacia
trachéoplastie, s. Tracheoplasty
trachéoscopie, s. Tracheoscopy
trachéosténose, s. Tracheostenosis
trachéostomie, s. Tracheostomy
trachéotomie, s. Tracheotomy
trachome, s. Trachoma
tractomie, s. Tractotomy
tractus, s. Tractus
tragus, s. Tragus
training autogène. Training (autogenous)
traitement, s. Treatment
tranchées, s. Tormina
tranquilisant, ante, adj. Tranquilizer
transaminase, s. Transaminase
transamination, s. Transamination
transcriptase inverse, s. Transcriptase (reverse)
transcription, s. Transcription
transfection, s. Transfection
transférase, s. Transferase
transferrine, s. Transferrin
transfert, s. Transference
transfusion sanguine. Transfusion (blood)
transillumination, s. Transillumination
translocation, s. Translocation
transmural, ale, adj. Transmural
transpéritonéal, ale, adj. Transperitoneal
transpiration, s. Transpiration
transplant, s. Transplant
transplantation, s. Transplantation
transpleural, ale, adj. Transpleural
transposition artérielle ou des gros vaisseaux. Transposition of the great vessels
transsexualisme, s. Transsexualism
transsudat, s. Transudate
trapèze (muscle). Trapezius muscle

trauma, s. Trauma
traumatique, adj. Traumatic
traumatisme, s. Traumatism
traumatologie, s. Traumatology
travail, s. Labour
travestisme, s. Transvestism
trématodes, s. Trematoda
tremblement, s. Tremor
trépan, s. Trephine
trépanation, s. Trephining
trépidation, s. Trepidation
Treponema, s. Treponema
tréponémicide, adj. Treponemicidal
tréponémose, s. Treponematosis
tribadisme, s. Tribadism
tribo-électricité, s. Tribo-electricity
triceps, adj. Triceps
trichiasis, s. Trichiasis
trichine, s. Trichina
trichinose, s. Trichinosis
trichobézoard, s. Trichobezoar
trichoclasie, s. Trichoclasis
trichomonacide, adj. Trichomonacide
Trichomonas, s. Trichomonas
trichomonase, s. Trichomonasis
trichomycose, s. Trichomycosis
trichose, trichosis, s. Trichosis
trichotillomanie, s. Trichotillomania
trichromate, adj. Trichromatic
tricocéphale, s. Trichocephalus
tricocéphalose, s. Trichocephalosis
tricuspide, adj. Tricuspid
tridermique, adj. Tridermic
triglycéride, s. Triglyceride
triglycéridémie, s. Triglyceridaemia
trigone, s. Trigone
trigonite, s. Trigonitis
triiodo-3,5,3'thyronine, s. Triiodothyronine
trijumeau (nerf). Trigeminal nerve
triphasique, adj. Triphasic
triplégie, s. Triplegia
triplet, s. Triplet
triploïde, adj. Triploid
triplopie, s. Triplopia
trismus, s. Trismus
trisomie 21. Trisomy 21
trisomie, s. Trisomy
tritanope, adj. Tritanopic
trocart, s. Trocar
trochanter, s. Trochanter
trochin. Humerus (lesser tuberosity of the)
trochléaire, adj. Trochlear
trochlée, s. Trochlea
Troisier (ganglion de). Virchow's node

trompe, s. Tube
tronc, s. Trunk
tronculaire, adj. Truncal
trophicité, s. Trophicity
trophique, adj. Trophic
troponine, s. Troponine
trypanosome, s. Trypanosoma
trypanosomiase, trypanosomose, s. Trypanosomiasis
trypsine, s. Trypsin
tryptophane, s. Tryptophane
ttarsoplastie, s. Tarsoplasty
Tthyréotoxicose, s. Thyrotoxicosis
tubaire, adj. Tubal
tuber cinereum. Tuber cinereum
tubercule, s. Tubercle
tubercules quadrijumeaux. Quadrigeminal bodies
tuberculide, s. Tuberculid
tuberculine, s. Tuberculin
tuberculisation, s. Tuberculization
tuberculose, s. Tuberculosis
tuberculostatique, adj. Tuberculostatic
tuberosité, s. Tuberosity
tubule, s. Tubule
tubulopathie, s. Tubulopathy
tularémie, s. Tularaemia
tuméfaction, s. Tumefaction
tumeur, s. Tumour
tumeur blanche. Swelling (white)
tunique, s. Tunic
tuphos, s. Thyphoid state
turbidimétrie, s. Turbidimetry
turbidité, s. Turbidity
turgescence, s. Turgescence
turista, s. Turista
tympan, s. Tympanum
tympanique, adj. Tympanitic
tympanisme, s. Tympanism
tympanite, s. Tympanitis
tympanoplastie, s. Myringoplasty
tympanosclérose, s. Tympanosclerosis
type, s. Type
typhique, adj. s. Typhic
typhlite, s. Typhlitis
typhlocolite, s. Typhlocolitis
typhlopexie, s. Typhlopexy
typhlostomie, s. Typhlostomy
typhoïde, adj. Typhoid
typhus exanthématique. Typhus (exanthematic)
tyréotrope, adj. Thyrotropic
tyrosine, s. Tyrosine
tyrothricine, s. Tyrothricin

U

ulcération, s. Ulceration
ulcère, s. Ulcer
ulcère peptique. Ulcer (anastomotic)
ulcère simple de l'estomac. Ulcer (chronic gastric)
ulcère variqueux. Ulcer (varicose)
ulite, s. Ulitis
ulna, s. Ulna
ulnaire, *adj.* Ulnar
ultracentrifugation, s. Ultracentrifugation
ultrafiltration, s. Ultrafiltration
ultramicroscope, s. Ultramicroscope
ultrason, s. Ultrasonic waves
ultrasonothérapie, s. Ultrasonotherapy
uncarthrose, s. Uncarthrosis
uncus, s. Uncus
unguéal, ale, *adj.* Ungual
unguis. Bone (lacrimal)
unicellulaire, *adj.* Unicellular
unilatéral, ale, *adj.* Unilateral
unipolaire, *adj.* Unipolar
unité internationale. Unit (international)
unité, s. Unit
uracile, s. Uracile
uraniste, s. Uranist
uranoplastie, s. Uranoplasty
urate, s. Urate
uratémie, s. Urataemia
uraturie, s. Uraturia
urée, s. Urea
urémie, s. Uraemia
uréopoïèse ou uréopoïétique (fonction), s. Ureogenesis
uretère, s. Ureter
urétérectomie, s. Ureterectomy
urétérite, s. Ureteritis
urétéro-colostomie, s. Ureterocolostomy
urétéro-cysto-néostomie, s. Ureterocystoneostomy
urétéro-entérostomie, s. Ureteroenterostomy
urétéro-hydronéphrose, s. Ureterohydronephrosis
urétéro-pyélo-néostomie, s. Ureteroneopyelostomy
urétéro-rectostomie, s. Ureterorectostomy
urétérocèle, s. Ureterocele
urétérocystoplastie, s. Ureterocystoplasty
urétérographie ou urétéropyélographie rétrograde, s. Ureterography

urétérolyse, s. Ureterolysis
urétéroplastie, s. Ureteroplasty
urétérorraphie, s. Ureterorrhaphy
urétérostomie, s. Ureterostomy
urétérotomie, s. Ureterotomy
urétral, ale, *adj.* Urethral
urétralgie, s. Urethralgia
urètre, s. Urethra
urétrectomie, s. Urethrectomy
urétrite ou uréthrite, s. Urethritis
urétrocèle, s. Urethrocele
urétrocystite, s. Urethrocystitis
urétrocystographie, s. Urethrocystography
urétrocystoscopie, s. Urethrocystoscopy
urétrographie, s. Urethrography
urétroplastie, s. Urethroplasty
urétrorragie, s. Urethrorrhagia
urétrorraphie, s. Urethrorraphy
urétrorrhée, s. Urethrorrhoea
urétroscopie, s. Urethroscopy
urétrostomie, s. Urethrostomy
urétrotomie, s. Urethrotomy
uricémie, s. Uricaemia
uricolyse, s. Uricolysis
uricolytique, *adj.* Uricolytic
uricopexie, s. Uratosis
uricurie, s. Uricosuria
urine, s. Urine
urineux, euse, *adj.* Urinous
urobiline, s. Urobilin
urobilinogène, s. Urobilinogen
urobilinurie, s. Urobilinuria
urodynamique, s. Urodynamics
urographie intraveineuse, s. Urography (intravenous)
urokinase, s. Urokinase
urologie, s. Urology
uromètre, s. Urometer
uropathie, s. Uropathy
uropoïèse ou uropoïétique (fonction), s. Uropoiesis
urostomie, s. Urostomy
urothélium, s. Urothelium
urticaire, s. Urticaria
utérin, ine, *adj.* Uterine
utérus, s. Uterus
utricule, s. Utricle
uvéite, s. Uveitis
uvulite, s. Uvulitis

V

vaccin, s. Vaccine
vaccin anti-amaril. Vaccine (yellow fever)
vaccin anti-hépatite A. Vaccine (hepatitis A)
vaccin anti-hépatite B. Vaccine (hepatitis B)
vaccin anti-ourlien. Vaccine (mumps)
vaccin anticholérique. Vaccine (cholera)
vaccin anticoquelucheux. Vaccine (pertussis)
vaccin antidiphtérique. Vaccine (diphtheria)
vaccin antigrippal. Vaccine (influenza)
vaccin antihæmophilus. Vaccine (haemophilus)
vaccin antiméningococcique. Vaccine (meningococcal)
vaccin antipneumococcique. Vaccine (pneumococcal)
vaccin antipoliomyélitique. Vaccine (poliomyelitis)
vaccin antirabique. Vaccine (rabies)
vaccin antirougeoleux. Vaccine (measles)
vaccin antirubéoleux. Vaccine (rubella)
vaccin antityphoïdique ou antityphoparatyphique. Vaccine (typhoid), typhoparatyphoid vaccine
vaccin antivaricelleux. Vaccine (varicella)
vaccinal, ale, adj. Vaccinal
vaccination jennerienne. Vaccination (arm-to-arm)
vaccination, s. Vaccination
vaccine, s. Vaccina
vaccinostyle, s. Vaccinostyle
vaccinothérapie, s. Vaccinotherapy
vacuole, s. Vacuole
vacuolisation, s. Vacuolization
vagal, ale, adj. Vagal
vagin, s. Vagina
vaginal, ale, adj. Vaginal
vaginalite, s. Vaginalitis
vaginisme, s. Vaginismus
vaginite. Vaginitis
vaginose bactérienne. Vaginosis (bacterial)
vagolytique, adj. Vagolytic
vagomimétique, adj. Vagomimetic
vagotomie, s. Vagotomy
vagotonie, s. Vagotonia
vagotonique, adj. Vagotonic
vague (nerf). Vagus nerve
vaisseau, s. Vessel
valence, s. Valence
valeur globulaire. Globular value
valgisation, s. Valgisation
validité, s. Validity
valine, s. Valine
valvulaire, adj. Valvular

valvulectomie, s. Valvulectomy
valvulite, s. Valvulitis
valvulopathie, s. Valvular disease
valvuloplastie, s. Valvuloplasty
valvulotomie, s. Valvulotomy
Vaquez (maladie de). Vaquez' disease
varice, s. Varix
varicelle, s. Chicken-pox
varicelliforme, adj. Varicelliform
varicocèle, s. Varicocele
varicographie, s. Varicography
variole, s. Small-pox
variqueux, euse, adj. Varicose
vasculaire, adj. Vascular
vascularisation, s. Vascularization
vasectomie, s. Vasectomy
vaseline, s. Petroleum jelly
vasoconstricteur, trice, adj. Vasoconstrictive
vasoconstriction, s. Vasoconstriction
vasodilatateur, trice, adj. Vasodilator
vasodilatation, s. Vasodilatation
vasomoteur, trice, adj. Vasomotor
vasoplégie, s. Vasomotor paralysis
vasoplégique, adj. Vasoinhibitor
vasopresseur, ssive, adj. Vasopressor
vasopressine, s. Vasopressin
vasostimulant, ante, adj. Vasostimulant
vasotomie, s. Vasotomy
vasotonie, s. Vasotonia
vasotrope, adj. Vasotropic
vasovagal (syndrome). Vasovagal syncope
VDRL (réaction). VDRL reaction
vecteur, adj. ou s. Vector
vectocardiogramme ou vectogramme, s. Vectocardiogram
vectoriel, elle, adj. Vectorial
végétalisme, s. Vegetarianism (true)
végétarisme, s. Vegetarianism
végétatif, ive, adj. Vegetative
végétation, s. Vegetation
véhicule, s. Vehicle
veine, s. Vein
veine azygos. Vein (azygos)
veine cave inférieure. Vena cava (inferior)
veine cave supérieure. Vena cava (superior)
veine porte. Vein (portal)
veineux, euse, adj. Venous
vélamenteux, euse, adj. Velamentous
velvétique, adj. Velvet-like
vénéneux, euse, adj. Venenous
vénéréologie, vénérologie, s. Venerology
vénérien, enne, adj. Venereal
ventilation alvéolaire. Ventilation (alveolar)

ventouse, s. Cupping glass
ventre de bois. Belly (wooden)
ventre en besace. Abdomen (pendulous)
ventriculaire, adj. Ventricular
ventricule, s. Ventricle
ventriculo-atriostomie ou ventriculo-auriculostomie, s. Ventriculoatriostomy
ventriculo-cisternostomie, s. Ventriculocisternostomy
ventriculogramme, s. Ventriculogram
ventriculographie, s. Ventriculography
ventriculotomie, s. Ventriculotomy
vergence, s. Vergence
vergetures, s. pl. Vibices
vermiculaire, adj. Vermicular
vermiforme, adj. Vermiform
vermifuge, adj. et s. Vermifuge
vermine, s. Vermin
vermineux, euse, adj. Verminous
vermis, s. Vermis cerebelli
vernal, ale, adj. Vernal
verruciforme, adj. Verruciform
verrucosité, s. Verrucosis
verrue, s. Verruca
verruqueux, euse, adj. Warty
version, s. Version
vertèbre, s. Vertebra
vertébrothérapie, s. Spondylotherapy
vertex, s. Vertex
vertige, s. Vertigo
verumontanum, s. Verumontanum
vésical, ale, adj. Vesical
vésicant, ante, adj. Vesicant
vésicule exclue. Gallbladder (non-filling)
vésicule porcelaine. Gallbladder (porcelain)
vésicule, s. Blister
vésicule, s. Vesicle
vésiculeux, euse, adj. Vesicular
vésiculodéférentographie, s. Vesiculodeferentography
vésiculographie, s. Vesiculography
vésiculopustuleux, euse, adj. Vesiculopustular
vésiculotomie, . Vesiculotomy (seminal)
vespertilio, s. Butterfly lupus
vessie, s. Bladder
vestibule, s. Vestibule
vestibulo-cochléaire. Vestibulocochlear nerve
viable, adj. Viable
vibices, s. pl. Vibex
vibrion, s. Vibrio
vibrisses, s. pl. Vibrissae
vicariant, ante, adj. Vicarious

vidéochirurgie, s. Videosurgery
vigil, adj. Vigil
vigilance, s. Vigilance
villeux, euse, adj. Villous
villosité, s. Villosity
viol, s. Rape
viral, ale, adj. Viral
virémie, s. Viraemia
virilisant, ante, adj. Masculinizing
virilisation, s. Virilization
virilisme, s. Virilism
virion, s. Virion
virologie, s. Virology
virose, s. Virosis
virulence, s. Virulence
virulicide, adj. Virucidal
virurie, s. Viruria
virus, s. Virus
virus à ADN. Virus (DNA)
virus à ARN. Virus (RNA)
virus lents (maladies à). Virus (slow diseases)
virus orphelin. Virus (orphan)
viscéralgie, s. Visceralgia
viscère, s. Viscus, pl. viscera
viscosité, s. Viscosity
vision, s. Vision
vitamine, s. Vitamin
vitaminothérapie, s. Vitamintherapy
vitellus, s. Vitellus
vitiligo, s. Vitiligo
vitrectomie, s. Vitrectomy
vivisection, s. Vivisection
volémie. Volume (blood)
volet costal. Chest (flail)
Volt, s. Volt
volume courant. Tidal volume
volume de réserve expiratoire. Volume (expiratory reserve)
volume de réserve inspiratoire. Volume (inspiratory reserve)
Volume expiratoire maximum seconde. Timed vital capacity
volume globulaire. Volume (mean corpuscular)
volume résiduel. Residual volume
volvulus, s. Volvulus
vomer, s. Vomer
vomique, s. Vomica
vomissement, s. Vomit
vomitif, ive, adj. Vomitive
vomiturition, s. Vomiturition
vulve, s. Vulva
vulvite, s. Vulvitis
vulvo-vaginite, s. Vulvovaginitis

W

Waaler-Rose (réaction de). Waaler-Rose test
Watt (symbole W), s. Watt
Weber (symbole Wb), s. Weber
Wharton (canal de). Submaxillary duct
whartonite, s. Whartonitis

Willis (cercle ou hexagone de). Willis (arterial circle of)
Winslow (hiatus de). Epiploic foramen
Wolff-Parkinson-White (syndrome de) (WPW). Wolff-Parkinson-White syndrome
wolffien, enne, adj. Wolffian

X

xanthélasma, s. Xanthelasma
xanthine, s. Xanthine
xanthofibrome, s. Xanthofibroma
xanthomateuse (maladie) ou xanthomatose, s. Xanthomatosis
xanthome, s. Xanthoma
xanthopsie, s. Xanthopsia

xénobiotique, adj. et s. Xenobiotic
xérodermie, s. Xeroderma
xérographie, s. Xerography
xérophtalmie ou xérome, s. Xerophthalmia
xérosis, s. Xerosis
xiphoïdalgie, s. Xiphodynia
xiphoïde, adj. Xiphoid

Y

Yersin (bacille de). Yersinia
yersiniose, s. Yersiniosis
yog (h) ourt, s. Yog (h) urt

yoga, s. Yoga
yohimbine, s. Yohimbine

Z

zézaiement, s. Lisping
zinc, s. Zinc
zona, s. Zona
zonule, s. Zonule
zonulolyse, s. Zonulolysis
zonulotomie, s. Zonulotomy
zoonose, s. Zoonosis
zooparasite, s. Zooparasite
zoophilie, s. Zoophilia

zoophobie, s. Zoophobia
zoopsie, s. Zoopsia
zostériforme, adj. Zosteroid
zygomatique, adj. Zygomatic
zygote, s. Zygote
zymase, s. Zymase
zymogène, s. Zymogen
zymotique, adj. Zymotic

ANGLAIS-FRANÇAIS

A

abasia, *s.* Abasie
abdomen, *s.* Abdomen
abdomen (pendulous). Ventre en besace
abduction, *s.* Abduction
aberrant, *adj.* Aberrant, ante
aberration, *s.* Aberration
aberration (chromosome). Aberration chromosomique
ABH antigen. ABH (substances ou système)
ablation, *s.* Ablation
ablephary, *s.* Ablépharie
ABO blood group. ABO (groupe ou système)
abortion, *s.* Avortement
abortive, *adj.* Abortif, ive
abrachia, *s.* Abrachie
abrasion, *s.* Abrasion
abscess, *s.* Abcès
abscessed, *s.* Abcédé, dée
absence, *s.* Absence
absorbent, *adj.* Absorbant
absorption, *s.* Absorption
abulia, *s.* Aboulie
acanthocytosis, *s.* Acanthocytose
acanthoma, *s.* Acanthome
acanthosis (nigricans). Acanthosis nigricans
acanthosis, *s.* Acanthose
acarbose, *s.* Acarbose
acariasis, *s.* Acariose
acaricide, *adj.* Antiscabieux, euse
acarus, *s.* Acare
accelerin, *s.* Accélérine
access, *s.* Accès
accident (professional). Accident du travail
accomodation, *s.* Accommodation
accreditation, *s.* Accréditation
acetabulum, *s.* Acétabulum
acetonaemia, *s.* Acétonémie
acetonuria, *s.* Acétonurie
acetylcholine, *s.* Acétylcholine
achalasia, *s.* Achalasie

acholia, *s.* Acholie
achondroplasia, *s.* Achondroplasie
achromasia, *s.* Achromie
achylia, *s.* Achylie
acid, *s.* Acide
acid (ascorbic). Acide ascorbique
acid (aspartic). Acide aspartique
acid (bile). Acide biliaire
acid (chenodeoxycholic). Acide chénodésoxycholique
acid (cholic). Acide cholique
acid (deoxycholic). Acide désoxycholique
acid (deoxyribonucleic). Acide désoxyribonucléique
acid (fatty). Acide gras
acid (folic). Acide folique
acid (glutamic). Acide glutamique
acid (lactic). Acide lactique
acid (lithocholic). Acide lithocholique
acid (retinoic). Acide rétinoïque
acid (uric). Acide urique
acid (vanylmandelic). Acide vanylmandélique
acid fast, *adj.* Acidorésistant, ante
acidaemia, *s.* Acidémie
acidogenesis, *s.* Acidogenèse
acidophilia, *adj.* Acidophile
acidosis, *s.* Acidose
acidosis (lactic). Acidose lactique
acidosis (renal). Acidose rénale
aciduria, *s.* Acidurie
Acinetobacter, *s.* Acinetobacter
acinous, *adj.* Acineux, euse
acinus, *pl.* acini, *s.* **Acinus**, *pl.* acinus
acme, *s.* Acmé
acne, *s.* Acné
acoumetry, *s.* Acoumétrie
acquired, *adj.* Acquis, ise
acrocephalia, *s.* Acrocéphalie
acrocyanosis, *s.* Acrocyanose

acromegaly, s. Acromégalie
acromelic, adj. Acromélique
acromion, s. Acromion
acronym, s. Acronyme
acroparaesthesia, s. Acroparesthésie
acropathy, s. Acropathie
act (faulty). Acte manqué
acting out, s. Psychodrame, passage à l'acte
actinic, adj. Actinique
actinomycetoma, s. Actinomycétome
actinomycosis, s. Actinomycose
actinotherapy, s. Actinothérapie
activation, s. Activation
activin, s. Activine
activity, s. Activité
acuminated, adj. Acuminé, ée
acupuncture, s. Acupuncture
acute, adj. Aigu, uë
acuteness, s. Acuité
acyclovir, s. Acyclovir
acylation, s. Acylation
adamantinoma, s. Adamantinome
Adams-Stokes syndrome. Adams-Stokes (maladie ou syndrome d')
adaptation diseases. Adaptation (syndrome d')
addiction, s. Assuétude
Addis' count. Addis-Hamburger (technique d')
Addison' s disease. Addison (maladie d')
addisonian, adj. Addisonien, ienne
adduction, s. Adduction
adenectomy, s. Adénectomie
adenine, s. Adénine
adenocarcinoma, s. Adénocarcinome
adenofibroma, s. Adénofibrome
adenofibromyoma, s. Adénofibromyome
adenoid, adj. Adénoïde, adénoïdien, ienne
adenoidectomy, s. Adénoïdectomie
adenoiditis, s. Adénoïdite
adenolipoma, s. Adénolipome
adenolymphitis, s. Adénolymphite
adenoma, s. Adénome
adenomatosis, s. Adénomatose
adenomectomy, s. Adénomectomie
adenomegaly, s. Adénomegalie
adenomyoma, s. Adénomyome
adenopathy, s. Adénopathie
adenophlegmon, s. Adénophlegmon
adenosarcoma, s. Adénosarcome
adenosine, s. Adénosine
adenosis, s. Adénose

adenovirosis, s. Adénovirose
adhesion, s. Adhérence, adhésion, bride
adiadochokinesia, s. Adiadococinésie
adiastole, s. Adiastolie
adipocyte, s. Adipocyte
adiposis, s. Adipose ou adiposité
adjuvant, adj. Adjuvant, ante
adnexa, s. Annexes
adolescence, s. Adolescence
adrenal, adj. Surrénal, ale
adrenalectomy, s. Surrénalectomie
adrenergic, adj. Adrénergique
adrenocortical, adj. Corticosurrénal, ale
adrenogenital syndrome. Génitosurrénal (syndrome)
adrenolytic, adj. Adrénolytique
adrenoprival, adj. Adrénoprive
adsorption, s. Adsorption
adynamia, s. Adynamia
Aedes, s. Ædes
aerobic, adj. Aérobie
aerocolia, s. Aérocolie
aerogastria, s. Aérogastrie
Aeromonas, s. Aeromonas
aerophagia, s. Aérophagie
aerosol, s. Aérosol
aesthesia, s. Esthésie
aetiology, s. Étiologie
affect, s. Affect
affection, s. Affection
afferent, adj. Afférent, ente
affinity, s. Électivité
affusion, s. Affusion
Afipia felis. Afipia felis
agammaglobulinaemia, s. Agammaglobuli-némie
agar, s. Agar, agar-agar
age, s. Âge
age (bone). Âge osseux
age (gestational). Âge gestationnel
age (mental). Âge mental
agenesia, s. Agénésie
agent (medical physical). Agent physique médical
agglutination, s. Agglutination
agglutinin, s. Agglutinine
agglutinogen, s. Agglutinogène
aggregating, adj. Agrégant, ante
agammaglobulinaemia, s. Agammaglobuli-némie
agnosia, s. Agnosie
agonist, adj. Agoniste
agony, s. Agonie
agoraphobia, s. Agoraphobie

agranulocytosis, s. Agranulocytose
agraphia, s. Agraphie
agueusia, s. Agueusie
aid (functional). Aide fonctionnelle
aid (sensorial). Aide sensorielle
aid (walking). Aide à la marche
AIDS related complex, s. Para-sida
AIDS, s. Sida ou SIDA
akinesia, s. Acinésie
alanine, s. Alanine
albinism, s. Albinisme
albino, s. Albinos
albuginitis, s. Albuginite
albugo, s. Albugo
albumin, s. Albumine
albuminaemia, s. Albuminémie
albuminuria, s. Albuminurie
alcaptonuria, s. Alcaptonurie
alcohol, s. Alcool
alcoholaemia, s. Alcoolémie
alcoholate, s. Alcoolat
alcoholature, s. Alcoolature
alcoholism, s. Alcoolisme
alcoholization, s. Alcoolisation
alcoholomania, s. Alcoolomanie
aldehyde, s. Aldéhyde
aldolase, s. Aldolase
aldosterone, s. Aldostérone
alexia, s. Alexie, cécité verbale
aleze, s. Alèze
algesimeter, s. Algésimètre
algetic, adj. Algique
algid, adj. Algide
algidity, s. Algidity
algolagnia, s. Algolagnie
algorithm, s. Algorithme
aliphatic, adj. Aliphatique
alkali reserve. Réserve alcaline
alkalitherapy, s. Alcalinothérapie
alkaloid, s. Alcaloïde
alkalosis, s. Alcalose
alkyl, s. Alkyl
allantois, s. Allantoïde
allele, s. Allèle
allergen, s. Allergène
allergia, s. Allergie
allergia, s. Allergie
allergology, s. Allergologie
allergy, s. Allergie
allochiria, s. Alloesthésie
allocinesia, s. Allocinésie
allopathy, s. Allopathie
allowancies (family). Allocations familiales
alopecia, s. Alopécie

alopecia aerata, s. Pelade
alpha, beta, gamma radiations. Rayonnements α, β, γ
alpha-adrenergic stimulating agent, adj. Alphastimulant, ante
alphablocking, adj. Alphabloquant, ante
alphachymotrypsin, s. Alphachymotrypsine
alphafetoprotein, s. Alphafœtoprotéine
alphaglucosidase inhibitor. Inhibiteur de l'alpha-glucosidase
Alphaherpesvirinae, s. Alphaherpesvirinæ
Alphavirus, s. Alphavirus
aluminium, s. Aluminium
alveolar, adj. Alvéolaire
alveolitis, s. Alvéolite
alveoloplasty, s. Alvéoloplastie
alveolus, pl. alveoli, s. Alvéole
alveolysis, s. Alvéolyse
alymphocytosis, s. Alymphocytose
Alzheimer' s disease. Alzheimer (maladie d')
amantadine, s. Amantadine
amaril, adj. Amaril, ile
amaurosis, s. Amaurose
ambidextrous, adj. Ambidextre
amblyopia, s. Amblyopie
ambulance, s. Ambulance
ambulation, s. Ambulation
ambulatory, adj. Ambulatoire
amelia, s. Amélie
ameloblastoma, s. Améloblastome
amelogenesis, s. Amélogenèse
amelopathy, s. Amélopathie
amenorrhoea, s. Aménorrhée
ametropia, s. Amétropie
amide, s. Amide
amimia, s. Amimie
amine, s. Amine
aminoacid. Acide aminé
aminoacidaemia, s. Amino-acidémie
aminoaciduria, s. Amino-acidurie
aminoglycosides, s. pl. Aminosides
amiodarone, s. Amiodarone
ammonaemia, s. Ammoniémie
amnesia, s. Amnésie
amnesia (transient global). Ictus amnésique
amnesic, adj. Amnésique
amniocentesis, s. Amniocentèse
amnion, s. Amnios
amnioscopy, s. Amnioscopie
amniotic, adj. Amniotique
amoeba, pl. amoebae, s. Amibe
amoebiasis, s. Amibiase
amœbicidal, adj. Amœbicide

amoeboid, *adj.* Amiboïde
ampere, s. Ampère
amphetamine, s. Amphétamine
amphiarthrosis, s. Amphiarthrose
amphoteric, *adj.* Amphotère
ampicilline, s. Ampicilline
ampliation, s. Ampliation
ampoule, s. Ampoule
ampoule of Vater. Ampoule de Vater
amputation, s. Amputation
amygdalitis, s. Amygdalite
amylaceous, *adj.* Amylacé, cée
amylasaemia, s. Amylasémie
amylase, s. Amylase
amylasuria, s. Amylasurie
amyloid, *adj.* Amyloïde
amyotrophia, s. Amyotrophie
anabolic, *adj.* Anabolisant, ante
anabolism, s. Anabolisme
anachlorhydria, s. Anachlorhydrie
anaemia, s. Anémie
anaemia (aplastic). Anémie aplastique
anaemia (asiderotic). Anémie ferriprive
anaemia (erythroblastic). Anémie érythro-blastique
anaemia (haemolytic). Anémie hémolytique
anaemia (hyperchromic). Anémie hyper-chrome
anaemia (hypochromic). Anémie hypo-chrome
anaemia (inflammatory). Anémie inflamm-matoire
anaemia (isochromic). Anémie isochrome
anaemia (megalocytic). Anémie mégalocy-taire
anaemia (microcytic). Anémie microcytaire
anaemia (pernicious). Anémie de Biermer
anaemia (sickle-cell). Anémie à hématies falciformes
anaerobic, *adj. et s.* Anaérobie
anaesthesia, s. Anesthésie
anaesthesia (spinal). Rachi-anesthésie
anaesthesic, *adj. et s.* Anesthésique
anaesthesiology, s. Anesthésiologie
anaesthetist, s. Anesthésiste
anal, *adj.* Anal, ale
analeptic, *adj. et s.* Analeptique
analgesia, s. Analgésie
analgesic, s. Analgésique
anamnesia, s. Anamnèse, anamnestiques
anaphase, s. Anaphase
anaphylactic, *adj.* Anaphylactique
anaphylaxis, s. Anaphylaxie
anaplasia, s. Anaplasie

anarthria, s. Anarthrie
anasarca, s. Anasarque
anascitic, *adj.* Anascitique
anastomosis, s. Anastomose
anatomy, s. Anatomie
anatoxin, s. Anatoxine
ancillary, *adj.* Ancillaire
anconeal, *adj.* Anconé, née
androgen, s. Androgènes (hormones)
androgenic, *adj.* Androgène
androgynism, s. Androgynie
androgynoid, s. Androgynoïde
android, *adj.* Androïde
andrology, s. Andrologie
androsterone, s. Androstérone
anencephalia, s. Anencéphalie
anephric, *adj.* Anéphrique
anergia, s. Anergie
aneurysm, s. Anévrisme ou anévrysme
aneurysm (dissecting). Anévrisme disséquant
aneurysm (fusiform). Anévrisme fusi-forme
aneurysm (mycotic). Anévrisme mycotique
aneurysm (saccular). Anévrisme sacciforme
aneurysm (ventricular), s. Anévrisme ven-triculaire
aneurysmorrhaphy, s. Anévrismorraphie
angeitis, s. Angéite ou angiite
angiectasia, s. Angiectasie
angina, s. Angine
angina pectoris. Angine de poitrine
angioblast, s. Angioblaste
angioblastoma, s. Angioblastome
angiocardiography, s. Angiocardiographie
angiocholecystitis, s. Angiocholécystite
angiocholitis, s. Angiocholite
angiodysplasia, s. Angiodysplasie
angiofluorography, s. Angiofluorographie
angiogenesis, s. Angiogenèse
angiography, s. Angiographie
angiography (digital). Angiographie digi-tale
angiology, s. Angéiologie
angioma, s. Angiome
angiomatosis, s. Angiomatose
angiomyoma, s. Angiomyome
angionecrosis, s. Angionécrose
angiopathy, s. Angiopathie
angioplasty, s. Angioplastie
angioplasty (percutaneous transluminal). Angioplastie transluminale percutanée
angiosarcoma, s. Angiosarcome
angioscan, s. Angioscanner

angioscope, s. Angloscope
angiospasm, s. Angiospasme
angiospastic, adj. Angiospastique
angiostenosis, s. Angiosténose
angiotensin, s. Angiotensine
anguish, s. Angoisse
anhistic, adj. Anhiste
anhydrase (carbonic). Anhydrase carbonique
anhydrosis, s. Anhidrose ou anidrose
anhydrotic, adj. et s. Anhidrotique
anicteric, adj. Anictérique
anilism, s. Anilisme
anion, s. Anion
anisakiasis, s. Anisakiase
anisochromia, s. Anisochrome
anisocoria, s. Anisocorie
anisocytosis, s. Anisocytose
ankle, s. Cheville
ankylosis, s. Ankylose
ankylostomasis, s. Ankylostomiase ou ankylostomose
annuloplasty, s. Annuloplastie
anode, s. Anode
anodyne, adj. Anodin, ine
anopsia, s. Anopsie
anorchia, s. Anorchidie
anorexia nervosa. Anorexie mentale
anorexia, s. Anorexie
anorexiant, adj. Anorexigène
anorganic, adj. Anorganique
anosmia, s. Anosmie
anovulation, s. Anovulation
anovulatory, adj. Anovulatoire
anoxaemia, s. Anoxémie
anoxia, s. Anoxie
antacid, adj. Antiacide
antagonist, adj. et s. Antagoniste
antagonist (calcium). Inhibiteur calcique
antalgesic, adj. et s. Antalgique
anteflexion, s. Antéflexion
anteflexion of the uterus. Antéflexion de l'utérus
antenatal, adj. Anténatal, ale
anteposition of the uterus. Antéposition de l'utérus
anterograde, adj. Antérograde
anteversion, s. Antéversion
anteversion of the uterus. Antéversion de l'utérus
anthelix, s. Anthélix
anthelminthic, adj. Anthelminthique
anthracoid, adj. Anthracoïde
anthracosilicosis, s. Anthracosilicose

anthracosis, s. Anthracose
anthracyclines, s. pl. Anthracyclines
anthrax, s. Charbon, charbonneuse (fièvre)
anthropology, s. Anthropologie
anthropometry, s. Anthropométrie
anti-Xa, adj. Anti-Xa
antiallergic, adj. Antiallergique
antiamarilic, adj. Antiamaril, ile
antiandrogen, adj. Antiandrogène
antianginal, adj. Antiangineux, euse
antiarrhythmic, adj. Antiarythmique
antiasthmatic, adj. Anti-asthmatique
antibiogram, s. Antibiogramme
antibiotic, adj. et s. Antibiotique
antibiotic resistance, s. Antibiorésistance
antibiotic therapy, s. Antibiothérapie
antibody, s. Anticorps
anticalcic, adj. Anticalcique
anticancer, adj. Anticancéreux, euse
anticholeric, adj. Anticholérique
anticholinesterase, adj. Anticholinestérasique
anticoagulant, adj. Anticoagulant, ante
anticoagulant (oral). Antivitamine K
antidepressant, adj. Antidépresseur, sive, thymo-analeptique
antidiabetic, adj. et s. Antidiabétique
antidiarrhoeal, s. Antidiarrhéique
antidote, s. Antidote
antiemetic, adj. Anti-émétique
antiepileptic, adj. Anti-épileptique
antifibrillatory, adj. Antifibrillant, ante
antifibrinolytic, adj. Antifibrinolytique
antifolate, adj. Antifolique
antifungal, adj. et s. Antifongique ou antifungique
antigen, s. Antigène
antigen (Australia). Antigène Australia ou Australie (ou AU)
antigen (HLA). Antigène HLA
antigen (P 24). Antigène P 24
antigen (prostate-specific). Antigène prostatique spécifique
antigenic, adj. Antigénique
antihistaminic, adj. Antihistaminique
antihypertensive, adj. Antihypertenseur, sive
antiinflammatory, adj. Anti-inflammatoire
antileprotic, adj. Antilépreux, euse
antilymphocytic, adj. Antilymphocytaire ou antilymphocyte
antimalarial, adj. Antipaludéen, enne, ou antipaludique
antimetabolite, s. Antimétabolique

antimitotic, *adj.* Antimitotique
antioxidant, *adj.* Antioxydant, ante
antiparasitic, *adj.* Antiparasitaire
antiparkinsonian, *adj.* Antiparkinsonien, enne
antipellagra, *adj.* Antipellagreux, euse
antiperistaltic, *adj.* Antipéristaltique
antiplasmin, *s.* Antiplasmine
antiplatelet, *adj.* Antiplaquettaire
antiprogesterone, *adj.* Antiprogestatif, ive
antiprotease, *s.* Antiprotéase
antipruritic, *adj.* Antiprurigineux, euse
antipsychotic, *adj.* Antipsychotique
antipyretic, *adj.* Antipyrétique
antirabic, *adj.* Antirabique
antiretroviral, *adj.* Antirétroviral, ale
antisepsis, *s.* Antisepsie
antiseptic, *adj.* Antiseptique
antiserum, *s.* Antisérum
antisludge, *adj.* Antiagrégant, ante
antispastic, *adj.* Antispasmodique
antistreptolysin O, *s.* Antistreptolysine O
antisudoral, *adj.* Antisudoral, ale
antisyphilitic, *adj.* Antisyphilitique
antitetanic, *adj.* Antitétanique
antithrombin, *s.* Antithrombine
antithrombotic, *adj.* Antithrombotique
antithyroid, *adj.* Antithyroïdien, enne
antitoxic, *adj.* Antitoxique
antitoxin, *s.* Antitoxine
antitragus, *s.* Antitragus
antituberculous, *adj.* Antituberculeux, euse
antitussive, *adj.* Antitussif, ive
antiviral, *adj.* Antiviral, ale
antivitamin, *s.* Antivitamine
antixenic, *adj.* Antixénique
antixerophtalmic, *adj.* Antixérophtalmique
antrectomy, *s.* Antrectomie
antritis, *s.* Antrite
antromastoiditis, *s.* Antromastoïdite
antrotomy, *s.* Antrotomie
anuria, *s.* Anurie
anus, *s.* Anus
anus (artificial). Anus artificiel
anus (preternatural). Anus contre nature
anxiety, *s.* Anxiété
anxiolytic, *adj.* Anxiolytique
anxious, *adj.* Anxieux, euse
aorta, *s.* Aorte

aorta (overriding). Dextroposition de l'aorte
aortic, *adj.* Aortique
aortography, *s.* Aortographie
aortoplasty, *s.* Aortoplastie
apareunia, *s.* Apareunie
apathy, *s.* Apathie
aperistalsis, *s.* Apéristaltisme
apex, *s.* Apex
Apgar' s score. Apgar (indice d')
aphakia, *s.* Aphakie
aphakial, *adj.* Aphaque
aphasia, *s.* Aphasie
aphonia, *s.* Aphonie
aphrodisiac, *adj.* Aphrodisiaque
aphta, *pl.* aphtae, *s.* Aphte
aphthous, *adj.* Aphteux, euse
aphtosis, *s.* Aphtose
apical, *adj.* Apexien, enne
aplasia (bone marrow). Aplasie médullaire
aplasia, *s.* Aplasie
apnoea, *s.* Apnée
apnoea (sleep syndrome). Apnées du sommeil (syndrome des)
apocrine, *adj.* Apocrine
apodia, *s.* Apodie
apoenzyme, *s.* Apo-enzyme
apomorphine, *s.* Apomorphine
aponevrectomy, *s.* Aponévrectomie
aponevrosis, *s.* Aponévrose
aponevrositis, *s.* Aponévrosite
apophysis, *s.* Apophyse
apophysitis, *s.* Apophysite
apoplectic, *adj.* Apoplectique
apoplexy, *s.* Apoplexie
apparatus (juxtaglomerular). Appareil juxtaglomérulaire
appendicectomy, *s.* Appendicectomie
appendicitis, *s.* Appendicite
appendicular, *adj.* Appendiculaire
appendicular lump. Plastron appendiculaire
appendix (vermiform). Appendice vermiforme
appetite, *s.* Appétit
apragmatism, *s.* Apragmatisme
apraxia, *s.* Apraxie
aptyalia, *s.* Aptyalisme
apudoma, *s.* Apudome
apyretic, *adj.* Apyrétique
apyrexia, *s.* Apyrexie

apyrogenic, *adj.* Apyrétogène, apyrogène
aqueduct (cerebral). Aqueduc cérébral
Arachnida, s. Arachnides
arachnodactyly, s. Arachnodactylie
arachnoidea, s. Arachnoïde
arachnoiditis, s. Arachnoïdite
arbovirosis, s. Arbovirose
arbovirus, s. Arbovirus
arch, s. Arc, crosse
archaeocerebellum, s. Archéocérébellum
archicortex, s. Archéocortex
arcus senilis. Arc sénile
areflexia, s. Aréflexie
Arenavirus, s. Arenavirus
areola, s. Aréole
argentaffine, *adj.* Argentaffine
arginine, s. Arginine
Argyll Robertson' s pupil. Argyll Robertson (signe d')
argyria, s. Argyrie ou argyrose
ariboflavinosis, s. Ariboflavinose
arm, s. Bras
armpit, s. Aisselle
Arnold' s neuralgia. Arnold (névralgie d')
aromatherapy, s. Aromathérapie
aromatic, *adj.* Aromatique
arrhythmia, s. Arythmie
arrhythmia (continuous). Arythmie complète
arrhythmogenic, *adj.* Arythmogène
arsenic, s. Arsenic
arsenicalism, s. Arsenicisme
artefact, s. Artéfact
arterial, *adj.* Artériel, lle
arteriectomy, s. Artériectomie
arteriography, s. Artériographie
arteriole, s. Artériole
arteriolitis, s. Artériolite
arteriopathy, s. Artériopathie
arteriosclerosis, s. Artériosclérose
arteriosclerotic, *adj.* Artérioscléreux, euse
arteriospasm, s. Artériospasme
arteriotomy, s. Artériotomie
arteriovenous, *adj.* Artérioveineux, euse
arteritis, s. Artérite
arteritis (temporal). Artérite temporale
artery, s. Artère
artery (popliteal entrapment). Artère poplitée piégée
artery (pulmonary). Artère pulmonaire
artery of Adamkiewicz. Adamkiewicz (artère d')

arthralgia, s. Arthralgie
arthralgia (multiple). Polyarthralgie
arthritis, s. Arthrite
arthrocentesis, s. Arthrocentèse
arthrodesis, s. Arthrodèse
arthrography, s. Arthrographie
arthrology, s. Arthrologie
arthropathy, s. Arthropathie
arthrophyte, s. Arthrophyte
arthroplasty, s. Arthroplastie
arthropneumography, s. Arthro-pneumographie
Arthropoda, s. Arthropodes
arthroscopy, s. Arthroscopy
arthrosis, s. Arthrose
arthrosis (rachidian). Dorsarthrose
arthrotomy, s. Arthrotomie
artificial, *adj.* Artificiel, lle
arythenoid, *adj.* Aryténoïde
ASA classification. Classification ASA
asbestosis, s. Asbestose
ascaridiasis, s. Ascaridiase ou ascaridiose
Ascaris, s. Ascaris
ascites, s. Ascite
asepsis, s. Asepsie
aseptic, *adj.* Aseptique
asexual, *adj.* Asexué, ée
asialia, s. Asialie
asparagine, s. Asparagine
aspartame, s. Aspartame
aspergilloma, s. Aspergillome
aspergillosis, s. Aspergillose
aspermatism, s. Aspermatisme
asphyxia, s. Asphyxie
aspirin, s. Aspirine
asplenia, s. Asplénie
assault (indecent). Attentat à la pudeur
assay (enzyme-linked immunosorbent). Méthode immuno-enzymatique
assimilation, s. Assimilation
assistance (circulatory). Assistance circulatoire
astasia, s. Astasie
astereognosis, s. Astéréognosie
asterixis, s. Astérixis
asthenia, s. Asthénie
asthma, s. Asthme
asthmatic, *adj.* Asthmatique
astigmatism, s. Astigmatisme
astragalectomy, s. Astragalectomie
astragalus, s. Astragale
astringent, *adj.* et s. Astringent, ente

astrocyte, s. Astrocyte
astrocytoma, s. Astrocytome
Astroviridae, s. pl. Astroviridæ
Astrovirus. Astrovirus
asylum, s. Asile
asymptomatic, adj. Asymptomatique
asynergia, s. Asynergie
asystole, s. Asystole
ataraxia, s. Ataraxie
ataraxic, adj. Ataraxique
atavism, s. Atavisme
ataxia, s. Ataxie
ataxic, adj. Ataxique
atelectasis, s. Atélectasie
atherectomy, s. Athérectomie
atheroma, s. Athérome
atherosclerosis, s. Athérosclérose
athetoid, adj. Athétoïde
athetosic, adj. Athétosique
athetosis, s. Athétose
athrepsia, s. Athrepsie
athymia, s. Athymie
athyroidism, s. Athyroïdie
atlas, s. Atlas
atom, s. Atome
atonia, s. Atonie
atopy, s. Atopie
atresia, s. Atrésie
atrial, adj. Auriculaire ; atrial, ale
atrichia, s. Atrichie
atrium cordis. Atrium du cœur
atrophy, s. Atrophie
atropine, s. Atropine
atropism, s. Atropisme
attack, s. Accès
attack (acute gastric). Embarras gastrique
attic, s. Attique
atticitis, s. Atticite
atticoantrotomy, s. Attico-antrotomie
atticotomy, s. Atticotomie
attitude, s. Attitude
attrition, s. Attrition
atypical, adj. Atypique
audibility, s. Audibilité
audimutism, s. Audimutité
audiogram, s. Audiogramme
audiography, s. Audiographie
audiology, s. Audiologie
audiometer, s. Audiomètre
audiometry, s. Audométrie
audit, s. Audit

audition, s. Audition
aura, s. Aura
auricle, s. Auricule
auricular, adj. Auriculaire
auriculectomy, s. Auriculectomie
auriculotomy, s. Auriculotomie
auriculoventricular, adj. Auriculo-ventriculaire
auscultation, s. Auscultation
autism, s. Autisme
autistic, adj. Autiste
autoaccusation, s. Auto-accusation
autoagglutination, s. Auto-agglutination
autoagglutinin, s. Auto-agglutinine
autoanalyzer, s. Auto-analyseur
autoantibody, s. Auto-anticorps
autoantigen, s. Auto-antigène
autochtonous, adj. Autochtone
autoclave, s. Autoclave
autodialysis, s. Autodialyse
autodigestion, s. Autodigestion
autograft, s. Autogreffe
autohaemolysis, s. Autohémolyse
autoimmunity, s. Auto-immunité
autoinfection, s. Auto-infection
autointoxication, s. Auto-intoxication
autologous, adj. Autologue
autolysis, s. Autolyse
automatism, s. Automatisme
automutilation, s. Automutilation
autonomic, adj. Autonome
autopsy, s. Autopsie
autoradiography, s. Autoradiographie
autosomal, adj. Autosomique
autosome, s. Autosome
autosuggestion, s. Autosuggestion
auxiliary (nursing). Aide-soignant , te
avascular, adj. Avasculaire
avitaminosis, s. Avitaminose
avulsion of the scalp, s. Scalp
avulsion, s. Avulsion
axenic, adj. Axénique
axerophtol, s. Axérophtol
axillary, adj. Axillaire
axis, s. Axis
axongia, s. Axonge
azidothymidine, s. Azidothymidine
azoospermia, s. Azoospermie
azotaemia, s. Azotémie
azygos, adj. Azygos
azymic, adj. Azyme

B

Babinski' s platysma sign. Peaucier (signe du)
Babinski' s toe sign. Babinski (signe de)
bacillar, *adj.* Bacillaire
bacillus, *s.* Bacille
back, *s.* Dos
bacteriaemia, *s.* Bactériémie
bactericidal, *adj.* Bactéricide
bacteriology, *s.* Bactériologie
bacteriolysin, *s.* Bactériolysine
bacteriolysis, *s.* Bactériolyse
bacteriophage, *s.* Bactériophage
bacteriostatic, *adj.* Bactériostatique
bacteriotoxin, *s.* Bactériotoxine
bacteriotropic, *adj.* Bactériotrope
bacterium, *pl.* **bacteria,** *s.* Bactérie
bacteriuria, *s.* Bactériurie
bag of waters. Poche des eaux
bagassosis, *s.* Bagassose
balanitis, *s.* Balanite
balanoposthitis, *s.* Balanoposthite
balanopreputial, *adj.* Balano-préputial, ale
baldness, *s.* Calvitie
balloon mitral valve. Ballonnement (ou ballonnisation) de la valve mitrale
ballotement, *s.* Ballottement
balneation, *s.* Balnéation
balneotherapy, *s.* Balnéothérapie
balsam, *s.* Baume
balsamic, *adj.* Balsamique
bandage, *s.* Bandage
bandage (reverse). Renversé
banding, *s.* Cerclage
bar, *s.* Bar
barbiturate, *s.* Barbiturique
barbiturism, *s.* Barbiturisme
barium enema. Lavement baryté
barium sulphate, *s.* Baryte
Barlow' s syndrome. Barlow (syndrome de)
baroreceptor, *s.* Barorécepteur
barotrauma, *s.* Barotraumatisme
Barr' s body. Barr (corpuscule de)
Bartholin' s gland. Bartholin (glande de)
bartholinitis, *s.* Bartholinite
basal metabolic rate. Métabolisme basal ou de base
basal nuclei. Noyaux basaux
base, *s.* Base
base (purine). Base purique
base (pyrimidine). Base pyrimidique
base (xanthine). Base xanthique
base line. Ligne iso-électrique
basedowian, *adj.* Basedowien, enne

basilar insufficiency. Insuffisance vertébro-basilaire
basophilia, *s.* Basophilie
basophilic, *adj.* Basophile
Bassini' s operation. Bassini (opération ou procédé de)
bath, *s.* Bain
bathmotropic, *adj.* Bathmotrope
baths (thermal). Thermes
beating, *s.* Battement
becquerel, *s.* Becquerel
bedpan, *s.* Bassin
bedridden, *adj.* Grabataire
Behçet' s syndrome. Maladie de Behçet
bel, *s.* Bel
Bell Magendie law. Loi de Bell-Magendie
Bell' s phenomenon. Signe de Bell
belladonna, *s.* Belladone
belly (wooden). Ventre de bois
Bence Jones' protein. Bence Jones (protéine de)
benign, *adj.* Bénin, igne
benignity, *s.* Bénignité
Béniqué' s sound. Béniqué (bougie de)
benzodiazepine, *s.* Benzodiazépine
benzolism, *s.* Benzénisme
Berger' s disease. Berger (maladie de)
beriberi, *s.* Béribéri
berylliosis, *s.* Bérylliose
Besnier – Bœck – Schaumann disease. Besnier – Bœck – Schaumann (maladie de)
Besredka' s method. Besredka (méthode de)
bestiality, *s.* Bestialité
betablocker, *adj.* Bêtabloquant, ante
Betaherpesvirinae, *s.* Betaherpesvirinæ
betalactam antibiotic, *s. pl.* Bêtalactamines
betalactamase, *s.* Bêtalactamase
betamimetic, *adj.* Bêtamimétique
betastimulant, *adj.* Bêtastimulant, ante
betatherapy, *s.* Bêtathérapie
betatron, *s.* Bêtatron
bicarbonate, *s.* Bicarbonate
biceps, *adj.* Biceps
Bichat' s fat pad. Bichat (boule graisseuse de)
bicuspid, *adj.* Bicuspide
bicycle, *s.* Bicyclette
bifid, *adj.* Bifide
Bifidobacterium, *s.* Bifidobacterum
bifocal, *adj.* Bifocal, ale
bigeminal, *adj.* Bigéminé, née
bigeminy, *s.* Bigéminisme
biguanide, *s.* Biguanide
bilateral, *adj.* Bilatéral, ale

bile, s. Bile
biliary, adj. Biliaire
bilious, adj. Bilieux, euse
bilirubin, s. Bilirubine
bilirubinaemia, s. Bilirubinémie
bilirubinuria, s. Bilirubinurie
biliverdin, s. Biliverdine
bilocular, adj. Biloculaire
binocular, adj. Binoculaire
bioavalaibility. Disponibilité biologique des médicaments
biochemistry, s. Biochimie
bioethics, s. Bioéthique
biogenesis, s. Biogenèse
biology, s. Biologie
biology (medical). Biologie médicale
biology (molecular). Biologie moléculaire
bioprosthesis, s. Bioprothèse
biopsy, s. Biopsie
biosynthesis, s. Biosynthèse
biotaxis, s. Biotaxie
biotechnology, s. Biotechnologie
biotin, s. Biotine
biotype, s. Biotype
biphosphonate, s. Biphosphonate
bipolar, adj. Bipolaire
birth, s. Naissance
birth control. Familiale (planification)
bisexuality, s. Bisexualité
bismuth, s. Bismuth
bistoury, s. Bistouri
black fly, s. Simulie
bladder, s. Vessie
Blalock – Taussig operation. Blalock – Taussig (opération de)
blank, adj. Blanc, anche
blastoderm, s. Blastoderme
blastoma, s. Blastome
blastomer, s. Blastomère
blastomycetes, s. pl. Blastomycètes
blastomycosis, s. Blastomycose
blastula, s. Blastula
blepharitis, s. Blépharite
blepharochalasis, s. Blépharochalasis
blepharoconjunctivitis, s. Blépharo-conjonctivite
blepharophimosis, s. Blépharophimosis
blepharoplasty, s. Blépharoplastie
blepharospasm, s. Blépharospasme, blépharotic
blind, adj. Aveugle
blind test (double). Épreuve en double anonymat
blindness, s. Cécité
blinking, winking, s. Clignement
blister, s. Vésicule

block (alveolar capillary). Bloc alvéolo-capillaire
block (atrioventricular heart), s. Bloc atrio-ou auriculoventriculaire
block (bilateral bundle branch), s. Bibloc
block (bundle branch), s. Bloc de branche
block (sino-auricular heart), s. Bloc sino-auriculaire
block (spinal), s. Blocage méningé
blockade (ganglionic). Blocage ganglionnaire
blocking, s. Barrage
blocking of the joint. Blocage articulaire
blood, s. Sang
bloodlettting, s. Saignée
blue (methylene). Bleu de méthylène
bodies (ketone). Corps cétoniques
bodies (mamillary). Corps mamillaires
bodily damage. Dommage corporel
body (cavernous). Corps caverneux
body (foreign). Corps étranger
body (spongy). Corps spongieux
body (vitreous). Corps vitré
body (yellow). Corps jaune
body building, s. Musculation
body image. Schéma corporel
bolster, s. Bourdonnet
bolt. Butée osseuse
bone, s. Os
bone (lacrimal). Unguis
bony, adj. Osseux, euse
boot, s. Botte
Boppe' s splint. Boppe (attelle de)
borborygmus, s. Borborygme
Bordetella pertussis. Bordet – Gengou (bacille de)
borism, s. Borisme
Borrelia, s. Borrelia
borreliasis, s. Borréliose
borrow (acarina). Sillon de la gale
bothriocephalus, s. Bothriocéphale
botryomycoma, s. Botryomycome
botulism, s. Botulisme
bougie, s. Bougie
bougienage, s. Bougirage
box (anatomical snuff). Tabatière anatomique
Boyden' s meal. Boyden (repas de)
brachialgia, s. Brachialgie
brachycephalia, s. Brachycéphalie
brachydactyly, s. Brachydactylie
brachymorphic, adj. Brachymorphe
brachyœsophagus, s. Brachy-œsophage
bradyarrhythmia, s. Bradyarythmie
bradycardia, s. Bradycardie
bradycardia-tachycardia syndrome. Maladie rythmique auriculaire
bradykinesia, s. Bradycinésie ou bradykinésie

bradypepsia, s. Bradypepsie
bradyphasia, s. Bradyphasie
bradyphemia, s. Bradyphémie
bradypnoea, s. Bradypnée
bradypsychia, s. Bradypsychie
bradysphygmia, s. Bradysphygmie
braille, s. Braille ou écriture braille
brat, s. Morpion
breast, s. Mamelle
breast (chicken). Thorax en carène
breast (funnel). Thorax en entonnoir
breast feeding, s. Allaitement
breast harness (English). Bricole anglaise
bregma, s. Bregma
brevilineal, adj. Bréviligne
broad ligament of the uterus. Ligament large
de l'utérus
bromhydrosis, s. Bromhidrose ou bromidrose
bromine, s. Brome
bromism, s. Bromisme
bromocriptine, s. Bromocriptine
bronchiectasis, s. Bronchectasie ou bronchiectasie, dilatation des bronches
bronchiole, s. Bronchiole
bronchiolitis, s. Bronchiolite
bronchitis, s. Bronchite
broncho-alveolar lavage. Lavage broncho-
alvéolaire
bronchocele, s. Bronchocèle
bronchoconstriction, s. Bronchoconstriction
bronchodilatation, s. Bronchodilatation
bronchoemphysema, s. Broncho-emphysème
bronchogenic, adj. Bronchogène, bronchogénique
bronchography, s. Bronchographie
bronchopathy, s. Bronchopathie
bronchoplegia, s. Bronchoplégie

bronchopneumonia, s. Bronchopneumonie
bronchopneumopathia, s. Bronchopneumopathie
bronchopulmonary, adj. Bronchopulmonaire
bronchorrhoea, s. Bronchorrhée
bronchoscopy, s. Bronchoscopie
bronchospasm. Bronchospasme
bronchospirography, s. Bronchospirographie
bronchospirometry, s. Bronchospirométrie
bronchostenosis, s. Bronchosténose
bronchotomy, s. Bronchotomie
bronchus, pl. bronchi, s. Bronche
Brown-Séquard's disease. Brown-Séquard
(syndrome de)
Bruce's protocol. Bruce (protocole de)
Brucella, s. Brucella
brucellosis, s. Brucellose
brycomania, s. Brycomanie
bubo, s. Bubon
buccal, adj. Buccal, ale
buccinator muscle. Buccinateur (muscle)
Bucky's rays therapy, s. Buckythérapie
buffer, s. Tampon ou substance tampon
bulb, s. Bulbe
bulimia, s. Boulimie
bulla, s. Bulle
bullosis, s. Bullose
bundle, s. Faisceau
buphthalmia, s. Buphtalmie
burn, s. Brûlure
bursa, s. Bourse
bursa-derived, adj. Bursodépendant, ante
bursa of Fabricius. Bourse de Fabricius
bursitis, s. Bursite
butterfly lupus, s. Vespertilio
buttock, s. Fesse
by-pass, s. Pontage
byssinosis, s. Byssinose

C

cachexia, s. Cachexie
cacosmia, s. Cacosmie
cacostomia, s. Cacostomie
caduca, adj. Caduque
caduceus, s. Caducée
caecotomy, s. Cæcotomie
caecum, s. Cæcum
caeruloplasmin, s. Céruloplasmine
caesarean, adj. Césarienne
caffeine, s. Caféine
caffeinism, s. Caféisme
caisson disease. Caissons (maladie des)
calcaemia, s. Calcémie
calcaneitis, s. Calcanéite

calcaneus, s. Calcanéus
calcarine sulcus. Calcarine (scissure)
calciferol, s. Calciférol
calcification, s. Calcification
calcinosis, s. Calcinose
calcipexis, s. Calcipexie
calciprivic, adj. Calciprive
calcitherapy, s. Calcithérapie
calcitonin, s. Calcitonine
calcium, s. Calcium
calciuria, s. Calciurie
calculus, s. Calcul
calf, s. Mollet
callosity, s. Callosité, durillon

callus, s. Cal
calory, s. Calorie
camphor, s. Camphre
campimeter, s. Campimètre
camptocormia, s. Camptocormie
camptodactylia, s. Camptodactylie
canal persistent defect (common atrioventricular). Canal atrio- ventriculaire
cancer, s. Cancer
cancer of the bladder. Cancer de la vessie
cancer of the thyroid. Cancer de la thyroïde
cancer of the uterus. Cancer de l'utérus
cancerogenic, adj. Cancérogène
cancerophobia, s. Cancérophobie
candela, s. Candela
candida, s. Candida
candidiasis, s. Candidose
canities, s. Canitie
cannabism, s. Cannabisme
cannula, s. Canule
capacity (inspiratory). Capacité inspiratoire
capacity (maximum tubular excretory). Capacité tubulaire maxima d'excrétion
capacity (residual functional). Capacité résiduelle fonctionnelle
capacity (total lung). Capacité pulmonaire totale
capillaritis, s. Capillarite
capillaroscopy, s. Capillaroscopie
capillary, adj. et s. Capillaire
capitonnage, s. Capitonnage
capnimetry, s. Capnimétrie
capsula (articular). Capsule articulaire
capsula extrema. Capsule extrême
capsule, s. Capsule, gélule
capsulitis, s. Capsulite
capsulotomy, s. Capsulotomie
captopril, s. Captopril
carbon monoxide. Monoxyde de carbone
carboxyhaemoglobin, s. Carboxyhémoglobine
carboxylase, s. Carboxylase
carbuncle, s. Anthrax
carcinogenesis, s. Carcinogenèse
carcinoid (intestinal). Carcinoïde du grêle
carcinology, s. Cancérologie, carcinologie
carcinoma, s. Carcinome
carcinosarcoma, s. Carcinosarcome
carcinosis, s. Carcinose
cardia, s. Cardia
cardiac. Cardiaque
cardialgia, s. Cardialgie
cardinal, adj. Cardinal, ale
cardioinhibitory, adj. Cardio-inhibiteur, trice
cardiology, s. Cardiologie

cardiomegalia, s. Cardiomégalie
cardionector system. Cardionecteur (appareil ou système)
cardiopathy, s. Cardiopathie
cardioplegia, s. Cardioplégie
cardioselective, adj. Cardiosélectif, ive
cardiospasm, s. Cardiospasme
cardiotachometer, s. Cardiotachymètre
cardiothyreotoxicosis, s. Cardiothyréose
cardiotocography, s. Cardiotocographie
cardiotonic, adj. Cardiotonique
cardiotoxic, adj. Cardiotoxique
cardiovascular, adj. Cardiovasculaire
cardioversion, s. Cardioversion, choc électrique
carditis, s. Cardite
care (intensive). Soins intensifs
caries, s. Carie
carminative, adj. Carminatif, ive
carotene, s. Carotène
carotid artery. Carotide (artère)
carotid sinus reflex. Réflexe sinucarotidien
carotidogram, s. Carotidogramme
carphology, s. Carphologie
carpus, s. Carpe
cartilage, s. Cartilage
caruncle, s. Caroncule
casein, s. Caséine
caseous, adj. Caséeux, euse, ou caséiforme
caseum, s. Caséum
cast (plaster). Plâtre, appareil plâtré
castrate, s. Castrat
castration, s. Castration
cat scratch fever. Griffes de chat (maladie des)
catabolism, s. Catabolisme
catabolite, s. Catabolite
catalase, s. Catalase
catalepsy, s. Catalepsie
cataleptic, adj. Cataleptique
catalysis, s. Catalyse
catamenial, adj. Cataménial
catamnesis, s. Catamnèse
cataplasm, s. Cataplasme
cataplexy, s. Cataplexie
cataract, s. Cataracte
catarrh, s. Catarrhe
catatonia, s. Catatonie
catecholamine, s. Catécholamine
catecholergic, adj. Catécholergique
catenary, adj. Caténaire
catgut, s. Catgut
catheter, s. Cathéter
catheterization, s. Cathétérisme
cathode, s. Cathode
cation, s. Cation

cauda equina syndrome. Queue-de-cheval (syndrome de la)
caudal, adj. Caudal, ale
caul, s. Coiffe
causalgia, s. Causalgie ou causalgique (syndrome)
caustic, adj. et s. Caustique
cauterization, s. Cautérisation
cautery, s. Cautère
cavern, s. Caverne
cavernous, adj. Caverneux, euse
cavitary, adj. Cavitaire
cavity (glenoid). Glène
cell, s. Cellule
cell (APUD). Cellule APUD
cell (mast). Mastocyte
cellulitis, s. Cellulite
cellulose, s. Cellulose
Celsius degree. Degré Celsius
cementoblastoma, s. Cémentoblastome
cementoblast, s. Cémentoblaste
cementoma, s. Cémentome
cementum, s. Cément
cenesthesia, s. Cénesthésie
cenesthopathy, s. Cénestopathie
centimorgan, s. Centimorgan
central paralysis. Paralysie centrale
centromere, s. Centromère
centrosome, s. Centrosome
cephalalgia, s. Céphalalgie
cephalhaematoma, s. Céphalhématome
cephalic, adj. Céphalique
cephalorachidian, adj. Céphalorachidien, enne
cephalosporin, s. Céphalosporine
cercaria, s. Cercaire
cerebellar, adj. Cérébelleux, euse
cerebellitis, s. Cérébellite
cerebellum, s. Cervelet
cerebral, adj. Cérébral, ale
cerebrospinal, adj. Cérébrospinal, ale
cerebrum, s. Cerveau
certificate (medical). Certificat médical
cerumen, s. Cérumen
cervical, adj. cervical, ale
cervicitis, s. Cervicite
cervicobrachial, adj. Cervicobrachial, ale
cervicodynia, s. Cervicalgie
cervicopexy, s. Cervicopexie
cervicotomy, s. Cervicotomie
cervicovaginitis, s. Cervicovaginite
Cestode, s. Cestode
Chagas' disease. Chagas (maladie de)
chalazion, s. Chalazion

chamber, s. Loge
chancre, s. Chancre
channel (calcium). Canal calcique
channel (carpal-syndrome). Syndrome du canal carpien
channel (ion). Canal ionique
channel (potassium). Canal potassique
channel (sodium). Canal sodique
character, s. Caractère
characterial, adj. Caractériel, elle
charcoal (activated). Charbon activé
check up. Santé (examen de), bilan
cheek, s. Joue
cheilitis, s. Cheilite
cheiloplastie, s. Cheiloplastie
cheilorrhaphy, s. Cheilorraphie
cheiroplasty, s. Cheiroplastie
chelation, s. Chélation
cheloid, s. Chéloïde
chemist, s. Pharmacien
chemonucleolysis, s. Nucléolyse
chemoprophylaxis, s. Chimioprophylaxie
chemoreceptor, s. Chémorécepteur
chemosis, s. Chémosis
chemotaxis, s. Chimiotaxie
chemotherapy, s. chimiothérapie
chest (flail). Volet costal
Cheyne-Stokes breathing. Cheyne-Stokes (respiration de)
chiasm (optic). Chiasma optique
chicken-pox, s. Varicelle
chigger, s. Rouget
chigo, s. Chique
chilblain, s. Engelure
childhood, s. Enfance
chill, s. Frisson
Chinese restaurant syndrome. Restaurants chinois (syndrome des)
chiromegaly, s. Chiromégalie
chiropodist, s. Pédicure
chiropractic, s. Chiropraxie
Chlamydia, s. Chlamydia
chloasma, s. Chloasma
chloraemia, s. Chlorémie
chloramphenicol, s. Chloramphénicol
chlorination, s. Chloration
chloruria, s. Chlorurie
choanae, s. pl. Choanes
choked, adj. Empâté, tée
cholaemia, s. Cholémie
cholagogue, adj. et s. Cholagogue
cholangiectasy. Cholangiectasie
cholangiography, s. Cholangiographie
cholangiolitis, s. Chloangiolite

cholangioma, s. Cholangiome
cholangiotomy, s. Cholangiotomie
cholangitis, s. Cholangite
cholecystalgia, s. Cholécystalgie
cholecystectasia, s. Cholécystectasie
cholecystectomy, s. Cholécystectomie
cholecystitis, s. Cholécystite
cholecystography, s. Cholécystographie
cholecystotomy, s. Cholécystotomie
choledocho-duodenostomy, s. Cholédocho-
duodénostomie
choledocholithiasis, s. Cholédocholithiase
choledochoplasty, s. Cholédochoplastie
choledochostomy, s. Cholédochostomie
choledochotomy, s. Cholédochotomie
cholelithiasis, s. Cholélithiase
cholelithotripsy, s. Cholélithotripsie ou cholélithotritie
cholemesis, s. Cholémèse
choleperitoneum, s. Cholépéritoine
cholera, s. Choléra
choleraic, adj. Cholérique
choleresis, s. Cholérèse
choleretic, adj. et s. Cholérétique
choleriform, adj. Choleriforme
cholestasis, s. Cholestase
cholestatic, adj. Cholostatique
cholestatic jaundice. Ictère cholestatique ou
cholostatique
cholesteatoma, s. Cholestéatome
cholesterol, s. Cholestérol
cholesterolaemia, s. Cholestérolémie
cholesteropexy, s. Cholestéropexie
cholethorax, s. Choléthorax
choline, s. Choline
cholinergy, adj. Cholinergique
cholinesterase, s. Cholinestérase
choluria, s. Cholurie
chondral, adj. Chondral, ale
chondrectomy, s. Chondrectomie
chondriome, s. Chondriome
chondritis, s. Chondrite
chondroblast, s. Chondroblaste
chondroblastoma. Chondroblastome bénin
chondrocalcinosis (articular). Chondrocalcinose articulaire
chondrocyte, s. Chondrocyte
chondrodystrophia, s. Chondrodystrophie
chondrogenesis, s. Chondrogenèse
chondroid, adj. Chondroïde
chondrolysis, s. Chondrolyse
chondroma, s. Chondrome
chondromalacia, s. Chondromalacie
chondromatosis, s. Chondromatose

chondropathy, s. Chondropathie
chondrophyte, s. Chondrophyte
chondrosarcoma, s. Chondrosarcome
chondrotomy, s. Chondrotomie
Chopart's articulation. Chopart (articulation de)
chorda tympani. Corde du tympan
chordopexy, s. Chonrdopexie, ou cordopexie
chordotomy, s. Chordotomie ou cordotomie
chorea, s. Chorée
choreiform, adj. Choréiforme
chorion, s. Chorion
chorioretinitis, s. Choriorétinite
choroid, s. Choroïde
choroiditis, s. Choroïdite
chromaffin, adj. Chromaffine
chromatin, s. Chromatine
chromatography, s. Chromatographie
chromatolysis, s. Chromatolyse
chromatopsia, s. Chromatopsie
chromium, s. Chrome
chromogen, adj. Chromogène
chromophil, adj. Chromophile
chromophore, s. Chromophore
chromoprotein, s. Chromoprotéine
chromosomal, adj. Chromosomique
chromosome, s. Chromosome
chronic, adj. Chronique
chronicity, s. Chronicité
chronobiology, s. Chronobiologie
chronotropic, adj. Chronotrope
chrysotherapy, s. Chrysothérapie
chyle, s. Chyle
chyliform, adj. Chyliforme
chylomicron, s. Chylomicron
chyloperitoneum, s. Chylopéritoine
chylothorax, s. Chylothorax
chylous, adj. Chyleux, euse
chyluria, s. Chylurie
chyme, s. Chyme
chymotrypsinogen, s. Chymotrypsinogène
ciliary, adj. Ciliaire
Cimex lectularius, s. Punaise
cineangiocardiography, s. Ciné-angiocardiographie
cineangiography, s. Ciné-angiographie
cingulum, s. Cingulum
circadian, adj. Circadien, enne
circinate, adj. Circiné, née
circoncision, s. Circoncision
circulation, s. Circulation
circulatory, adj. Circulatoire
circumduction, s. Circumduction
circumflex, adj. Circonflexe

cirrhogenous, *adj.* Cirrhogène
cirrhosis, *s.* Cirrhose
cirrhotic, *adj.* Cirrhotique
cistern, *s.* Citerne
cisternal, *adj.* Cisternal, ale
cisternography, *s.* Cisternographie
cisternotomy, *s.* Cisternotomie
cistron, *s.* Cistron
clamp, *s.* Clamp
clamping, *s.* Clampage
clapping, *s.* Claquade
class syndrome (economy). Syndrome de la classe économique
claudication, *s.* Claudication
claudication (intermittent). Claudication intermittente
claustrophobia, *s.* Claustrophobie
claustrum, *s.* Claustrum
clavicle, *s.* Clavicule
clavus, *s.* Cor
clavus (soft). Œil-de-perdrix
clearance, *s.* Clairance
cleavage, *s.* Clivage
cleidoctomy, *s.* Cléidectomie
click, *s.* Claquement
climacteric, *s.* Climatère
climax, *s.* Orgasme
clinic, *adj.* Clinique
clinician, *adj.* Clinicien, enne
clinoid, *adj.* Clinoïde
clinomania, *s.* Clinomanie
clinostatic, *adj.* Clinostatique
clinostatism, *s.* Clinostatisme
clip, *s.* Agrafe, clip
clitoris, *s.* Clitoris
clivus, *s.* Clivus
cloaca, *s.* Cloaque
clonal, *adj.* Clonal, ale
clone, *s.* Clone
clonidine, *s.* Clonidine
cloning, *s.* Clonage
clonism, *s.* Clonie ou clonique (convulsion)
clonus, *s.* Clonus
closing, *s.* Fermeture
clostridium, *s.* Clostridium
Clostridium tetani. Nicolaïer (bacille de)
clot, *s.* Caillot
clubhand. Main bote
cluster of differenciation. Différenciation (classes d'antigènes de)
coagulability, *s.* Coagulabilité
coagulant, *s.* Coagulant
coagulation, *s.* Coagulation
coagulation factor. Facteur de coagulation

coagulation syndrome (disseminated intra-vascular). Syndrome de coagulation intra-vasculaire disséminée
coalescence, *s.* Coalescence
coaptation, *s.* Coaptation
coarctation, *s.* Coarctation
coat effect (white). Effet blouse blanche
cobalamine, *s.* Cobalamine
cocaine, *s.* Cocaïne
cocainomania, *s.* Cocaïnomanie
coccobacillus, *s.* Coccobacille
coccus, *pl.* cocci, *s.* Coccus, *pl.* coccus
coccydynia, *s.* Coccydynie ou coccygodynie
coccyx, *s.* Coccyx
cochlea, *s.* Cochlée
cochlear, *adj.* Cochléaire
cochleovestibular, *adj.* Cochléo-vestibulaire
cocoa, *s.* Cacao
code (genetic). Code génétique
codeine, *s.* Codéine
Codex, *s.* Codex
codon, *s.* Codon
coeliac, *adj.* Cœliaque
coeliac disease. Cœliaque (maladie)
coelialgia, *s.* Cœlialgie
coelioscopy, *s.* Cœlioscopie
coeliosurgery, *s.* Cœliochirurgie
coeloma, *s.* Cœlome
coenzyme, *s.* Coenzyme
cofactor, *s.* Cofacteur
cohort, *s.* Cohorte
coitus, *s.* Coït
colchicine, *s.* Colchicine
cold, *s.* Rhume
colectasia, *s.* Colectasie
colectomy, *s.* Colectomie
colibacillosis, *s.* Colibacillose
colic, *s.* Colique
colic (hepatic). Colique hépatique
coliform, *adj.* Coliforme
colitis, *s.* Colite
colitis (ulcerative). Rectocolite hémorragique
collagen, *s.* Collagène
collagen disease. Collagène (maladie du)
collapse (to), *v.* Collaber
collapse, *s.* Collapsus
collar, *s.* Collier
collateral, *adj.* Collatéral, ale
Colles' fracture. Pouteau (fracture de)
collodion, *s.* Collodion
colloid, *adj.* Colloïde
colloidal, *adj.* Colloïdal, ale
collutory, *s.* Collutoire
collyrium, *s.* Collyre

coloboma, s. Coloboma ou colobome
colocolostomy, s. Colo-colostomie
colon, s. Côlon
colopathy, s. Colopathie
colopexy, s. Colopexie
coloptosis, s. Coloptose
colorectal, adj. Colorectal
colorrhaphy, s. Colorraphie
colostomy, s. Colostomie
colostrum, s. Colostrum
colpocele, s. Colpocèle
colpohysterectomy, s. Colpo-hystérectomie
colpoperineoplasty, s. Colpo-périnéoplastie
colpoperineorrhaphy, s. Colpo-périnéorraphie
colpopexy, s. Colpopexie
colpoplasty, s. Colpoplastie
colpoptosis, s. Colpoptose
colposcopy, s. Colposcopie
colpostenosis, s. Colposténose
colpotomy, s. Colpotomie
coma, s. Coma
coma (complete), s. Carus
coma (diabetic). Coma diabétique
coma (hepatic). Coma hépatique
coma (irreversible). Coma dépassé
coma (light). Coma vigil
comedo, s. Comédon
commensal, adj. Commensal, ale
comminuted, adj. Comminutif, ive
commissure, s. Commissure
commissuroplasty, s. Commissuroplastie
commissurotomy, s. Commissurotomie
compatibility (blood). Compatibilité sanguine
compensated, adj. Compensé, sée
compensation, s. Compensation
competence, s. Continence
complement, s. Complément
complementary, adj. Complémentaire
complete blood count, s. Hémogramme
complex, s. Complexe
compliance, s. Compliance
compliance (patient). Observance thérapeutique
complication, s. Complication
compress, s. Compresse
computerization. Digitalisation
concentration of the plasma (ion). Concentration ionique du plasma
conception, s. Conception
concha auriculae, s. Conque de l'auricule
concomitance, s. Concomitance
concretion, s. Concrétion

concussion, s. Commotion
conditioned, adj. Conditionné, née
conditioning, s. Conditionnement
condom, s. Condom
conductance, s. Conductance
conductibility, s. Conductibilité
conductor, adj. Conducteur, trice
condyle, s. Condyle
condyloma, s. Condylome
confabulation, s. Confabulation
confusion. Confustion mentale
congenital, adj. Congénital, ale, inné, ée
congenital disease. Maladie congénitale
congestion, s. Congestion
coniosis, s. Coniose
conization, s. Conisation
conjugated protein, s. Hétéroprotéine
conjunctiva, s. Conjonctive
conjunctivitis, s. Conjonctivite
Conn' s syndrome. Conn (syndrome de)
connective, adj. Connectif, ive
consanguineous, adj. Consanguin, ine
consanguinity, s. Consanguinité
consciousness, s. Conscience, conscient
consensus, s. Consensus
consent (informed). Consentement éclairé
consonating, adj. Consonant, ante
constipation, s. Constipation
constitution, s. Constitution
consultant, s. Consultant
consultation, s. Consultation
contagion, s. Contagion
contagious, adj. Contagieux, euse
contagium, s. Contage
contamination, s. Contamination
continence, s. Continence
contraception, s. Contraception
contraceptive, adj. Contraceptif, ive
contractility, s. Contractilité
contraction, s. Contraction
contracture, s. Contracture
contraindication, s. Contre-indication
controlateral, adj. Controlatéral, ale
contunding, adj. Contondant, ante
contusion, s. Contusion
conus arteriosus. Cône artériel
convalescence, s. Convalescence
convertin, s. Convertine
convulsant, adj. Convulsivant, ante
convulsion, s. Convulsion
coprolith, s. Coprolithe
coprologie, s. Coprologie
coprophilia, s. Coprophilie
coprostasis, s. Coprostase

copulation, s. Copulation
coracoid, adj. Coracoïde
cord (true vocal). Corde vocale
cordocentesis, s. Cordocentèse
core, s. noyau
corectopia, s. Corectopie
corium, s. Derme
cornage, s. Cornage
cornea, s. Cornée
coronal, adj. Coronal, ale
coronaritis, s. Coronarite
coronarography, s. Coronarographie
coronary, adj. Coronaire, coronarien, enne
Coronavirus, s. Coronavirus
corpus callosum. Corps calleux
corset (orthopaedic lombar). Lombostat
cortectomy, s. Cortectomie
cortex, s. Cortex
cortical, adj. Cortical, ale
corticodependant, adj. Corticodépendant,
ante
corticoprival, adj. Corticoprive
corticospinal, adj. Corticospinal, ale
corticosteroids, s. pl. Corticoïdes
corticosterone, s. Corticostérone
corticotherapy, s. Corticothérapie
corticotrophic, adj. Corticotrope
cortisol, s. Cortisol
cortisone, s. Cortisone
cortisone-like, adj. Corticomimétique
corymbiform, adj. Corymbiforme

coryza, s. Coryza
cosmetology, s. Cosmétologie
costectomy, s. Costectomie
cough, s. Toux
cough (whooping). Coqueluche
counseling (genetic). Conseil génétique
counter (over the). Médicament conseil
counterextension, s. Contre-extension
counteropening, s. Contre-incision
cow disease (mad). Maladie de la vache folle
cradle, s. Cerceau de lit
cremasteric reflex. Réflexe crémastérien
crisis, s. Accès
crisis (subintrant). État de mal
crossing over, s. Enjambement
crutch, s. Béquille
crutch-handled walking stick, s. Béquillon
crutch paralysis. Béquillards (syndrome des)
cryptorchidia, s. Cryptorchidie
culdoscopy, s. Pélycoscopie
culture medium. Bouillon de culture
cupping glass, s. Ventouse
cutaneous bone tendon reflex. Réflexe cutané,
osseux ou tendineux
cutaneous lymphoma, s. Hématodermie
cyanosis (congenital). Maladie bleue
cyst, s. Kyste
cyst (sebaceous). Kyste sébacé
cystectomy, s. Kystectomie
cystic, s. Kystique
cystography, s. Kystographie

D

D-dimer, s. D-dimère
dabbing, s. Tamponnage
dacryadenitis, s. Dacryadénite ou dacryoadénite
dacryocystitis, s. Dacryocystite
dacryogenic, adj. Dacryogène
dacryolith, s. Dacryolithe
dactylogram, s. Dactylogramme
dactylophasia, s. Dactylophasie
dactyloscopy, s. Dactyloscopie
Dakin' s fluid. Dakin (liqueur ou soluté de)
dalton, s. Dalton
daltonism, s. Daltonisme
darwinism, s. Darwinisme
deafness, s. Surdité
deambulation, s. Déambulation
death, s. Décès, mort
death (sudden infant). Mort subite inexpliquée du nourrisson
debility, s. Débilité

debridement, s. Débridement
decalcification, s. Décalcification
decalvant, adj. Décalvant, ante
decanulation, s. Décanulation
decarboxilation, s. Décarboxylation
decibel, s. Décibel ou dB
decidual, adj. Décidual, ale
declive, adj. Déclive
decoction, s. Décoction
decompensated, adj. Décompensé, sée
decompensation, s. Décompensation
decortication, s. Décortication
decrement, s. Décours, décrément
decremental, adj. Décrémentiel, elle
decubitus, s. Décubitus
decussation, s. Décussation
defecation, s. Défécation
defect, s. Tare, orifice
defect (atrial septal). Communication interauriculaire

defect (ventricular septal). Communication interventriculaire
deferentitis, s. Déférentite
deferentography, s. Déférentographie
defervescence, s. Défervescence
defibrillation, s. Défibrillation
defibrillator, adj. Défibrillateur, trice
defibrination, s. Défibrination
deficiency, s. Carence, déficience
deficiency (mental). Arriération mentale
deflexion, s. Déflexion
defloration, s. Défloration
deformity, s. Déformation
degeneration, s. Dégénérescence
degeneration (amyloid). Dégénérescence amyloïde
degranulation, s. Dégranulation
dehydrase, s. Déshydrase, déhydrase ou déshydrogénase
dehydration, s. Déshydratation
deleterious, adj. Délétère
deletion, s. Délétion
delirium, s. Délire
delirium tremens. Delirium tremens
delivery, s. Accouchement
delta. Delta
deltacortisone, s. Deltacortisone
deltahydrocortisone, s. Delta-hydrocortisone
deltoid, adj. Deltoïde
demasculinization, s. Dévirilisation
dementia, s. Démence
demineralization, s. Déminéralisation
demography, s. Démographie
demyelinization, s. Démyélinisation
denervation, s. Dénervation
dengue, s. Dengue
densitometry, s. Densitométrie
dental articulation. Articulé dentaire
dental forceps, s. Davier
dentin, s. Dentine
dentist, s. Dentiste
dentition, s. Denture
dentoma, s. Dentome
denudation, s. Dénudation
denutrition, s. Dénutrition
Denver nomenclature. Denver (classification de)
deontology, s. Déontologie
deoxyribonucleoprotein, s. Désoxyribonucléoprotéine
deoxyribose, s. Désoxyribose
department, s. Département
dependance (drug), s. Pharmacodépendance

depigmentation, s. Dépigmentation
depilation, s. Dépilation
depletion, s. Déplétion
depolarization, s. Dépolarisation
depression, s. Dépression
depression (anaclitic). Syndrome d'arriération affective
depurant, adj. Dépuratif, ive
derivation, s. Dérivation
dermatitis solaris, s. Héliodermite
dermatitis, s. Dermatite
dermatofibroma, s. Dermatofibrome
dermatoglyphe, s. Dermatoglyphe
dermatology, s. Dermatologie
dermatome, s. Dermatome
dermatomycosis, s. Dermatomycose
dermatomyoma, s. Dermatomyome
dermatomyositis, s. Dermatomyosite
dermatosis, s. Dermatose
dermitis with epidermitis, s. Dermo-épidermite
dermographism, s. Dermographie ou dermographisme
dermoid, adj. Dermoïde
derotation, s. Dérotation
desensitization, s. Désensibilisation
desmoma. Tumeur desmoïde
detachment (retinal). Décollement de la rétine
detection, s. Détection
deterge (to), v. Déterger
detergent, adj. Détersif, ive
detoxication, s. Détoxication ou Détoxification
detrusor, s. Détrusor
detumescence, s. Détumescence
deuteranope, adj. Deutéranope
device, s. Appareil
device (intrauterine contraceptive), s. Stérilet
devitalization, s. Dévitalisation
dextran, s. Dextran
dextrocardia, s. Dextrocardie
dextrogyral, adj. Dextrogyre
dextrose, s. Dextrose
diabetes, s. Diabète
diabetes (bronzed). Diabète bronzé
diabetes insipidus. Diabète insipide
diabetes mellitus. Diabète sucré
diabetic, adj. Diabétique
diabetogenic, adj. Diabétogène
diacetylmorphine, s. Diacétylmorphine
diadochocinesia, s. Diadococinésie
diagnosis, s. Diagnostic

diagnosis (aetiologic). Diagnostic étiologique

diagnosis (differential). Diagnostic différentiel

dialysis, s. Dialyse

diapedesis, s. Diapédèse

diaphragm, s. Diaphragme

diaphysis, s. Diaphyse

diarrhoea, s. Diarrhée

diarthrosis, s. Diarthrose

diastase, s. Diastase

diastasis, s. Diastasis

diasteme, s. Diastème

diastole, s. Diastole

diastolic, adj. Diastolique

diathermy, s. Diathermie

dichlorodiphenyl-trichlorethane. Dichloro-Diphényl-Trichlorétane

dichotomy, s. Dichotomie

dichromatic, adj. Dichromate

dicoumarol, s. Dicoumarol

didelphic, adj. Didelphe

dideoxycytidine. Didéoxycytidine

dideoxyinosin. Didéoxyinosine

diduction, s. Diduction

diencephalitis, s. Diencéphalite

diencephalohypophyseal, adj. Diencéphalo-hypophysaire

diencephalon, s. Diencéphale

diet, s. Diète, régime

dietetic, adj. Diététique

dietetician, adj. Diététicien, enne

dietetics, s. Diététique

diethylstilboestrol, s. Diéthylstilbœstrol

differenciation, s. Différenciation

diffluent, adj. Diffluent, ente

digastric, adj. Digastrique

digestion, s. Digestion

digital, adj. Digital, ale

digitalis, s. Digitale

digitalization, s. Digitalisation

dihydroergotamine, s. Dihydroergotamine

dilaceration, s. Dilacération

dimorphism, s. Dimorphisme

diopter, s. Dioptrie

dioxide (nitrogen). Oxyde nitrique

diphasic, adj. Diphasique

diphtheria, s. Diphtérie

diplacusis, s. Diplacousie

diplegia, s. Diplégie

diplobacillus, s. Diplobacille

diplococcus, s. Diplocoque

diploe, s. Diploé

diploic, adj. Diploïque

diploid, adj. Diploïde ou Diplo

diploidy, s. Diploïdie

diplopia, s. Diplopie

dipsomania, s. Dipsomanie

disability, s. Invalidité, incapacité de travail

disabled, adj. et s. Infirme, invalide

disarticulation, s. Désarticulation

discal, adj. Discal, ale

discitis, s. Discite

discopathy, s. Discopathie

discoradiculography, s. Discoradiculographie

discrete, adj. Discret, ète

disease, s. Maladie

disease (acquired). Maladie acquise

disengagement, s. Dégagement

disequilibration, s. Déséquilibration

dish-pan fracture, s. Embarrure

disinfectant, adj. Désinfectant, ante

disinfection, s. Désinfection

disinhibition, s. Désinhibition

disinsertion, s. Désinsertion

disintoxication, s. Désintoxication

disinvagination, s. Désinvagination

disjunction, s. Disjonction

disorientation, s. Désorientation

disoxycorticosterone, s. Désoxycorticostérone

dispensary, s. Dispensaire

dissection, s. Dissection

distal, adj. Distal, ale

distension (bladder). Globe vésical

distoma, s. Distome

distomatosis, s. Distomatose

distress (adult respiratory syndrome). Détresse respiratoire de l'adulte

diuresis, s. Diurèse

diuretic, adj. Diurétique

diverticulitis, s. Diverticulite

diverticulosis, s. Diverticulose

diverticulum, pl. diverticula, s. Diverticule

dizygotic, adj. Dizygote

DNA « fingerprinting ». Génétiques (empreintes)

DNA probe. Sonde génétique, Sonde moléculaire

docimasia, s. Docimasie

dolichocephalia, s. Docichocéphalie

dolichocolon, s. Dolichocôlon

dolichosigmoid, s. Dolichosigmoïde

dominant, adj. Dominant, ante

donor (universal). Donneur universel

dopamine, s. Dopamine

dopaminergia, *s.* Dopaminergie
doping, *s.* Dopage
Doppler effect. Doppler (effet)
Doppler velocimetry. Doppler (examen)
dorsal, *adj.* Dorsal, ale
dorsalgia, *s.* Dorsalgie
dorsalization, *s.* Dorsalisation
dorsiflexion, *s.* Dorsiflexion
dorsolombar, *adj.* Dorsolombaire
double-stranded, *adj.* Bicaténaire
Douglas'cry. Douglas (cri ou signe du)
Douglas'pouch. Douglas (cul-de-sac de)
dracunculosis, *s.* Dracunculose
drain, *s.* Drain
drainage, *s.* Drainage
drastic, *adj.* Drastique
dressing, *s.* Pansement, parage
dropsy, *s.* Hydropisie
drowning, *s.* Noyade
drug, *s.* Drogue, médicament
duct, *s.* Conduit
duct (bile). Conduit ou canal cholédoque
duct (pancreatic). Canal de Wirsung
duction, *s.* Duction
ductus deferent. Déférent (conduit)
ductus arteriosus (patent). Canal artériel persistant
dullness, *s.* Matité
dumb-bell, *s.* Haltère
dumbness, *s.* Mutité
dumping syndrome. Chasse (syndrome de)
duodenitis, *s.* Duodénite
duodenofibrescope, *s.* Duodénoscope
duodenopancreatectomy, *s.* Duodéno-pancréatectomie
duodenectomy, *s.* Duodénectomie
duodenotomy, *s.* Duodénotomie
duodenum, *s.* Duodénum
duplication, *s.* Duplication, duplicité
Dupuytren's fracture. Dupuytren (fracture de)
dura mater, *s.* Dure-mère
dural, *adj.* Dural, ale, ou dure-mérien, enne
dwarf (achondroplastic). Achondroplase
dwarfism, *s.* Nanisme
dynamogenic, *adj.* Dynamogène
dynamometer, *s.* Dynamomètre
dyne, *s.* Dyne
dysaesthesia, *s.* Dysesthésie

dysarthria, *s.* Dysarthrie
dysarthrosis, *s.* Dysarthrose
dysautonomia, *s.* Dysautonomie
dysbasia, *s.* Dysbasie
dyschromatopsia, *s.* Dyschromatopsie
dyschromia, *s.* Dyschromie
dysectasia of bladder, *s.* Dysectasie du col de la vessie
dysembryoma, *s.* Dysembryome
dysembryoplasia, *s.* Dysembryoplasie
dysentery, *s.* Dysenterie
dysfibrinogenaemia, *s.* Dysfibrinogénémie
dysfunction, *s.* Dysfonctionnement
dysgammaglobulinaemia, *s.* Dysgammaglobulinémie
dysgenesia, *s.* Dysgénésie
dysglobulinaemia, *s.* Dysglobulinémie
dyshidrosis, *s.* Dyshidrose ou dysidrose
dyskaliaemia, *s.* Dyskaliémie
dyskeratosis, *s.* Dyskératose
dyskinesia, *s.* Dyskinésie
dyslalia, *s.* Dyslalie
dyslexia, *s.* Dyslexie
dyslipaemia, *s.* Dyslipémie, dyslipidémie
dysmenorrhoea, *s.* Dysménorrhée
dysmetria, *s.* Dysmétrie
dysmnesia, *s.* Dysmnésie
dysmorphosis, *s.* Dysmorphie
dysoric, *adj.* Dysorique
dysosmia, *s.* Dysosmie
dysostosis, *s.* Dysostose
dyspareunia, *s.* Dyspareunie
dyspepsia, *s.* Dyspepsie
dysphagia, *s.* Dysphagie
dysphagia lusoria. Dysphagia lusoria
dysphasia, *s.* Dysphasie
dysphonia, *s.* Dysphonie
dysphoria, *s.* Dysphorie
dysplasia, *s.* Dysplasie
dyspnoea, *s.* Dyspnée
dyspraxia, *s.* Dyspraxie
dysproteinaemia, *s.* Dysprotidémie
dysraphia, *s.* Dysraphie
dysrhythmia, *s.* Dysrythmie
dyssomnia, *s.* Dyssomnie
dysthyreosis, *s.* Dysthyroïdie
dystocia, *s.* Dystocie
dystonia, *s.* Dystonie
dystrophia, *s.* Dystrophie
dystrophia (multiple). Polydystrophie
dysuria, *s.* Dysurie

E

ear, s. Oreille
eburnation, s. Éburnation
ecchondroma, s. Ecchondrome ou Ecchondrose
ecchymosis, s. Ecchymose
echinococcosis, s. Échinococcose
echocardiography, s. Échocardiographie
echoencephalography, s. Écho-encéphalographie
echogenic, adj. Échogène
echogram, s. Échogramme
echographia, s. Échographie
echolalia, s. Écholalie
echomimia, s. Échomimie
echopraxia, s. Échopraxie
echotomography, s. Échotomographie
echovirus. Echo (virus) ou échovirus
eclampsia, s. Éclampsie
eclamptic, adj. Éclamptique
ecology, s. Écologie
ecouvillonnage, s. Écouvillonnage
ecstasy, s. Extase
ectasia, s. Ectasie
ecthyma, s. Ecthyma
ectoderm, s. Ectoderme
ectopia, s. Ectopie
ectromelus, s. Ectromèle
ectropion, s. Ectropion
ectropodism, s. Ectropodie
eczema, s. Eczéma
edulcoration, s. Édulcoration
efferent, adj. Efférent, ente
effort, s. Effort
effusion, s. Épanchement
ego, s. Moi
ejaculation, s. Éjaculation
ejaculatory, adj. Éjaculateur, trice
ejaculatory duct, s. Canal (ou conduit) éjaculateur
ejaculum, s. Éjaculat
elastance (pulmonary). Élastance pulmonaire
elastorrhexis, s. Élastorrhexie
electrification, s. Électrisation
electroacupuncture, s. Électropuncture
electrocardiogram, s. Électrocardiogramme
electrocardiograph, s. Électrocardiographe
electrocardiography, s. Électrocardiographie
electrocoagulation, s. Électrocoagulation
electrocochleogram, s. Électrocochléogramme
electrocorticography, s. Électrocorticographie

electrocution, s. Électrocution
electrode, s. Électrode
electrodiagnosis, s. Électrodiagnostic
electroencephalogram. Électroencéphalogramme
electroencephalography, s. Électroencéphalographie
electrogram, s. Électrogramme
electrology (medical). Électrologie médicale
electrolysis, s. Électrolyse
electrolyte, s. Électrolyte
electromyogram, s. Électromyogramme
electron, s. Électron
electroneurography, s. Électroneurographie
electronystagmography, s. Électro-nystagmographie
electrooculography, s. Électro-oculographie
electrophoresis, s. Électrophorèse
electrophysiology, s. Électrophysiologie
electroradiology, s. Électroradiologie
electroretinography, s. Électrorétinographie
electroshock, s. Électrochoc
electrostimulation, s. Électrostimulation
electrosurgery, s. Électrochirurgie
electrotherapy, s. Électrothérapie
elephantiasis, s. Éléphantiasis
elixir, s. Élixir
elliptocyte, s. Elliptocyte
elongation, s. Élongation
elytrocele, s. Élytrocèle
emaciation, s. Amaigrissement, émaciation
emanation, s. Émanation
emasculation, s. Émasculation
embolectomy, s. Embolectomie
embolism, s. Embolie
embolism (air). Embolie gazeuse
embolization, s. Embolisation
embolus, s. Embole
embracing, s. Embrasse
embrocation, s. Embrocation
embryo, s. Embryon
embryogenesis, s. Embryogenèse
embryopathia, s. Embryopathie
emergency medicine, s. Oxyologie
emetic, s. Émétique, emétisant, ante
eminence, s. Éminence
emission, s. Émission
emmenagogue, adj. et s. Emménagogue
emmetropia, s. Emmétropie
emmolient, adj. et s. Émollient, ente
emonctory, s. Émonctoire
emotive, adj. Émotif, ive

emotivity, s. Émotivité
empathy, s. Empathie
emphysema, s. Emphysème
emphysema (pulmonary). Emphysème pulmonaire
empirism, s. Empirisme
emplastrum, s. Emplâtre
empyema, s. Empyème
emulsion, s. Émulsion
enamel, s. Émail dentaire
enanthem, s. Énanthème
encapsulated, *adj.* Capsulé, lée
encephalitis, s. Encéphalite
encephalocele, s. Encéphalocèle
encephalography, s. Encéphalographie
encephaloid, s. Encéphaloïde
encephalomalacia. Ramollissement cérébral
encephalomyelitis, s. Encéphalomyélite
encephalon, s. Encéphale
encephalopathy (subacute spongiform). Encéphalopathie spongiforme subaigue à virus
encephalopathy, s. Encéphalopathie
enchondral, *adj.* Enchondral, ale
enchondroma, s. Enchondrome
enchondromatosis, s. Enchondromatose
encopresis, s. Encoprésie
encystment, s. Enkystement
endarteriectomy, s. Endartériectomie
endarterium, s. Endartère
endemia, s. Endémie
endemic, *adj.* Endémique
endemicity, s. Endémicité
endocarditis, s. Endocardite
endocardium, s. Endocarde
endocervical, *adj.* Endocervical, ale
endocervicitis, s. Endocervicite
endocrine, *adj.* Endocrine
endocrinology, s. Endocrinologie
endocrinopathy, s. Endocrinopathie
endocrinous, *adj.* Endocrinien, enne
endoderm, s. Endoderme ou entoderme
endogamy, s. Endogamie
endogastrique, *adj.* Endogastrique
endogenous, *adj.* Endogène
endolymph, s. Endolymphe
endometrioma, s. Endométriome
endometriosis, s. Endométriose
endometritis, s. Endométrite
endometrium, s. Endomètre
endoparasite, s. Endoparasite
endophtalmitis, s. Endophtalmie
endoprothesis, s. Endoprothèse
endorphine, s. Endorphine
endoscope, s. Endoscope

endotheliitis, s. Endothéliite
endothelioma, s. Endothéliome
endothelium, s. Endothélium
endotoxin, s. Endotoxine
endovenous filter. Filtre intraveineux cave
energy, s. Énergie
enervation, s. Énervation
engagement, s. Engagement
engineering (genetic). Génie génétique
engineering (medical). Ingénierie médicale
engorgement, s. Engorgement
enkephalin, s. Enképhaline
enolase (neuron specific). Énolase neurospécifique
enophtalmus, s. Énophtalmie
enostosis, s. Énostose
Entamoeba, s. Entamœba
enteralgia, s. Entéralgie
enteritis, s. Entérite
Enterobacteriacae, s. *pl.* Enterobacteriacées
enterocele, s. Entérocèle
enterococcus, s. Entérocoque
enterocolitis, s. Entérocolite
enterocyctocele, s. Entérocystocèle
enterocystoplasty, s. Entérocystoplastie
enterokinase, s. Entérokinase
enteropathogenic, *adj.* Entéropathogène
enteropathy, s. Entéropathie
enteropathy (protein-loosing). Entéropathie exsudative
enteropexy, s. Entéropexie
enteroplasty, s. Entéroplastie
enterorrhagia, s. Entérorragie
enterorrhaphy, s. Entérorraphie
enterospasm, s. Entérospasme
enterotropic, *adj.* Entérotrope
enterovirus, s. Entérovirus
entropion, s. Entropion
enucleation, s. Énucléation
enuresis, s. Énurésie
envenomization, s. Envenimation
enzyme (converting). Enzyme de conversion
enzyme, s. Enzyme
enzymology, s. Enzymologie
eonism, s. Éonisme
eosin, s. Éosine
eosinopenia, s. Éosinopénie
eosinophil, *adj.* Éosinophile
eosinophilia, s. Éosinophilie
ependyma, s. Épendyme
ependymitis, s. Épendymite
ependymoma, s. Épendymome
ephedrine, s. Éphédrine
ephelis, s. Éphélide

epicanthus, s. Épicanthus
epicardium, s. Épicarde
epicondylalgia, s. Épicondylalgie
epicondyle, s. Épicondyle
epicondylitis, s. Épicondylite
epicritic, s. Épicritique
epicutaneous, adj. Épicutané, née
epidemia, s. Épidémie
epidemic, adj. Épidémique
epidemicity, s. Épidémicité
epidemiology, s. Épidémiologie
epidermis, s. Épiderme
epidermoid, adj. Épidermoïde
epididymis, s. Épididyme
epididymitis, s. Épididymite
epidural, adj. Épidural, ale
epiduritis, s. Épidurite
epigastrium, s. Épigastre
epiglottis, s. Épiglotte
epilepsy, s. Épilepsie
epilepsy (generalized), s. Épilepsie généralisée
epilepsy (Jacksonian). Épilepsie bravais-jacksonienne
epileptic, adj. Comitial, ale ; épileptique
epileptoid, adj. Épileptoïde
epilocele, s. Épiplocèle
epinephrine, s. Adrénaline
epinevrium, s. Épinèvre
epiphenomenon, s. Épiphénomène
epiphysiodesis, s. Épiphysiodèse
epiphysiolysis, s. Épiphysiolyse
epiphysis, s. Épiphyse
epiphysitis, s. Épiphysite
epiplocele, s. Épiplocèle
epiploic foramen. Winslow (hiatus de)
episiotomy, s. Épisiotomie
epispadias, s. Épispadias
epistaxis, s. Épistaxis
epithalamus, s. Épithalamus
epithelioid, adj. Épithélioïde
epithelioma, s. Épithélioma ou épithéliome
epithelitis, s. Épithéliite
epithelium, s. Épithélium
epitrochlea, s. Épitrochlée
eponym, s. Éponyme
epulis, s. Épulide ou épulis
equinism, s. Équinisme
equinus, adj. Équin, ine
equivalent, s. Équivalent
eradication, s. Éradication
erectile, s. Érectile
erection, s. Érection

erethism, s. Éréthisme
erg, s. Erg
ergometer, s. Ergomètre
ergonomia, s. Ergonomie
ergosterol, s. Ergostérol
ergot. Ergot de seigle
ergotherapist, s. Ergothérapeute
ergotherapy, s. Ergothérapie
ergotism, s. Ergotisme
erosion, s. Érosion
erotization, s. Érotisation
erratic, s. Erratique
eructation, s. Éructation
eruption, s. Éruption
eruption (iodine). Iodide
erysipelas, s. Érysipèle ou érésipèle
erythema, s. Érythème
erythema multiforme, s. Érythème polymorphe
erythema nodosum, s. Érythème noueux
erythematous, adj. Érythémateux, euse
erythrasma, s. Érythrasma
erythroblast, s. Érythroblaste
erythroblastosis, s. Érythroblastose
erythrocyte fragility test. Résistance globulaire (épreuve de la)
erythrocyte, s. Érythrocyte, hématie
erythrocytosis, s. Érythrocytose
erythroderma, s. Érythrodermie
erythrogenic, adj. Érythrogène
erythroleukaemia, s. Érythrroleucémie
erythromania, s. Érythrose
erythromelalgia, s. Érythromélalgie
erythropoiesis, s. Érythropoïèse
erythropsin, s. Érythropsine
erythrosis, s. Érythrose
eschar, s. Escarre
Escherichia coli. Escherichia coli
essence, s. Essence
essential, s. Essentiel, elle
ester, s. Ester
esterase, s. Estérase
ethics, s. Éthique
ethmoide, adj. Ethmoïde
ethmoiditis, s. Ethmoïdite
eugenics, s. Eugénie, Eugénique
eunuch, s. Eunuque
eunuchism, s. Eunuchisme
eunuchoid, adj. Eunuchoïde
eupepsia, s. Eupepsie
eupeptic, adj. Eupeptique
euphoria, s. Euphorie
euthanasia, s. Euthanasie
euthyscope, s. Euthyscope

eutocia, *s.* Eutocie
evagination, *s.* Évagination
evaluation, *s.* Évaluation
eventration, *s.* Éventration
eversion, *s.* Éversion
eviction, *s.* Éviction
evisceration, *s.* Éviscération
evolution, *s.* Évolution
evolutive, *adj.* Évolutif, ive
exacerbation, *s.* Exacerbation
examination (external). Examen de corps
exanthem, *s.* Exanthème
excipient, *s.* Excipient
excision, *s.* Excision
excitability, *s.* Excitabilité
excitation, *s.* Excitation
excoriation, *s.* Excoriation
excreta, *s. pl.* Excreta
excretion, *s.* Excrétion
exercise, *s.* Exercice
exercise test. Effort (épreuve d')
exerciser, *s.* Extenseur
exeresis, *s.* Exérèse
exfoliation, *s.* Exfoliation
exhaustion, *s.* Abattement
exhibitionnism, *s.* Exhibitionnisme
exocervical, *adj.* Exocervical, ale
exocervicitis, *s.* Exocervicite
exocrine, *adj.* Exocrine
exogamy, *s.* Exogamie
exogenic, *s.* Exogène
exoneration, *s.* Exonération
exophtalmia, *s.* Exophtalmie
exoskeleton, *s.* Phanère
exostosis, *s.* Exostose

exotoxin, *s.* Exotoxine
expansive, *adj.* Expansif, ive
expectant, *adj.* Expectant, ante
expectorant, *adj.* et *s.* Expectorant, ante
expectoration, *s.* Expectoration
experiment, *s.* Expérience
experimental, *adj.* Expérimental, ale
expert (medical). Expert médical
expiration, *s.* Expiration
exposure (indecent). Outrage public à la
pudeur
exquisite, *s.* Exquis, ise
exsufflation, *s.* Exsufflation
extemporaneous, *adj.* Extemporané, née
extension (continuous). Extension continue
extension, *s.* Extension
exteriorization, *s.* Extériorisation
external, *adj.* Externe
exteroceptor, *s.* Extérocepteur
extirpation, *s.* Extirpation
extra-uterine, *adj.* Extra-utérin, ine
extracardial, *adj.* Extracardiaque
extracorporeal, *adj.* Extracorporel, elle
extract, *s.* Extrait
extrapyramidal syndrome. Extrapyramidal
(syndrome)
extraversion, *s.* Extraversion
extravert, *s.* Extraverti, tie
extubation, *s.* Détubage
exudate, *s.* Exsudat
exudation, *s.* Exsudation
exulceration, *s.* Exulcération
eye, *s.* Œil, *pl.* yeux
eyelash, *s.* Cil
eyelid, *s.* Paupière

F

fabulation, *s.* Fabulation
face, *s.* Face
facial, *adj.* Facial, ale
facial neuralgia. Névralgie faciale
facies, *s.* Facies ou faciès
facticious, *adj.* Factice
factor, *s.* Facteur
faecal, *adj.* Fécal, ale
faecaloma, *s.* Fécalome
faeces, *s.* Fèces
Fahrenheit degree. Degré Fahrenheit
failure, *s.* Défaillance, insuffisance
failure (acute renal). Insuffisance rénale aiguë
falciform, *adj.* Falciforme
false, *s.* Faux
familial, *adj.* Familial, ale
familial disease. Maladie familiale

fango. Boue thermale
fangotherapy, *s.* Fangothérapie
farad, *s.* Farad
fascia lata femoris, *s.* Fascia lata
fascia, *pl.* fasciae, *s.* Fascia, *pl.* fascias
fascicle, *s.* Fascicule
fasciculated, *adj.* Fasciculé, ée
fasciculation, *s.* Fasciculation
fasciitis, *s.* Fasciite
Fasciola hepatica. Fasciola hepatica
fatigue, *s.* Fatigue
favus, *s.* Favus
febricula, *s.* Fébricule
febrifuge, *adj.* Fébrifuge
febrile, *adj.* Fébrile
fecaloid, *adj.* Fécaloïde
fecondity, *s.* Fécondité

fecundation, s. Fécondation
feedback, s. Rétrocontrôle
felon, s. Panaris
feminization, s. Féminisation
femur, s. Fémur
fenestration, s. Fenestration
ferment, s. Ferment
fermentation, s. Fermentation
ferritin, s. Ferritine
fertilization and embryo transfert (in vitro). Fécondation in vitro et transfert d'embryon
fertility, s. Fertilité
fetal, *adj.* Fœtal, ale
fetichism, s. Fétichisme
fetopathy, s. Fœtopathie
fetor hepaticus. Fœtor hepaticus
fetus sanguinolentis. Fœtus macéré
fetus, s. Fœtus
fever, s. Fièvre
fever (African haemorragic). Fièvre hémorragique africaine
fever (hay). Rhume des foins
fever (paratyphoid). Fièvre paratyphoïde
fever (quartan). Fièvre quarte
fever (quintan). Fièvre quintane
fever (quotidian). Fièvre quotidienne
fever (relapsing). Fièvre récurrente
fever (rheumatic). Maladie de Bouillaud
fever (tertian). Fièvre tierce
fever (typhoid). Fièvre typhoïde
fever (yellow). Fièvre jaune
fibrate, s. Fibrate
fibre, s. Fibre
fibre (dietary). Fibre alimentaire
fibrilla, s. Fibrille
fibrillation, s. Fibrillation
fibrin, s. Fibrine
fibrinogen, s. Fibrinogène
fibrinolysis, s. Fibrinolyse
fibrinolytic, *adj.* Fibrinolytique
fibroblast, s. Fibroblaste
fibrocartilage, s. Fibrocartilage
fibrochondroma, s. Fibrochondrome
fibrocolonoscopy, s. Colofibroscopie
fibrocyst. Tumeur fibrokystique
fibrocyte, s. Fibrocyte
fibroma, s. Fibrome
fibromatosis, s. Fibromatose
fibromatosis (palmar). Maladie de Dupuytren
fibromyoma, s. Fibromyome
fibrosarcoma, s. Fibrosarcome
fibroscope, s. Fibroscope
fibroscope (oesophageal). Œsofibroscope

fibrosis, s. Fibrose
fibula, s. Fibula
field of vision. Champ visuel
filaria, s. Filaire
filariasis, s. Filariose
filtrate (glomerular). Filtrat glomérulaire
first vaccination, s. Primovaccination
fissure, s. Fissure, Fissure anale, gerçure
fistula, s. Fistule
fistulography, s. Fistulographie
fit, s. Accès
fit of coughing, s. Quinte
fitting, s. Appareillage
fixation, s. Fixation
fixation (external). Fixateur externe
fixation of the complement. Fixation du complément
flaccid, *adj.* Flasque
flaccidity, s. Flaccidité
flagellata, s. *pl.* Flagellés
flagellation, s. Flagellation
flat, *adj.* Plat
flatulent, s. Flatulence
flea, s. Puce
flexion, s. Flexion
floaters (vitreous). Corps flottants
floculation, s. Floculation
flora, s. Flore
flow, s. Flux
flowmeter, s. Fluxmètre
fluctuation, s. Fluctuation
fluid (cerebrospinal) otorrhoea. Otoliquorrhée
fluid (spinal). Liquide céphalo-rachidien
fluochrome, s. Fluorochrome
fluorescent antibody test. Immunofluorescence (méthode d')
fluorine, s. Fluor
fluoroscopy, s. Radioscopie
flux (radiant), s. Radiance
focal epilepsy. Focale (crise)
focus, s. Foyer
Fogarthy's balloon method. Fogarty (méthode de)
folate, s. Folate
follicle, s. Follicule
folliculitis, s. Folliculite
fontanelle, s. Fontanelle
food, s. Aliment
foot, *pl.* feet, s. Pied
foramen, s. Foramen
foramen (obturator). Foramen obturé
foramen ovale. Foramen ovale
forceps (obstetrical). Forceps
forcipressure, s. Forcipressure

fore arm, s. Avant-bras
forehead, s. Front
formaldehyde, s. Formol
formulary, s. Formulaire
fornix, s. Fornix
fovea, s. Fovea
fracture, s. Fracture
fracture (comminuted). Fracas
framboesioma, s. Pianome
free radical. Radical libre
frenum, s. Frein
frequency, s. Fréquence
Freudian, adj. Freudien, ienne
friction, s. Friction
friction rub, s. Frottement
frigidity, s. Frigidité
frontal mirror. Clar (miroir de)
frontal, adj. Frontal, ale
frostbite, s. Gelure
fructose, s. Fructose

fuchsine, s. Fuchsine
fugue, s. Fugue
fulgurating, adj. Fulgurant, ante
fulguration, s. Fulguration
functional, adj. Fonctionnel, elle
fundus (optic). Fond d'œil
funerarium, s. Funérarium, obitoire
fungal, adj. Fongique
fungicidal, adj. Fongicide
fungistatic, adj. Fongistatique
fungoid, adj. Fongoïde
fungosity, s. Fongosité
fungus, pl. fungi, s. Champignon
funicular, adj. Cordonal, ale, funiculaire
funiculitis, s. Funiculite
funiculus, s. Cordon
furfuraceous, adj. Furfuracé, cée
furuncle, s. Furoncle
furunculosis, s. Furonculose
fusion, s. Fusion

G

gait, s. Démarche
galactocele, s. Galactocèle
galactogenous, adj. Galactogène
galactophoritis, s. Galactophorite
galactorrhoea, s. Galactorrhée
galactosaemia, s. Galactosémie
galactose, s. Galactose
galea aponevrotica. Galéa aponévrotique
galenic, adj. Galénique
gallbladder (non-filling). Vésicule exclue
gallbladder (porcelain). Vésicule porcelaine
galvanization, s. Galvanisation
galvanocautery, s. Galvanocautère
gamete, s. Gamète
gamma. Gamma
gamma angiocardiography, s. Gamma-angiocardiographie
gamma rays emission transaxial tomography. Tomographie d'émission gamma
gamma-amino-butyric acid. Gamma amino-butyrique (acide)
gammaglobulin, s. Gammaglobuline
gammaglutamyl-transpeptidase, s. Gamma-glutamyl-transpeptidase ou gammagluta-myl-transférase
gammagraphy of the brain, s. Gamma-encéphalographie
gammapathy, s. Gammapathie
gangliectomy, s. Gangliectomie
ganglioblocking, adj. Ganglioplégique
ganglion, s. Ganlgion nerveux
ganglioneuroma, s. Gangliome

ganglioneuroma, s. Ganglioneurome
ganglionic, adj. Ganglionnaire
gangrene, s. Gangrène
gargle, s. Gargarisme
garrot, s. Garrot
gasometry, s. Gazométrie
gastralgia, s. Gastralgie
gastrectomy, s. Gastrectomie
gastric, adj. Gastrique, stomacal, ale
gastrin, s. Gastrine
gastritis, s. Gastrite
gastrocolitis, s. Gastrocolite
gastroduodenitis, s. Gastroduodénite
gastroenteritis, s. Gastro-entérite
gastroenterology, s. Gastro-entérologie
gastroenterostomy, s. Gastro-entérostomie
gastropathy, s. Gastropathie
gastrorrhagia, s. Gastrorragie
gastroscopy, s. Gastroscopie
gastrostomy, s. Gastrostomie
gastrula, s. Gastrula
gauze, s. Mèche
gavage, s. Gavage
gelose, s. Gélose
gemellary, adj. Gémellaire
gemellipara, adj. Gémellipare
geminate, adj. Géminé, née
gene, s. Gène
gene manipulation. Manipulation génétique
generation, s. Génération
genetic, adj. Génétique
genetics, s. Génétique

genial, *adj.* Génien, ienne
genic, *adj.* Génique
geniculate, *adj.* Géniculé, lée
genome, *s.* Génome
genotherapy, *s.* Génothérapie
genotype, *s.* Génotype
genu recurvatum. Genu recurvatum
genu valgum. Genu valgum
genu varum. Genu varum
geode, *s.* Géode
geophagy, *s.* Géophagie ou géophagisme
geriatrics, *s.* Gériatrie
germ cells, *s.* Germen
germ, *s.* Germe
germinal, *adj.* Germinal
gerontology, *s.* Gérontologie
gestation, *s.* Gestation
gibbosity, *s.* Gibbosité
gigantism, *s.* Gigantisme
gingival, *adj.* Gingival, ale
gingivitis, *s.* Gingivite
Gingko biloba. Gingko biloba
ginseng, *s.* Ginseng
girdle, *s.* Ceinture
glabella, *s.* Glabelle
glairy mucus, *s.* Glaire
gland, *s.* Glande
glans, *s.* Gland
glaucoma, *s.* Glaucome
glenoid, *adj.* Glénoïde, ou glénoïdal, ale
glioblastoma, *s.* Glioblastome
glioma, *s.* Gliome
Glisson' s capsule. Glisson (capsule de)
globin, *s.* Globine
globular valve. Valeur globulaire
globulin, *s.* Globuline
globus pallidus. Globus pallidus
glomerulopathy, *s.* Glomérulopathie
glomerulus, *s.* Glomérule
glomus caroticum. Glomus carotidien
glomus, *s.* Glomus
glossette, *s.* Glossette
glossina, *s.* Glossine
glossitis, *s.* Glossite
glossopharyngeal nerve. Glossopharyngien (nerf)
glottis, *s.* Glotte
glucagon, *s.* Glucagon
glucide, *s.* Glucide
glucocortocoids, *s.* 11-Oxycorticostéroïdes
glucose, *s.* Glucose
glucosed, *adj.* Glucosé, ée
glucoside, *s.* Glucoside
glucosylated, *adj.* Glyqué, ée

glutamine, *s.* Glutamine
gluteal, *adj.* Glutéal, ale
glycaemia, *s.* Glycémie
glyceride, *s.* Glycéride
glycerine, *s.* Glycérine
glycine, *s.* Glycocolle
glycogen, *s.* Glycogène
glycogenesis, *s.* Glycogenèse
glycolipid, *s.* Glycolipide
glycolysis, *s.* Glycolyse
glyconeogenesis, *s.* Néoglucogenèse ou néoglycogenèse
glycopexis, *s.* Glycopexie
glycoprotein, *s.* Glycoprotéine
glycorrhachia, *s.* Glycorachie
glycosuria, *s.* Glycosurie
glycosuria (renal). Diabète rénal
glycosylated, *adj.* Glycosylée
gnosia, *s.* Gnosie
goitre, *s.* Goitre
goitrous, *adj.* Goitreux, euse
gomma, *s.* Gomme
gonad, *s.* Gonade
gonadotrope, *adj.* Gonadotrope
gonadotropin, *s.* Gonadostimuline ou gonadotrophine
gonalgia, *s.* Gonalgie
gonarthrosis, *s.* Gonarthrose
gonococcaemia, *s.* Gonococcémie
gonorrhoea, *s.* Blennorragie, gonococcie, gonorrhée
gonosome, *s.* Gonosome
gouge, *s.* Gouge
gout, *s.* Goutte
graft, *s.* Greffe, greffon
Gram' s method. Gram (méthode de)
gram, *s.* Gramme
granular layer, *s.* Granulosa
granule, *s.* Granulé
granulocytopoiesis, *s.* Granulopoïèse
granuloma, *s.* Granulome
granuloma (venereal). Maladie de Nicolas et Favre
granulomatosis, *s.* Granulomatose
granulopenia, *s.* Granulopénie
grasping reflex. Réflexe de préhension
Graves' disease. Basedow (maladie de)
gravida. ...Geste
gravidic, *adj.* Gravidique
gravidocardiac, *adj.* Gravidocardiaque
gray, *s.* Gray
groin, *s.* Aine
group (prosthetic). Groupement prosthétique

growth hormone. Somatotrope (hormone)
growth-hormone inhibiting factor, s. Somatostatine
guanidine, s. Guanidine
guanine, s. Guanine
Gulf war syndrome. Golfe (syndrome de la guerre du)
gum, s. Gencive
gustation, s. Gustation

Guthrie's test. Guthrie (test de)
gymnastics, s. Gymnastique
gymnic, adj. Gymnique
gynaecology, s. Gynécologie
gynaecomastia, s. Gynécomastie
gynandrism, s. Gynandrie
gynoid, adj. Gynoïde
gyrus, s. Gyrus

H

habenula, s. Habenula
habitus, s. Habitus
haching, s. Hachure
haem, s. Hème
haemacytometer, s. Hématimètre
haemagglutination, s. Hémagglutination
haemangioma, s. Hémangiome
haemapheresis, s. Hémaphérèse
haemarthrosis, s. Hémarthrose
haematemesis, s. Hématémèse
haematic, adj. Hématique
haematin, s. Hématine
haematocele, s. Hématocèle
haematocrit, s. Hématocrite
haematogenous, s. Hématogène
haematology, s. Hématologie
haematoma, s. Hématome
haematophage, adj. Hématophage
haematopoiesis, s. Hématopoïèse
haematopoietic, s. Hématopoïétique
haematosalpinx, s. Hématosalpinx
haematosis, s. Hématose
haematospectroscopy, s. Hématospectroscopie
haematospermia, s. Hématospermie
haematoxylin, s. Hématoxyline
haematozoon, s. Hématozoaire
haematuria, s. Hématurie
haemochromatosis, s. Hémochromatose
haemoconcentration, s. Hémoconcentration
haemoculture, s. Hémoculture
haemodialysis, s. Hémodialyse
haemodilution, s. Hémodilution
haemodynamic, adj. Hémodynamique
haemoglobin, s. Hémoglobine
haemoglobin disease, s. Hémoglobinose
haemoglobin (glycosylated). Hémoglobine glycosylée
haemoglobinaemia, s. Hémoglobinémie
haemoglobinopathy, s. Hémoglobinopathie
haemoglobinuria, s. Hémoglobinurie
haemolysin, s. Hémolysine

haemolysis, s. Hémolyse
haemolytic, adj. Hémolytique
haemomediastinum, s. Hémomédiastin
haemopathy, s. Hémopathie
haemopericardium, s. Hémopéricarde
haemoperitoneum, s. Hémopéritoine
haemophilia, s. Hémophilie
Haemophilus, s. Hæmophilus
haemoptoic, adj. Hémoptoïque
haemoptysis, s. Hémoptysie
haemorrhage, s. Hémorragie
haemorrhagic, adj. Hémorragique
haemorrhagiparous, adj. Hémorragipare
haemorrhoid, s. Hémorroïde
haemosialemesis, s. Hémosialémèse
haemosiderin, s. Hémosidérine
haemosiderinuria, s. Hémosidérinurie
haemosiderosis, s. Hémosidérose
haemostasis, s. Hémostase
haemostatic, adj. Hémostatique
haemothorax, s. Hémothorax
haemotype, s. Hémotype
Hageman factor. Facteur Hageman
hair, s. cheveu
hair, s. Poil
half-breed, adj. Métis, isse
half-life, s. Demi-vie
hallucination, s. Hallucination
hallucinogenic, adj. Hallucinogène
hallus rigidus. Hallus ou hallux rigidus
hallus valgus. Hallus ou hallux valgus
hallus varus. Hallus ou hallux varus
halodermia, s. Halogénide
hamartoma, s. Hamartome
hamatum, s. Hamatum
hand, s. Main
hand (monkey). Main de singe
hand (obstetrician's). Main d'accoucheur
hand (ulnar). Main cubitale
hand rail. Main courante
handicap, s. Handicap
handicapped, adj. Handicapé, ée

haploid, *adj.* Haploïde ou haplo
haptoglobin, *s.* Haptoglobine
harelip, *s.* Bec-de-lièvre
harmlessness, *s.* Innocuité
harness, *s.* Harnais
hashich, *s.* Haschich
Hashimoto's disease. Hashimoto (goitre de)
haustration, *s.* Haustration
haversian canal. Canal de Havers
head, *s.* Tête
head of muscle. Chef du muscle
headache, *s.* Céphalée
healing, *s.* Cicatrisation, consolidation, guérison
health, *s.* Santé
heart, *s.* Cœur
heart (acute pulmonary). Cœur pulmonaire aigu
heart (artificial). Cœur artificiel
heart (chronic pulmonary). Cœur pulmonaire chronique
heart (pulmonary). Cœur pulmonaire
hebetude, *s.* Hébétude
hectic, *adj.* Hectique
hedonism, *s.* Hédonisme
heel, *s.* Talon
Hegar's dilators. Hegar (bougies de)
Heine-Medin disease. Heine-Medin (maladie de)
Helicobacter pylori. Helicobacter pylori
heliotherapy, *s.* Héliothérapie
helix, *s.* Hélix
HELLP syndrome. HELLP (syndrome)
helminth, *s.* Helminthe
helminthiasis, *s.* Helminthiase
helper T-cell. Cellule T auxiliaire
hemianaesthesia, *s.* Hémianesthésie
hemianopsia, *s.* Hémianopsie
hemiasomatognosia, *s.* Hémiasomatognosie
hemiasynergia, *s.* Hémiasynergie
hemiataxia, *s.* Hémiataxie
hemiathetosis, *s.* Hémiathétose
hemiatrophy, *s.* Hémiatrophie
hemiballism, *s.* Hémiballisme
hemiblock, *s.* Hémibloc
hemicolectomy, *s.* Hémicolectomie
hemicrania, *s.* Hémicranie
hemiparaesthesia, *s.* Hémiparesthésie
hemiparesis, *s.* Hémiparésie
hemiplegia, *s.* Hémiplégie
hemispasm, *s.* Hémispasme
hemisphere, *s.* Hémisphère
hemisynthesis, *s.* Hémisynthèse
hemming, *s.* Hemmage

heparin, *s.* Héparine
Heparnavirus, *s.* Heparnavirus
hepatalgia, *s.* Hépatalgie
hepatectomy, *s.* Hépatectomie
hepatic, *adj.* Hépatique
hepatitis, *s.* Hépatite
hepatitis (alcoholic). Hépatite alcoolique
hepatitis (delta agent). Hépatite D
hepatitis (G). Hépatite G
hepatitis (non A-non B). Hépatite « non A-non B »
hepatitis (viral). Hépatite virale ou à virus
hepatitis (virus A). Hépatite A
hepatitis (virus B). Hépatite B
hepatitis C. Hépatite C
hepatitis E. Hépatite E
hepatization, *s.* Hépatisation
hepatoblastoma, *s.* Hépatoblastome
hepatocyte, *s.* Hépatocyte
hepatogram, *s.* Hépatogramme
hepatolenticular, *adj.* Hépato-lenticulaire
hepatology, *s.* Hépatologie
hepatoma, *s.* Hépatome
hepatomegaly, *s.* Hépatomégalie
hepatonephritis, *s.* Hépatonéphrite
hepatopathy, *s.* Hépatopathie
hepatorenal syndrome. Hépatorénal (syndrome)
hepatotoxicity, *s.* Hépatotoxicité
hereditary, *adj.* Héréditaire
hereditary disease. Maladie héréditaire
heredity, *s.* Hérédité
heredity (sex-linked). Hérédité liée au sexe
hermaphrodite, *adj.* et *s.* Hermaphrodite
hermaphroditism, *s.* Hermaphrodisme
hernia, *s.* Hernie
hernia (intervertebral disk). Hernie du disque intervertébral
hernial, *adj.* Herniaire
herniation (cerebral). Engagement cérébral
heroin, *s.* Héroïne
heroinomania, *s.* Héroïnomanie
herpes, *s.* Herpès
herpetic, *adj.* Herpétique
herpetiform, *adj.* Herpétiforme
hertz, *s.* Hertz
heteroantibody, *s.* Hétéro-anticorps
heteroantigen, *s.* Hétéro-antigène
heterochromia, *s.* Hétérochromie
heterogenic, *adj.* Hétérogène
heterograft, *s.* Hétérogreffe
heterologous, *s.* Hétérologue
heterosexual, *adj.* Hétérosexuel, elle
heteroside, *s.* Hétéroside

heterotopic, *adj.* Hétérotopique
heterozygote, *s.* Hétérozygote
hexacanth, *s.* Hexacanthe
hialitis, *s.* Hyalite
hiatal, *adj.* Hiatal, ale
hiatus, *s.* Hiatus
hibernation, *s.* Hibernation
hiccup, *s.* Hoquet
hidradenoma, *s.* Hidradénome
hidrorrhoea, *s.* Hidrorrhée
hidrosadenitis, *s.* Hidrosadénite
hidrosis, *s.* Hidrose
hilar, *s.* Hilaire
hilus, *s.* Hile
hip, *s.* Hanche
hippocampus, *s.* Hippocampe
hippocratic, *adj.* Hippocratique
Hirst's test, *s.* Hirst (réaction de)
hirsutism, *s.* Hirsutisme
hirudin, *s.* Hirudine
His bundle. His (faisceau de)
hisian, *adj.* Hissien, enne
hissing, *s.* Chuintement
histamine, *s.* Histamine
histidine, *s.* Histidine
histiocyte, *s.* Histiocyte
histiocytoma, *s.* Histiocytome
histochemistry, *s.* Histochimie
histocompatibility, *s.* Histocompatibilité
histogenesis, *s.* Histogenèse
histology, *s.* Histologie
histolysis, *s.* Histolyse
histoplasmosis, *s.* Histoplasmose
history (natural). Évolution spontanée
histrionism, *s.* Histrionisme
HLA system. Système HLA
hoarseness, *s.* Raucité
Hodgkin's disease. Hodgkin (maladie de)
holodiastolic, *adj.* Holodiastolique
holoside, *s.* Holoside
holosystolic, *adj.* Holosystolique
Holter's recording, *s.* Holter (système ou méthode de)
home (old people's). Hospice
homœopathy, *s.* Homéopathie
homoeothermal, *adj.* Homéotherme
homograft, *s.* Homogreffe
homolateral, *adj.* Homolatéral, ale
homologous, *adj.* Homologue
homology, *s.* Homologie
homonymous, *adj.* Homonyme
homosexual, *s.* Homosexuel, elle
homozygote, *adj.* Homozygote
honorarium, *s. pl.* Honoraires

hormone, *s.* Hormone
hormonotherapy, *s.* Hormonothérapie
horripilation, *s.* Horripilation
horse shoe kidney. Rein en fer à cheval
Horton's disease. Horton (maladie de)
hospital, *s.* Hôpital
hospital (general). Centre hospitalier
hospital (maternity). Maternité
hospitalism, *s.* Hospitalisme
host, *s.* Hôte
hot, *adj.* Chaud, chaude
Howell's test. Howell (temps de)
humerus, *s.* Humérus
humerus (lesser tuberosity of the). Trochin
humour, *s.* Humeur
hunger, *s.* Faim
Hurler's disease. Hurler (maladie ou syndrome de)
hurloid, *adj.* Hurlérien, enne
hyaline, *adj.* Hyalin, ine
hyaloid, *s.* Hyaloïde
hyaluronidase, *s.* Hyaluronidase
hybridation, *s.* Hybridation
hybridoma, *s.* Hybridome
hydarthrosis, *s.* Hydarthrose
hydatic, *adj.* Hydatique
hydatid, *s.* Hydatide
hydatiform, *adj.* Hydatiforme
hydramnios, *s.* Hydramnios
hydratation, *s.* Hydratation
hydroxyprolinuria, *s.* Hydroxyprolinurie
hydrocele, *s.* Hydrocèle
hydrocephalus, *s.* Hydrocéphalie
hydrocholecystis, *s.* Hydrocholécyste
hydroelectrolytic, *adj.* Hydro-électrolytique
hydrogen peroxide. Eau oxygénée
hydrolase, *s.* Hydrolase
hydrology (medical). Hydrologie médicale
hydrolysis, *s.* Hydrolyse
hydronephrosis, *s.* Hydronéphrose
hydropericardium, *s.* Hydropéricarde
hydropexis, *s.* Hydropexie
hydrophilia, *s.* Hydrophilie
hydrophobia, *s.* Hydrophobie
hydropneumothorax, *s.* Hydropneumothorax
hydrorrhoea, *s.* Hydrorrhée
hydrosalpinx, *s.* Hydrosalpinx
hydrosodic, *s.* Hydrosodique
hydrotherapy, *s.* Hydrothérapie
hydrothorax, *s.* Hydrothorax
hydroxocobalamin, *s.* Hydroxocobalamine
hydroxyapatite, *s.* Hydroxyapatite
hydroxylase, *s.* Hydroxylase
hygiene, *s.* Hygiène

hygroma, s. Hygroma
hymen, s. Hymen
hyoid, adj. Hyoïde
hypercoagulability, s. Hypercoagulabilité
hyperacanthosis, s. Hyperacanthose
hyperacusis, s. Hyperacousie
hyperaesthesia, s. Hypersthésie
hyperaldosteronism, s. Hyperaldostéronisme
hyperbaric, s. Hyperbare
hypercalcaemia, s. Hypercalcémie
hypercalciuria, s. Hypercalciurie
hypercapnia, s. Hypercapnie
hyperchloraemia, s. Hyperchlorémie
hyperchlorhydria, s. Hyperchlorhydrie
hypercholesterolaemia, s. Hypercholestérolémie
hyperchromia, s. Hyperchromie
hypercorticism, s. Hypercorticisme
hypercrinia, s. Hypercrinie
hypergenesis, s. Hypergenèse
hypergenitalism, s. Hypergénitalisme
hyperglobulia, s. Hyperglobulie
hyperglobulinaemia, s. Hyperglobulinémie
hyperglycaemia, s. Hyperglycémie
hyperglycaemic, adj. Hyperglycémiant, ante
hyperhidrosis, s. Hyperhidrose ou hyperidrose
hyperinsulinism, s. Hyperinsulinisme
hyperkaliaemia, s. Hyperkaliémie
hyperkeratosis, s. Hyperkératose
hyperkinesis, s. Hyperkinésie
hyperlipaemia, s. Hyperlipémie
hyperlipidaemia, s. Hyperlipidémie
hypermetria, s. Hypermétrie
hypermetropia, s. Hypermétropie
hypermnesia, s. Hypermnésie
hypernatraemia, s. Hypernatrémie
hypernatriuria, s. Hypernatriurèse, hypernatriurie, hypernatrurie
hyperoestrogenism, s. Hyperœstrogénie
hyperorchidism, s. Hyperorchidie
hyperostosis, s. Hyperostose
hyperovaria, s. Hyperovarie
hyperparathyroidism, s. Hyperparathyroïdie ou hyperparathyroïdisme
hyperplasia, s. Hyperplasie
hyperpnoea, s. Hyperpnée
hyperproteinaemia, s. Hyperprotidémie
hypersecretion, s. Hypersécrétion
hypersensibility, s. Hypersensibilité
hypersexuality, s. Hypersexualité
hypersideraemia, s. Hypersidérémie
hypersomnia, s. Hypersomnie

hyperspastic, adj. Hyperspasmodique ou
hyperspastique
hypersplenia, s. Hypersplénisme
hypertelorism, s. Hypertélorisme
hypertension, s. Hypertension
hypertension (intracranial). Hypertension
intracrânienne (syndrome de l')
hypertension (portal). Hypertension portale
hypertension (pulmonary). Hypertension
artérielle pulmonaire
hypertensive, adj. Hypertensif, ive
hyperthermia, s. Hyperthermie
hyperthyroidism, s. Hyperthyroïdie ou
hyperthyroïdisme
hypertonia, s. Hypertonie
hypertrichosis, s. Hypertrichose
hypertriglyceridaemia, s. Hypertrichose
hypertrophic pyloric stenosis. Sténose
hypertrophique du pylore
hypertrophy, s. Hypertrophie
hypervitaminosis, s. Hypervitaminose
hypervolaemia, s. Hypervolémie ou hypervolhémie
hyphaema, s. Hyphéma
hypnagogic, adj. Hypnagogique
hypnosis, s. Hypnose
hypnotic, s. Hypnotique
hypnotism, s. Hypnotisme
hypoacusia, s. Hypoacousie
hypoaesthesia, s. Hypoesthésie
hypobaric, adj. Hypobare
hypocalcaemia, s. Hypocalcémie
hypocalciuria, s. Hypocalciurie
hypocapnia, s. Hypocapnie
hypochloraemia, s. Hypochlorémie
hypochlorhydria, s. Hypochlorhydrie
hypocholesterolaemic, adj. Hypocholestérolémiant, ante
hypochondria, s. Hypocondrie
hypochromia, s. Hypochromie
hypocoagulability, s. Hypocoagulabilité
hypocondrium, s. Hypocondre
hypodermic, adj. Hypodermique
hypodermic, s. Hypodermite
hypodermis, s. Hypoderme
hypoferraemia, s. Hyposidérémie
hypogastrium, s. Hypogastre
hypogenitalism, s. Hypogénitalisme
hypoglossal, adj. Hypoglosse
hypoglycaemia, s. Hypoglycémie
hypoglycaemic, adj. Hypoglycémique
hypoglycaemic syndrome. Hypoglycémique
(état ou syndrome)
hypoglycaemic, adj. Hypoglycémiant, ante

hypokaliaemia, s. Hypokaliémie
hypokinesia, s. Hypokinésie
hypolipidaemic, adj. et s. Hypolipidémiant, ante
hypomania, s. Hypomanie
hyponatraemia, s. Hyponatrémie
hyponatriuria, s. Hyponatriurèse, hyponatriurie, hyponatrurie
hypoparathyreosis. Parathyréoprive (syndrome)
hypophosphataemia, s. Hypophosphatémie
hypophosphaturia, s. Hypophosphaturie
hypophyseal, adj. Hypophysaire
hypophysectomy, s. Hypophysectomie
hypopituitarism, s. Hypopituitarisme
hypoplasia, s. Hypoplasie
hypoproteinaemia, s. Hypoprotidémie
hypoptyalism, s. Hyposialie
hypopyon, s. Hypopyon ou hypopion
hypospadias, s. Hypospadias
hypotelorism, s. Hypotélorisme
hypotension, s. Hypotension
hypotension (postural). Hypotension orthostatique

hypotensive, adj. Hypotenseur, sive
hypothalamus, s. Hypothalamus
hypothenar, adj. Hypothénar
hypothermia, s. Hypothermie
hypothymism, s. Hypothymie
hypothyroidism, s. Hypothyroïdie
hypotonia, s. Hypotonie
hypotrophy, s. Hypotrophie
hypoventilation, s. Hypoventilation
hypovitaminosis, s. Hypovitaminose
hypovolaemia, s. Hypovolémie
hypoxia, s. Hypoxie
hysterectomy, s. Hystérectomie
hysteresis, s. Hystérésis
hysteria, s. Hystérie
hysterography, s. Hystérographie
hysterometry, s. Hystérométrie
hysteropexia, s. Hystéropexie
hysterosalpingography, s. Hystérosalpingographie
hysteroscopy, s. Hystéroscopie
hysterotomy, s. Hystérotomie

I

iatrogenic, adj. Iatrogène ou iatrogénique
ichthyosis, s. Ichtyose
icteric, adj. Ictérique
icterus, s. Ictère
icterus neonatorum. Ictère physiologique
icterus (nuclear). Ictère nucléaire du nouveau-né
id, s. Çà
idiopathic myelofibrosis. Splénomégalie myéloïde
idiopathy, s. Idiopathie
idiosyncrasy, s. Idiosyncrasie
idiot, s. Idiot, ote
idiotism, s. Idiotie
idiotype, s. Idiotype
idioventricular, adj. Idioventriculaire
ileitis, s. Iléite
ileocaecal valve. Bauhin (valvule de)
ileopathy, s. Iléopathie
ileostomy, s. Iléostomie
ileum, s. Iléum
ileus, s. Iléus
iliac, adj. Iliaque
iliac spine, anterior superior. Épine iliaque antéro-supérieure

iliac spine, posterior superior. Épine iliaque postéro-supérieure
iliacus muscle. Iliaque (muscle)
iliopsoas muscle. Psoas-iliaque (muscle)
illusion, s. Illusion
imaging (medical). Imagerie médicale
imbecillity, s. Imbécilité
immature, adj. Immature
immediate, adj. Immédiat, ate
immersion, s. Immersion
immobilization, s. Immobilisation
immobilizin, s. Immobilisine
immortalization, s. Immortalisation
immune, adj. Immun, une
immunity, s. Immunité
immunization, s. Immunisation
immunochemistry, s. Immunochimie
immunocyte, s. Immunocyte, cellule immunocompétente
immunodeficiency, s. Immunodéficience, carence ou déficit immunitaire
immunoelectrophoresis, s. Immuno-électrophorèse
immunogenetics, s. Immunogénétique
immunoglobulin, s. Immunoglobuline

immunologic disorders disease. Maladie immunitaire

immunology, s. Immunologie

immunoprecipitation, s. Immunoprécipitation

immunosupressive, *adj.* et s. Immunodépresseur

immunotherapy, s. Immunothérapie

impaction of the wisdom tooth. Inclusion de la dent de sagesse

imperforation, s. Imperforation

impetigo, s. Gourme, impétigo

implant, s. Implant

implantation, s. Implantation

implantology, s. Implantologie

impotence, s. Impuissance

impression (digital). Impressions digitiformes

impuberal, *adj.* Impubère

impulsion, s. Impulsion

impulsive, *adj.* Impulsif, ive

imputability, s. Imputabilité

inactivation, s. Inactivation

inanition, s. Inanition

incapacity, s. Incapacité

incidence, s. Incidence

incipient, *adj.* Incipiens

incision, s. Incision

inclusion disease (cytomegalic). Maladie des inclusions cytomégaliques

incompatibility (blood). Incompabilité sanguine

inconsciousness, s. Inconscience, inconscient

incontinence, s. Incontinence

incoordination, s. Incoordination

increment, s. Incrément

incubation, s. Incubation

incubator, s. Incubateur

incurable, *adj.* ou s. Incurable

indolent, *adj.* Indolent, ente

inducer, *adj.* Inducteur, trice

induction, s. Induction

infant, s. Nourrisson

infanticide, s. Infanticide

infantilism, s. Infantilisme

infarctectomy, s. Infarctectomie

infarction, s. Infarcissement, infarctus

infecting, *adj.* Infectant, ante

infectiology, s. Infectiologie

infection, s. Infection

infectious, *adj.* Infectieux, euse

infectivity, s. Infectiosité

inferiority complex. Infériorité (complexe, ou mieux sentiment d')

infertility, s. Infertilité

infestation, s. Infestation

infiltrat, s. Infiltrat

infiltration, s. Infiltration

inflamed, *adj.* Enflammé, mée

inflammation, s. Inflammation

inflammatory, *adj.* Inflammatoire

influenza, s. Grippe

infrared, *adj.* Infrarouge

infundibulectomy, s. Infundibulectomie

infundibulum, s. Infundibulum

infusion, s. Infusion, perfusion, tisane

infusoria, s. pl. Infusoires

ingesta, s. pl. Ingesta

inguinal, *adj.* Inguinal, ale

inhalation, s. inhalation

inhaling, s. Humage

inhibition, s. Inhibition

inhibitor, s. Inhibiteur

inhibitory, *adj.* Inhibiteur

injection, s. Injection

injector (pen). Stylo injecteur

injury, s. Blessure

innervation, s. Innervation

inoculation, s. Inoculation

inotropic, *adj.* Inotrope

insane, *adj.* Aliéné, née

insanity, s. Aliénation ou aliénation mentale

insect, s. Insecte

insemination, s. Insémination

insomnia, s. Insomnie

inspection, s. Inspection

inspiration, s. Inspiration

instillation, s. Instillation

insufficiency, s. Insuffisance

insufflation, s. Insufflation

insular, *adj.* Insulaire

insulin, s. Insuline

insulin-dependant, *adj.* Insulinodépendant, ante

insulin-resistance, s. Insulinorésistance

insulinization, s. Insulinothérapie

insulinoma, s. Insulinome

insulinopenic, *adj.* Insulinoprive

integument, s. Tégument

intelligence, s. Intelligence

intensifying screen. Amplificateur de brillance ou de luminance

intention, s. Intention

intercostal, *adj.* Intercostal, ale

intercurrent, *adj.* intercurrent, ente

interference, *s.* Interférence
interferon, *s.* Interféron
interleukin, *s.* Interleukine
intermediate nerve. Intermédiaire (nerf)
intermenstrual, *adj.* Intermenstruel, lle
intermittent, *adj.* Intermittent, ente
internal capsule. Capsule interne
internist, *s.* Interniste
interoceptor, *s.* Intérocepteur
interphase, *s.* Interphase
interstitial, *adj.* Interstitiel, elle
intertrigo, *s.* Intertrigo
interventional, *adj.* Interventionnel, elle
intestine, *s.* Intestin
intima tunica vasorum, *s.* Intima
intolerance, *s.* Intolérance
intoxication, *s.* Intoxication
intradermal, *adj.* Intradermique
intradermoreaction, *s.* Intradermo-réaction
intramural, *adj.* Intramural, ale
intramuscular, *adj.* Intramusculaire
intrarachidian, *adj.* Intrarachidien, ienne, ou intravertébral, ale
intravascular, *adj.* Intravasculaire
intravenous, *adj.* Intraveineux, euse
intraventricular, *adj.* Intraventriculaire
intraventricular haemorrage. Inondation ventriculaire
introversion, *s.* Introversion
intubation, *s.* Intubation
intumescence, *s.* Intumescence
inunction, *s.* Onction
invagination, *s.* Invagination
invasion, *s.* Invasion
invasive, *adj.* Effractif, ive
inversion, *s.* Inversion

invert, *s.* Inverti
involution, *s.* Involution
iodaemia, *s.* Iodémie
iodine, *s.* Iode
ion, *s.* Ion
ionization, *s.* Ionisation
ionogram, *s.* Ionogramme
iontophoresis, *s.* Ionisation
iridectomy, *s.* Iridectomie
iridocyclitis, *s.* Iridocyclite
iris, *s.* Iris
iritis, *s.* Iritis
irradiation, *s.* Irradiation
irritability, *s.* Irritabilité
ischaemia, *s.* Ischémie
ischaemia (silent myocardial). Ischémie myocardique silencieuse
ischium, *s.* Ischion
isoagglutination, *s.* Iso-agglutination
isochromic, *adj.* Isochrome
isochronous, *adj.* Isochrone
isocoria, *s.* Isocorie
isocortex, *s.* Isocortex
isoenzyme, *s.* Isozyme
isoimmunization, *s.* Iso-immunisation
isomers, *s. pl.* Isomères
isomorphous, *adj.* Isomorphe
isoniazid, *s.* Isoniazide
isoprenaline, *s.* Isoprénaline
isotonia, *s.* Isotonie ou isotonisme
isotonic, *adj.* Isotonique
isotope, *s.* Isotope
isovolumic, *adj.* Isovolumétrique ou isovolumique
isthmus of aorta. Isthme aortique
itch, *s.* Gale

J

jacket, *s.* Corset
jacket (minerva-plaster). Minerve
jargonaphasia, *s.* Jargonaphasie
jaundice (cholestatic). Ictère cholestatique
jaundice (haemolytic). Ictère hémolytique
jaundice (infectious). Ictère infectieux
Javel water, *s.* Javel (eau de)
javellization, *s.* Javellisation
jejunum, *s.* Jéjunum

jet lesion. Jet (lésion de)
joint, *s.* Articulation
joule, *s.* Joule
jugal, *s.* Jugal, ale
jugular veins, *s.* Jugulaires (veines)
jugulogram, *s.* Jugulogramme
julep, *s.* Julep
junction, *s.* Jonction
junctional, *adj.* Jonctionnel, elle
juxtaglomerular, *adj.* Juxta-glomérulaire

K

Kahler's disease. Kahler (maladie de)
kala-azar, s. Kala-azar
kaliaemia, s. Kaliémie
kaliuresis, s. Kaliurèse
kaliuria, s. Kaliurie
Karnofsky's index, s. Karnofsky (échelle de)
Kaposi's sarcoma. Sarcomatose multiple hémorragique de Kaposi
Karman's method. Karman (méthode de)
karyoklastic, adj. Caryoclasique
karyolysis, s. Caryolyse
karyolytic, adj. Caryolytique
karyorrhexis, s. Caryorrhexie
karyotype, s. Caryotype
katal, s. Katal
Kawasaki's disease. Kawasaki (syndrome de)
Kehr's drain. Kehr (drain de)
kelvin. Kelvin
keratin, s. Kératine
keratinization, s. Kératinisation
keratitis, s. Kératite
keratoconjunctivitis, s. Kératoconjonctivite
keratolytic, adj. et s. Kératolytique
keratoma, s. Kératome
keratopathy, s. Kératopathie
keratoplasty, s. Kératoplastie
keratosis, s. Kératose

ketoacidosis, s. Acidocétose
ketogenesis, s. cétogenèse
ketogenic, adj. Cétogène
ketolysis, s. Cétolyse
ketonaemia, s. cétonémie
ketonuria, s. Cétonurie
17-ketosteroids. 17-Cétostéroïdes
kidney, s. Rein
kilobase, s. Kilobase
kilogram, s. Kilogramme
kinase, s. Kinase
kinematics, s. Cinématique
kinesiology, s. Cinésiologie, kinésiologie
kinesipathist, s. Kinésithérapeute
kinesitherapy, s. Kinésithérapie
kinetic, adj. Cinétique
Klebsiella, s. Klebsiella
kleptomania, s. Kleptomanie
knee, s. Genou
kneecap, s. Genouillère
knuckelbone, s. Osselet
koilonychia, s. Koïlonychie, cœlonychie
Koplik spots. Koplik (signe de)
Kupffer's cells. Kupffer (cellules de)
kuru, s. Kuru
Kussmaul-Kien breathing. Kussmaul (respiration de)
kwashiorkor, s. Kwashiorkor

L

labeled, adj. Marqué, ée
labial, adj. Labial, ale
labile, adj. Labile
labour, s. Travail
labyrinth, s. Labyrinthe
labyrinthitis, s. Labyrinthite
lacrimal, adj. Lacrymal, ale
lacrymatory, s. Lacrymogène
lactacidaemia, s. Lactacidémie
lactation, s. Lactation
lacteal, adj. Lactéal, ale
lactobutyrometer, s. Lactobutyromètre
lactose, s. Lactose
lactosuria, s. Lactosurie
lacuna, s. Lacune
lacunar, s. Lacunaire
Laennec's cirrhosis. Laennec (cirrhose de)
laevocardia, s. Lévocardie
laevogyral, adj. Lévogyre

lambda. Lambda
lambliasis, s. Lambliase
laminaria, s. Laminaire
laminectomy, s. Laminectomie
Langerhans' islets. Langerhans (ilôts de)
langerhansian, adj. Langerhansien, enne
lanugo, s. Lanugo
laparotomy, s. Laparotomie
lardaceous, adj. Lardacé, ée
larva currens. Larva currens
larva migrans. Larva migrans
larvate, adj. Larvé, ée
laryngectomy, s. Laryngectomie
laryngitis, s. Laryngite
laryngocele, s. Laryngocèle
laryngology, s. Laryngologie
laryngoplegia, s. Laryngoplégie
laryngoscope, s. Laryngoscope
laryngospasm, s. Laryngospasme

larynx, s. Larynx
Lasegue' s sign. Lasègue (signe de)
laser, s. Laser
latent, adj. Latent, ente
lateral, adj. Latéral, ale
lateroflexion of the uterus. Latéroflexion de l'utérus
lateroposition of the uterus. Latéroposition de l'utérus
lateropulsion, s. Latéropulsion
lateroversion of the uterus. Latéroversion de l'utérus
latex fixation test. Latex (réaction au)
laudanum, s. Laudanum
laverania, s. Laveran (hématozoaire de)
law (Huriet). Loi Huriet-Sérusclat
laxative, adj. et s. Laxatif, ive
laxity, s. Laxité
LE cell. Hargraves (cellule de)
LE cell phenomenon. Haserick (test ou plasma-test de)
lead, s. Plomb
lecithin, s. Lécithine
left-handed, adj. ou s. Gaucher, ère
leg, s. Jambe
leg (wooden), s. Pilon
legionnaires'disease, s. Légionnaires (maladie des) ou légionellose
leiomyoblastoma, s. Léiomyoblastome
leiomyoma, s. Liomyome
leishmaniosis, s. Leishmaniose
lemniscus, s. Lemnisque
Lenègre' s disease. Lenègre (maladie de)
lenitive, adj. Lénitif, ive
lenticular, adj. Lenticulaire
lentigo, s. Lentigo
leprid, s. Lépride
leproma, s. Léprome
leprosy, s. Lèpre
leptomeningitis, s. Leptoméningite
Leptospira, s. Leptospira
leptospire, s. Leptospire
leptospirosis, s. Leptospirose
leptospirosis icterohemorragiae. Leptospirose ictéro-hémorragique
lesion, s. Lésion
lesional, adj. Lésionnel, elle
lethal, adj. Létal ou léthal, ale
lethargy, s. Léthargie
leucine, s. Leucine
leucoblast, s. Leucoblaste
leucoblastaemia, s. Leucoblastémie
leucoblastosis, s. Leucoblastose
leucocyctolysis, s. Leucocytolyse
leucocyte, s. Leucocyte
leucocytosis, s. Leucocytose

leucocyturia, s. Leucocyturie
leucoderma, s. Leucodermie
leucoencephalitis, s. Leuco-encéphalite
leucoma, s. Leucome, taie
leucopenia, s. Leucopénie
leucoplakia, s. Leucoplasie
leucopoiesis, s. Leucopoïèse
leucorrhagia, s. Leucorragie
leucorrhoea, s. Leucorrhée
leucosarcomatosis, s. Leucosarcomatose
leucosis, s. Leucose
leukaemia, s. Leucémie
leukaemia (acute). Leucémie aiguë
leukaemia (aleukaemic). Leucémie aleucémique
leukaemia (chronic myeloid). Leucémie myéloïde chronique
leukaemia (lymphatic). Leucémie lymphoïde chronique
leukaemic, adj. Leucémique
levodopa, s. Lévodopa
libido, s. Libido
lichen, s. Lichen
lichen planus. Lichen plan
lichenification, s. Lichénification ou lichénisation
lichenoid, adj. Lichénoïde
lidocaine, s. Lidocaïne
lifting (face). Lifting facial
ligament, s. Ligament
ligand, s. Ligand
ligase, s. Ligase
ligature, s. Ligature
lightning stroke, s. Fulguration
ligneous, adj. Ligneux, euse
limb, s. Membre
limbal, s. Limbique
limbus, s. Limbe
lingual, adj. Lingual, ale
lingulectomy, s. Lingulectomie
liniment, s. Liniment
linitis plastica. Linite plastique
linkage, s. Liaison génétique
lipaemia, s. Lipémie
lipase, s. Lipase
lipectomy, s. Lipectomie
lipid, s. Lipide
lipidaemia, s. Lipidémie
lipiduria, s. Lipidurie
lipoatrophy, s. Lipo-atrophie
lipodystrophy, s. Lipodystrophie
lipogenesis, s. Lipogenèse
lipoid, adj. Lupoïde
lipoidic, s. Lipoïdique
lipoidosis, s. Lipoïdose
lipolysis, s. Lipolyse

lipoma, s. Lipome
lipomatosis, s. Lipomatose
lipoprotein, s. Lipoprotéine
lipoprotein a. Lipoprotéine a
liposarcoma, s. Liposarcome
liposoluble, adj. Liposoluble
liposuccion, s. Liposuccion
lipothymia, s. Lipothymie
lipotropic, adj. Lipotrope
lipping, s. Bec-de-perroquet
liquor, s. Liqueur
lisping, s. Zézaiement
listeria, s. Listeria
listeriosis, s. Listériose
lithaemia, s. Lithémie
lithectomy, s. Lithectomie
lithiasis, s. Lithiase
lithium, s. Lithium
lithotripsy, s. Lithotritie ou lithotripsie
lithotriptic, adj. et s. Litholytique ou lithotriptique
lithotriptor, s. Lithotriteur ou lithotripteur
Littre' s glands. Littre (glandes de)
littritis, s. Littrite
livedo, s. Livedo
lividity, s. Lividité
liver, s. Foie
lixiviation, s. Lixiviation
load (viral). Charge virale
loasis, s. Loase ou loasis
lobe, s. Lobe
lobectomy, s. Lobectomie
lobotomy, s. Lobotomie
lobule, s. Lobule
lobus insularis. Insula (lobe de l')
lochia, s. Lochies
locus, pl. loci, s. Locus, pl. locus
Löffler' s endocarditis. Löffler (endocardite de)
logetron, s. Logétron
logorrhoea, s. Logorrhée
longilineal, adj. Longiligne
lordosis, s. Lordose
lotion, s. Lotion
louse, pl. lice, s. Pou
lozenge, s. Tablette
Lugol' s solution. Lugol (solution de)
lumbago, s. Lombalgie, lombago
lumbago-sciatica, s. Lombosciatalgie ou lombosciatique
lumbal, adj. Lombal, ale
lumbar osteo-arthritis, s. Lombarthrose
lumbarization, s. Lombalisation ou lombarisation
lumen, s. Lumen

luminance, s. Luminance
lung, s. Poumon
lung (cardiac). Poumon cardiaque
lung (farmer' s). Poumon de fermier
lunula, s. Lunule
lupoma, s. Lupome
lupus, s. Lupus
lupus (systemic acute) erythematosus disseminatus. Lupus érythémateux aigu disséminé
lupus tuberculosis. Lupus tuberculeux
luteal, adj. Lutéal, ale
luteinic, adj. Lutéinique
lux, s. Lux
luxation, s. Luxation
lymph, s. Lymphe
lymphadenitis, s. Adénite
lymphadenopathy, s. Lymphadénopathie
lymphangioma; s. Lymphangiome
lymphangitis, s. Lymphangite
lymphatic node. Ganglion lymphatique
lymphatic, adj. Lymphatique
lymphoblast, s. Lymphoblaste
lymphoblastoma, s. Lymphoblastome
lymphoblastosis, s. Lymphoblastose
lymphocele, s. Lymphocèle
lymphocyte, s. Lymphocyte
lymphocythaemia, s. Lymphocytémie
lymphocytic, adj. Lymphocytaire
lymphocytosarcoma, s. Lymphocytosarcome
lymphocytosis, s. Lymphocytose
lymphocytotoxic, s. Lymphocytotoxique
lymphogenesis, s. Lymphogenèse
lymphography, s. Lymphographie
lymphoid tissue. Lymphoïde (système ou tissu)
lymphokine, s. Lymphokine
lymphoma, s. Lymphome
lymphoma (malignant), s. Lymphome malin
lymphopathy, s. Lymphopathie
lymphopenia, s. Lymphopénie
lymphopoiesis, s. Lymphopoïèse
lymphoproliferative, adj. Lymphoprolifératif, ive
lymphorrhagia, s. Lymphorragie
lymphosarcoma, s. Lymphoblastosarcome
lymphosarcomatosis, s. Lymphosarcomatose ou lymphosarcome
lyophilization, s. Lyophilisation
lysate, s. Lysat
lysergide, s. Lysergide
lysin, s. Lysine
lysis, s. Lyse, lysis
lysosome, s. Lysosome
lytic, adj. Lytique

M

mecanotherapy, s. Mécanothérapie
maceration, s. Macération
machine (centrifugal), s. Centrifugeuse
machonnement, s. Mâchonnement
macrocephalia, s. Macrocéphalie
macrocyte, s. Macrocyte
macrodontia, s. Macrodontie
macroglia, s. Macroglie
macroglobulin, s. Macroglobuline
macroglobulinaemia, s. Macroglobulinémie
macroglossia, s. Macroglossie
macrolides, s. Macrolides
macromelia, s. Macromélie
macrophage, s. Macrophage
macroscelia, s. Macroskélie
macula, s. Macula, macule
macula densa. Macula densa
Madelung's disease, s. Carpocyphose
madness, s. Folie
magistral, adj. Magistral, ale
magnesaemia, s. Magnésémie ou magnésiémie
magnesium, s. Magnésium
mal perforant. Mal perforant
malabsorption syndrome. Malabsorption
(syndrome de)
malacia, s. Malacie
malaria, s. Paludisme
malarial, adj. Malarien, enne, paludéen, enne
male climacteric, s. Andropause
malformation, s. Malformation
malignancy, s. Malignité, perniciosité
malignant, adj. Malin, maligne
malleolus, s. Malléole
malleus, s. Marteau
malnutrition, s. Malnutrition
malocclusion, s. Malocclusion
malonylurea, s. Malonylurée
Malpighi's pyramid. Malpighi (pyramide de)
malposition, s. Malposition
maltase, s. Maltase
maltose, s. Maltose
mammary, adj. Mammaire
mammoplasty, s. Mastoplastie
mandibula, s. Mandibule
mandibular, adj. Mandibulaire
mandrin, s. Mandrin
manduction, s. Manducation
maneuver, s. Manœuvre
manganic, adj. Manganique
manganism, s. Manganisme
mania, s. Manie
maniac, adj. et s. Maniaque
manipulation, s. Manipulation

mannitol, s. Mannitol
mannose, s. Mannose
mannosidosis, s. Mannosidose
manometry, s. Manométrie
manubrium, s. Manubrium
mapping, s. Cartographie
marasmus, s. Marasme
Marfan's disease. Marfan (maladie de)
marginal, adj. Marginal, ale
marisca, s. Marisque
marker, s. Marqueur
marketing authorization application. Autorisation de mise sur le marché
marmoration, s. Marmorisation
marrow, s. Moelle
marsupialization, s. Marsupialisation
martial, adj. Martial, ale
masculinizing, adj. Virilisant, ante
masochism, s. Masochisme
massage, s. Massage
masseter, adj. Masséter
mastectomy, s. Mastectomie
mastic kidney. Rein mastic
mastication, s. Mastication
mastitis, s. Mastite
mastocytosis, s. Mastocytose
mastodynia, s. Mastodynie
mastography, s. Mastographie
mastoid, adj. Mastoïde
mastoidectomy, s. Mastoïdectomie
mastoiditis, s. Mastoïdite
mastology, s. Mastologie
mastopathy, s. Mastopathie
mastopexy, s. Mastopexie
mastoptosis, s. Mastoptose
mastosis, s. Mastose
masturbation, s. Masturbation
materia medica. Matière médicale
maxillary, adj. Maxillaire
maxillitis, s. Maxillite
May-Grünwald stain. May-Grünwald-
Giemsa (coloration de)
measles, s. Rougeole
meatotomy, s. Méatotomie
meatus, s. Méat
mecanogram, s. Mécanogramme
mecanotherapy, s. Mécanothérapie
meconium, s. Méconium
medecine (disaster). Médecine de catastrophe
medecine (evidence-based). Médecine factuelle
medecine (manual). Médecine manuelle
medecine (thermal). Médecine thermale
medecine (tropical). Médecine exotique

medial, *adj.* Médial, ale
mediastinitis, *s.* Médiastinite
mediastinotomy, *s.* Médiastinotomie
mediastinum, *s.* Médiastin
mediate, *adj.* Médiat, ate
mediator (chemical). Médiateur chimique
medical, *adj.* Médical, ale
medication, *s.* Médication
medicinal, *adj.* Médicinal, ale
medicine, *s.* Médecine
medicine (forensic). Médecine légale
medicine (humanitarian). Médecine humanitaire
medicine (internal). Médecine interne
medicine (nuclear). Médecine nucléaire
medicine (occupational). Médecine du travail
medicine (physical). Médecine physique
medicine (prescription only). Médicament éthique
medicine (preventive). Médecine préventive
medicine (social). Médecine sociale
medicines (alternative). Médecines alternatives
medullary, *adj.* Médullaire
medullo-adrenal, *adj.* Médullosurrénal, ale
mega-oesophagus, *s.* Méga-œsophage
megacolon, *s.* Mégacôlon
megadolichoartery, *s.* Dolicho et méga-artère
megadolichocolon, *s.* Mégadolichocôlon
megakaryoblast, *s.* Mégacaryoblaste
megakaryocyte, *s.* Mégacaryocyte
megalo-ureter, *s.* Méga-uretère
megaloblast, *s.* Mégaloblaste
megalocyte, *s.* Mégalocyte
megalomania, *s.* Mégalomanie
meiosis, *s.* Méiose
melaena, *s.* Melæna ou méléna
melalgia, *s.* Mélalgie
melancholia, *s.* Mélancolie
melanine, *s.* Mélanine
melanism, *s.* Mélanisme
melanoblast, *s.* Mélanoblaste
melanocyte, *s.* Mélanocyte
melanocytic stimulating hormone. Mélanotrope (hormone)
melanoderma, *s.* Mélanodermie
melanogenesis, *s.* Mélanogenèse
melanoma, *s.* Mélanome
melanosarcoma, *s.* Mélanosarcome
melanosis, *s.* Mélanose
melanotic, *adj.* Mélanique
melatonine, *s.* Mélatonine
melitin, *s.* Mélitine
melitococcosis, *s.* Mélitococcie
melituria, *s.* Méliturie

membrane (false). Fausse membrane
membrane (serous). Séreuse
Mendelson's syndrome. Mendelson (syndrome de)
Ménière's disease. Ménière (maladie ou syndrome de)
meninges, *s.* Méninges
meningioma, *s.* Méningiome
meningism, *s.* Méningisme
meningitis, *s.* Méningite
meningitis (epidermic cerebrospinal). Méningite cérébro-spinale épidémique
meningoradiculitis. Méningo-radiculite
meningocele, *s.* Méningocèle
meningococcaemia, *s.* Méningococcémie ou méningococcie
meningococcus, *s.* Méningocoque
meningoencephalitis, *s.* Méningo-encéphalite
meningoencephalocele, *s.* Méningo-encéphalocèle
meniscal, *adj.* Méniscal, ale
meniscectomy, *s.* Méninscectomie
meniscography, *s.* Méniscographie
meniscus, *s.* Ménisque
menometrorrhagia, *s.* Ménométrorragie
menopause, *s.* Ménopause
menorrhagia, *s.* Ménorragie
menorrhoea, *s.* Ménorrhée
menses, *s.* Menstrues
menstrual, *adj.* Menstruel, elle
menstrual cycle. Menstruel (cycle)
menstruation, *s.* Menstruation
mental, *adj.* Mental, ale
meralgia paraesthetica. Méralgie paresthésique
mercurialism, *s.* Hydrargyrisme
mercury, *s.* Mercure
mesangial, *adj.* Mésangial, ale
mescaline, *s.* Mescaline
mesencephalon, *s.* Mésenchéphale
mesenchyma, *s.* Mésenchyme
mesenchymoma, *s.* Mésenchymome
mesenteritis, *s.* Mésentérite
mesentery, *s.* Mésentère
mesoderm, *s.* Mésoderme
mesodiastole, *s.* Mésodiastole
mesomelic, *adj.* Mésomélique
mesonephros, *s.* Mésonéphros
mesosystole, *s.* Mésosystole
mesothelioma, *s.* Mésothéliome
mesothelium, *s.* Mésothélium
mesotherapy, *s.* Mésothérapie
metabolic, *adj.* Métabolique
metabolism, *s.* Métabolisme
metabolite, *s.* Métabolite

metacarpus, s. Métacarpe
metamere, s. Métamère
metamyelocyte, s. Métamyélocyte
metanephrine, s. Métanéphrine
metanephros, s. Métanéphros
metaphase, s. Métaphase
metaphyse, s. Métaphyse
metaplasia, s. Métaplasie
metastasis, s. Métastase
metatarsus, s. Métatarse
metencephalon, s. Métencéphale
meteorism, s. Météorisme
meteoropathology, s. Météoropathologie
meter, s. Mètre
methadone, s. Méthadone
methaemoglobin, s. Méthémoglobine
methaemoglobinaemia, s. Méthémoglobinémie
methotrexate, s. Méthotrexate
metralgia, s. Métralgie
metritis, s. Métrite
metrorrhagia, s. Métrorragie
metrorrhoea, s. Métrorrhée
micella, s. Micelle
microangiopathy, s. Micro-angiopathie
microbe, s. Microbe
microbial, adj. Microbien, ienne
microbiology, s. Microbiologie
microcephalia, s. Microcéphalie
microcirculation, s. Microcirculation
Micrococcus, s. Micrococcus
microcyte, s. Microcyte
microcytic, adj. Microcytique
microfilaria, s. Microfilaire
microglia, s. Microglie
micrognathia, s. Micrognathie
microgram, s. Microgramme
micrography, s. Micrographie
microlithiasis, s. Microlithiase
micromelia, s. Micromélie
micrometer, s. Micromètre
micromole, s. Micromole
micronodular, adj. Micronodulaire
microphthalmia, s. Microphtalmie
micropsia, s. Micropsie
microrrhagia, s. Microrragie
microscope, s. Microscope
microscopical, adj. Microscopique
microspherocytosis, s. Microsphérocytose
microsphygmia, s. Microsphygmie
microsurgery, s. Microchirurgie
microtome, s. Microtome
micturition, s. Miction
midwife, s. Sage-femme
mifepristone, s. Mifépristone
migraine, s. Migraine

migraine (ophtalmic). Migraine ophtalmique
Mikulicz' s disease. Mikulicz (syndrome de)
miliaria, s. Miliaire
miliary, adj. Miliaire
millicurie, s. Millicurie
milliequivalent, s. Milliéquivalent
millimole, s. Millimole
milliosmole, s. Milliosmole
milliröntgen, s. Milliröntgen
mineralocorticoids, s. pl. Minéralocorticoïdes, minéralocorticostéroïdes ou minéralotropes (hormones)
miosis, s. Myosis
miotic, adj. et s. Myotique
misanthropia, s. Misanthropie
misfitness (social). Inadaptation
misogyny, s. Misogynie
mithridatism, s. Mithridatisme
mitochondria, s. Mitochondrie
mitogen, adj. et s. Mitogène
mitogenic, adj. Mitogénique
mitosis, s. Mitose
mitotic, adj. Mitotique
mitral, adj. Mitral, ale
mobidity, s. Morbidité
mobility, s. Mobilité
mobilization, s. Mobilisation
molal, s. Molal
molality, s. Molalité
molar, adj. Molaire, môlaire
molar, s. Molaire
molarity, s. Molarité
mole, s. Mole, môle, hydatiforme ou vésiculaire
molluscum, s. Molluscum
molluscum pendulum. Molluscum pendulum
mongolian, adj. Mongolique, mongolien,
enne
mongolism, s. Mongolisme
mongoloid, s. Mongoloïde
Monilia, s. Monilia
moniliasis, s. Moniliase
monitor, s. Moniteur
monitoring, s. Monitorage
monitoring (drug). Pharmacovigilance
monoamine oxidase. Mono-amine-oxydase
monoamine, s. Mono-amine
monoarthritis, s. Mono-arthrite
monoblast, s. Monoblaste
monoclonal, adj. Monoclonal, ale
monocular, adj. Monoculaire
monocyte, s. Monocyte
monocytic, adj. Monocytaire
monocytosis, s. Monocytose

monogenic, *adj.* Monogénique
monokine, s. Monokine
monoliform, *adj.* Moniliforme
monomelic, *adj.* Monomélique
monomorphic, *adj.* Monomorphe
mononuclear, *adj.* Mononucléaire
mononucleosis, s. Mononucléose
mononucleosis (infectious). Mononucléose infectieuse
monophasic, *adj.* Monophasique
monophthalmic, s. Monophtalmie
monoplegia, s. Monoplégie
monorchism, s. Monorchidie
monosaccharide, s. Ose
monosomy, s. Monosomie
monosporiosis, s. Monosporiose
monosymptomatic, *adj.* Monosymptomatique
monosynaptic, *adj.* Monosynaptique
monotherapy, s. Monothérapie
monovalent, *adj.* Monovalent, ente
monozygotic, *adj.* Monozygote
monster, s. Monstre
mood, s. Humeur
morbid, *adj.* Morbide
morbidity, s. Morbidité
morbilliform, *adj.* Morbilliforme
morbillous, *adj.* Morbilleux, euse
morgan, s. Morgan
Moro' s reflex. Moro (réflexe de)
morphea, s. Morphée
morphin-like, *adj.* Morphinomimétique
morphine, s. Morphine
morphine (endogenous). Morphine endogène
morphinism, s. Morphinisme
morphinomania, s. Morphinomanie
morphology, s. Morphologie
morphotype, s. Morphotype
mortification, s. Mortification
mortuary, s. Morgue
morula, s. Morula
mosaicism, s. Mosaïque
motility, s. Motilité
motricity, s. Motricité
mouth, s. Bouche
movement, s. Mouvement
moxa, s. Moxa
moxibustion, s. Moxibustion
mucilage, s. Mucilage
mucin, s. Mucine
mucinase, s. Mucinase
mucocele, s. Mucocèle
mucoid, *adj.* Mucoïde
mucolipidosis, s. Mucolipidose
mucolysis, s. Mucolyse

mucolytic, *adj.* Mucolytique
mucopolysaccharide, s. Mucopolysaccharide
mucopolysaccharidosis, s. Mucopolysaccharidose
mucopus, s. Mucopus
mucosity, s. Mucosité
mucous membrane, s. Muqueuse
mucoviscidosis, s. Mucoviscidose
mucus, s. Mucus
multifactorial, *adj.* Multifactoriel, elle
multifocal, *adj.* Multifocal, ale
multigesta, s. Multigeste
multiparus, *adj.* Multipare
multiplet, s. Multiplet
mummification, s. Momification
mumps, s. Oreillons
murine, *adj.* Murin, ine
murmur, s. Souffle, murmure
muscarinic, *adj.* Muscarinien ou muscarinique
muscle, s. Muscle
mustard (nitrogen). Moutarde à l'azote
mutagen, *adj.* Mutagène
mutant, *adj.* Mutant, ante
mutation, s. Mutation
mutism, s. Mutisme
myalgia, s. Myalgie
myasthenia gravis, s. Myasthénie
myatonia, s. Myatonie
mycelium, s. Mycélium
mycetoma, s. Mycétome
Mycobacterium, s. Mycobacterium
mycosis, s. Mycose
mycosis fongoides. Mycosis fongoïde
mycotic, *adj.* Mycosique, mycotique
mycotoxicosis, s. Mycotoxicose
mycotoxin, s. Mycotoxine
mydriasis, s. Mydriase
mydriatic, *adj.* et s. Mydriatique
myelencephalon, *adj.* et s. Myélencéphale
myelin, s. Myéline
myelitis, s. Myélite
myeloblast, s. Myéloblaste
myelocyte, s. Myélocyte
myelocythaemia, s. Myélocytémie
myelocytosis, s. Myélocytose
myelofibrosis, s. Myélofibrose
myelogenic, *adj.* Myélogène
myelogram, s. Myélogramme
myelography, s. Myélographie
myeloid, *adj.* Myéloïde
myeloma, s. Myélome
myelomalacia, s. Myélomalacie
myelopathy, s. Myélopathie
myeloplax, s. Myéloplaxe
myelopoiesis, s. Myélopoïèse

myeloproliferative, *adj.* Myéloprolifératif, ive
myelosclerosis, *s.* Myélosclérose
myiasis dermatosa. Myiase cutanée
myocardial, *adj.* Myocardique
myocardiopathy, *s.* Myocardiopathie
myocarditis, *s.* Myocardite
myocardium, *s.* Myocarde
myoclonia, *s.* myoclonie
myodesopsia, *s.* Mouches volantes
myofibril, *s.* Myofibrille
myofilament, *s.* Myofilament
myogenic, *adj.* Myogène
myoglobin, *s.* Myoglobine
myoglobinuria, *s.* Myoglobinurie
myolysis, *s.* Myolyse
myoma, *s.* Myome
myomectomy, *s.* Myomectomie
myometrium, *s.* Myomètre
myopathic, *adj.* Myopathique

myopathy, *s.* Myopathie
myopia, *s.* Myopie
myoplasty, *s.* Myoplastie
myorrhaphy, *s.* Myorraphie
myosarcoma, *s.* Myosarcome
myosclerosis, *s.* Myosclérose
myosin, *s.* Myosine
myositis, *s.* Myosite
myotomy, *s.* Myotomie
myotonus, *s.* Myotonie
myringitis, *s.* Myringite
myringoplasty, *s.* Tympanoplastie
myringotomy, *s.* Myringotomie
mythomania, *s.* Mythomanie
mytilotoxism, *s.* Mytilisme
myxoedema, *s.* Myxœdème
myxoma, *s.* Myxome
myxomatosis, *s.* Myxomatose
myxorrhoea, *s.* Myxorrhée
myxovirus, *s.* Myxovirus

N

nabothian cysts, *s.* Naboth (œufs de)
naevocarcinoma, *s.* Nævocarcinome
naevus, *pl.* naevi, *s.* Nævus, *pl.* nævus
nail (ingrowing). Ongle incarné
nail, *s.* Ongle
Name (international nonproprietary). Dénomination commune internationale
nanogram, *s.* Nanogramme
nanometer, *s.* Nanomètre
narcissism, *s.* Narcissique (syndrome) ou narcissisme
narcoanalysis, *s.* Narco-analyse
narcolepsy, *s.* Narcolepsie
narcotic, *adj.* et *s.* Narcotique
narcotic, *s.* Stupéfiant
narcotism, *s.* Narcose
narrowing of the cervical vertebral canal. Canal cervical étroit
narrowing of the lumbar vertebral canal. Canal lombaire étroit ou rétréci
nasal hydrorrhoea, *s.* Rhinorrhée
nasopharynx, *s.* Nasopharynx
natality, *s.* Natalité
natraemia, *s.* Natrémie
natriuresis, *s.* Natrurie
natriuretic, *s.* Natriurétique
natural, *adj.* Naturel, elle
naupathia, *s.* Naupathie
nausea, *s.* Nausée
navicular, *s.* Naviculaire
nearthrosis, *s.* Néarthrose

nebula, *s.* Néphélion
Necator americanus. Necator americanus
neck, *s.* Col
necrobiosis, *s.* Nécrobiose
necrosis, *s.* Nécrose
necrosis (medial), *s.* Médianécrose
necrotic, *s.* Nécrotique
negativism, *s.* Négativisme
negatoscope, *s.* Négatoscope
Neisseiria, *s.* Neisseria
Neisseiria gonorrhoeae, *s.* Gonocoque
Nelation' s catheter. Nélation (sonde de)
Nelson' s test. Nelson (réaction ou test de)
nematode, *s.* Nématode
neocerebellum, *s.* Néocerebellum
neomycin, *s.* Néomycine
neonatal, *adj.* Néonatal, ale
neonatalogy, *s.* Néonatalogie ou néonatologie
neoplasia, *s.* Néoplasie, Néoplasique ou Néoplastique
neoplasm, *s.* Néoplasme
neoplasty, *s.* Néoplastie
neostomy, *s.* Néostomie
nephrectomy, *s.* Néphrectomie
nephretic colic. Colique néphrétique
nephric, *adj.* Néphrétique
nephritis, *s.* Néphrite
nephroangiosclerosis, *s.* Néphro-angiosclérose
nephrocalcinosis, *s.* Néphrocalcinose
nephrogenous, *s.* Néphrogène

nephrogram, s. Néphrogrammc
nephrography, s. Néphrographie
nephrolithiasis, s. Néphrolithiase
nephrologist, s. Néphrologue
nephrology, s. Néphrologie
nephroma, s. Néphrome
nephron, s. Néphron
nephropathy, s. Néphropathie
nephropexy, s. Néphropexie
nephroptosis, s. Néphroptose
nephrosclerosis, s. Néphrosclérose
nephrotic syndrome. Néphrotique (syndrome)
nephrotomy, s. Néphrotomie
nephrotoxicity, s. Néphrotoxicité
nerve, s. Nerf
nerve (abducens). Nerf abducens
nerve (trigeminal). Nerf trijumeau
nerves (cranial), s. Nerfs crâniens
network, s. Réseau
neural, adj. Neural
neuralgia, s. Névralgie
neurasthenia, s. Neurasthénie
neuraxis, s. Névraxe
neuraxitis, s. Névraxite
neurectomy, s. Neurectomie, névrectomie
neurinoma, s. Neurinome
neuritis, s. Névrite
neuritis (disseminated). Multinévrite
neuro anaemic, adj. Neuro-anémique
neurobiology, s. Neurobiologie
neuroblast, s. Neuroblaste
neuroblastoma, s. Neuroblastome
neurocrinia, s. Neurocrinie
neurodermatitis, s. Névrodermite
neurofibroma, s. Neurofibrome
neurofibromatosis. Recklinghausen (maladie ou neuro-fibromatose de)
neurogenic, adj. Neurogène
neuroglia, s. Névroglie
neurohypophysis, s. Neurohypophyse
neuroleptanalgesia, s. Neuroleptanalgésie
neuroleptic, adj. Neuroleptique
neurology, s. Neurologie, névrologie
neurolysis, s. Neurolyse
neurolytic, adj. Neurolytique
neuroma, s. Névrome
neurone, s. Neurone
neuropathology, s. Neuropathologie
neuropathy, s. Neuropathie
neuropeptide, s. Neuropeptide
neuroreceptor, s. Neurorécepteur
neurosecretion, s. Neurosécrétion
neurosis, s. Névrose

neurosurgery, s. Neurochirurgie
neurosyphilis, s. Neurosyphilis
neurotomy, s. Névrotomie
neurotonia, s. Neurotonie
neurotoxic, adj. Neurotoxique
neurotrophic, adj. Neurotrophique
neurotropic, adj. Neurotrope
neurotropism, s. Neurotropisme
neutralizing, s. Tamponnage
neutropenia, s. Neutropénie
neutrophil, adj. Neutrophile
newborn, adj. et s. Nouveau-né
newton, s. Newton
niche, s. Niche
nickel, s. Nickel
nicotine, s. Nicotine
nictation, s. Nictation ou nictitation
nidation, s. Nidation
nipple, s. Mamelon
nit, s. Lente
nitrate compounds. Nitrés (dérivés)
Noble' s operation. Noble (opération de)
nocardiosis, s. Nocardiose
nocebo, s. Nocebo
nociceptive, adj. Nociceptif, ive
nociceptor, s. Nocicepteur
nocuity, s. Nocuité
nodal, adj. Nodal, ale
node, s. Nodosité, nœud, nouure
node (atrioventricular), s. Nœud d'Aschoff Tawara
node (sino-auricular), s. Nœud sinusal
nodule, s. Nodule
non-invasive, adj. Non-effractif, ive
nootropic, s. Nootrope
norepinephrine, s. Noradrénaline
normality, s. Normalité
normobaric, adj. Normobare
normoblast, s. Normoblaste
normochromic, adj. Normochrome
normocyte, s. Normocyte
normocytosis, s. Normocytose
normotopic, adj. Normotope
nose, s. Nez
nosocomial, adj. Nosocomial, ale
nosography, s. Nosographie
nosology, s. Nosologie
nostalgia, s. Nostalgie
nostras, s. Nostras
notochord, s. Notochorde
nucleolus, s. Nucléole
nucleoplasm, s. Nucléoplasme
nucleoside, s. Nucléoside
nucleotide, s. Nucléotide

nucleus, s. Noyau
nucleus (pulpy). Nucleus pulposus
nuclide, s. Nuclide
nullipara, s. Nullipare
nulliparous, adj. Nullipare
numbness of fingertips, s. Onglée
nummular, s. Nummulaire
nurse, s. Infirmier, infirmière
nutriment, s. Nutriment

nutrition, s. Nutrition
nyctalopia, s. Héméralopie
nyctohemera, s. Nycthémère
nyctohemeral, adj. Nycthéméral, ale
nycturia, s. Nycturie
nymphomania, s. Nymphomanie
nystagmography, s. Nystagmographie
nystagmus, s. Nystagmus

O

oath (hippocratic). Serment d'Hippocrate
osteoarthritis, s. Ostéo-arthrite
obesity, s. Obésité
objective, adj. Objectif, ive
obnubilation, s. Obnubilation
obsession, s. Obsession
obstetrical, adj. Obstétrical, ale
obstetrician, s. Accoucheur
obstruction, s. Engouement, obstruction
occipital bone, s. Occipital
occlusion, s. Occlusion
oculocardiac reflex. Réflexe oculocardiaque
oculogyric, adj. et s. Oculogyre
oculomotor, adj. Oculomoteur, trice
oculopalpebral, adj. Oculo-palpébral, ale
ocytocic, adj. et s. Ocytocique
ocytocin, s. Ocytocine
Oddi' s muscle. Oddi (sphincter d')
odditis, s. Oddite
odontalgia, s. Odontalgie
odontoid, adj. Odontoïde
odontology, s. Odontologie
odontorrhagia, s. Odontorragie
oedema, s. Œdème
oedema (pulmonary), s. Œdème pulmonaire
oedematous, adj. Œdémateux, euse
Oedipus' complex. Œdipe (complexe d')
oesophagectomy, s. Œsophagectomie
oesophagitis, s. Œsophagite
oesophagoplasty, s. Œsophagoplastie
oesophagoscopy, s. Œsophagoscopie
oesophagotomy, s. Œsophagotomie
oesophagus, s. Œsophage
oestradiol, s. Œstradiol
oestrogenous, adj. Œstrogène
oestrone, s. Œstrone
oestroprogestative, adj. et s. Œstroprogestatif
oestrous, adj. Œstral, ale
oestrus, s. Rut
officinal, adj. Officinal, ale
ohm, s. Ohm
ointment, s. Onguent, pommade

olecranon, s. Olécrâne
oleoma, s. Oléome
olfaction, s. Olfaction
olfactory nerve. Olfactif (nerf)
oligoamnios, s. Oligo-amnios
oligoanuria, s. Oligo-anurie
oligocythaemia, s. Oligocytémie
oligomenorrhoea, s. Oligoménorrhée
oligophrenia, s. Oligophrénie
oligosaccharide, s. Oligosaccharide
oligospermia, s. Oligospermie
oliguria, s. Oligurie
omental, adj. Omental, ale
omentectomy, s. Omentectomie
omentum, s. Omentum
omphalocele, s. Omphalocèle
onanism, s. Onanisme
Onchocerca volvulus. Onchocerca volvulus
onchocercosis, s. Onchocercose
oncogen, s. Oncogène
oncogenic, adj. Oncogène
oncology, s. Oncologie
oncostatic, adj. Oncostatique
oncotic, adj. Oncotique
one-eyed, adj. Borgne
oniric, adj. Onirique
onirism, s. Onirisme
ontogenesis, s. Ontogenèse ou ontogénie
onychopathy, s. Onychopathie
onychophagia, s. Onychophagie
onyxitis, s. Onyxis
operation, s. Opération
operation (cesarean). Césarienne (opération)
operation area. Champ opératoire
ophthalmia, s. Ophtalmie
ophthalmic, adj. Ophtalmique
ophthalmodynamometer, s. Ophtalmodynamomètre
ophthalmology, s. Ophtalmologie
ophthalmometry, s. Ophtalmométrie
ophthalmopathy, s. Ophtalmopathie
ophthalmoplasty, s. Ophtalmoplastie

ophthalmoplegia, s. Ophtalmoplégie
ophthalmoscope, s. Ophtalmoscope
ophthalmoscopy, s. Ophtalmoscopie
ophthalomologist, s. Ophtalmologiste
opiomania, s. Opiomanie
opisthotonos, s. Opisthotonos
opotherapy, s. Opothérapie
opportunistic, adj. Opportuniste
opsiuria, s. Opsiurie
optic nerve. Optique (nerf)
optician, s. Opticien
optometry, s. Optométrie
optotype, s. Optotype
oral, adj. Oral, ale
orange peel skin, s. Peau d'orange (phénomène de la)
orbit, s. Orbite
orbitotomy, s. Orbitotomie
orchialgia, s. Orchialgie
orchidectomy, s. Orchidectomie
orchidopexy, s. Orchidopexie
orchidotomy, s. Orchidotomie
orchidovaginopexy, s. Orchidovaginopexie
orchiepidydimitis, s. Orchi-épididymite
orchitis, s. Orchite
orexigenic, adj. Orexigène
organ, s. Organe
organelle, s. Organite
organic, adj. Organique
organism, s. Organisme
organoleptic, adj. Organoleptique
ornithine, s. Ornithine
ornithosis, s. Ornithose
oropharynx, s. Oropharynx
orosomucoid, s. Orosomucoïde
orthesis, s. Orthèse
orthochromatic, adj. Orthochromatique
orthodontics, s. Orthodontie
orthopaedia, s. Orthopédie
orthopaedic, adj. Orthopédique
orthophony, s. Orthophonie
orthopnoea, s. Orthopnée
orthoptics, s. Orthoptie
orthoptist, s. Orthoptiste
orthostatic, adj. Orthostatique
orthostatism, s. Orthostatisme
os capitatum, s. Capitatum
os ilium, s. Ilium
os lunatum, s. Lunatum
os pubis, s. Pubis
os sacrum, s. Sacrum
oscillometer, s. Oscillomètre
oscillometry, s. Oscillométrie
oside, s. Oside

Osler's disease. Osler (maladie d')
osmolality, s. Osmolalité
osmolarity, s. Osmolarité
osmole, s. Osmole
osmoreceptor, adj. Osmorécepteur, trice
osmosis, s. Osmose
osmotic, adj. Osmotique
ossification, s. Ossification
ossifluent, adj. Ossifluent, ente
ostealgia, s. Ostéalgie
osteitis, s. Ostéite
osteitis (fibrocystic). Ostéite fibrokystique
osteoarthritis, s. Ostéo-arthrite
osteoarthrosis of the cervical spine, s. Cervicarthrose
osteoblast, s. Ostéoblaste
osteoblastoma, s. Ostéoblastome
osteocalcin, s. Ostéocalcine
osteochondritis, s. Ostéochondrite ou ostéochondrose
osteochondrodysplasia, s. Ostéochondrodysplasie
osteochondrodystrophy, s. Ostéochondrodystrophie
osteochondroma, s. Ostéochondrome
osteochondrosarcoma, s. Ostéochondrosarcome
osteoclasia, s. Ostéoclasie
osteoclast, s. Ostéoclaste
osteodensimetry, s. Ostéodensimétrie
osteodystrophy, s. Ostéodystrophie
osteoid, adj. Ostéoïde
osteology, s. Ostéologie
osteolysis, s. Ostéolyse
osteoma, s. Ostéome
osteomalacia, s. Ostéomalacie
osteometry, s. Ostéométrie
osteomyelitis, s. Ostéomyélite
osteon, s. Ostéon
osteonecrosis, s. Ostéonécrose
osteopath, s. Ostéopathe
osteopathia, s. Ostéopathie
osteoperiostitis, s. Ostéopériostite
osteophyte, s. Ostéophyte
osteophytosis, s. Ostéophytose
osteoplasty, s. Ostéoplastie
osteoporosis, s. Ostéoporose
osteosarcoma, s. Ostéosarcome
osteosclerosis, s. Ostéosclérose
osteosis, s. Ostéose
osteosynthesis, s. Ostéosynthèse
osteotomy, s. Ostéotomie
ostium commune. Ostium commune
ostium primum. Ostium primum

ostium secundum. Ostium secundum, Botal (trou de)
otalgia, s. Otalgie
otitis, s. Otite
otology, s. Otologie
otomastoiditis, s. Otomastoïdite
otoplasty, s. Otoplastie
otorhinolaryngology, s. Oto-rhino-laryngologie
otorrhagia, s. Otorragie
otorrhoea, s. Otorrhée
otosclerosis, s. Otosclérose
otoscope, s. Otoscope
otoscopy, s. Otoscopie
otospongiosis, s. Otospongiose
ototoxicity, s. Ototoxicité
output, s. Débit
ovalocyte, s. Ovalocyte
ovarian, adj. Ovarien, ienne
ovariectomy, s. Ovariectomie
ovariopexy, s. Ovariopexie
ovarioprival, adj. Ovarioprive
ovaritis, s. Ovarite

ovary, s. Ovaire
overflow, s. Regorgement
overstrain, s. Surmenage
oviparity, s. Oviparité
ovogenesis, s. Ovogenèse
ovotestis, s. Ovotestis
ovulation, s. Ovulation
ovum, s. Ovule
Owren' s thrombotest. Thrombotest
oxalic, adj. Oxalique
oxidase, s. Oxydase
oxidation, s. Oxydation
oxidation-reduction, s. Oxydoréduction
oxide (nitrous). Protoxyde d'azote
oxygenase, s. Oxygénase
oxygenation, s. Oxygénation
oxygenotherapy, s. Oxygénothérapie
oxyhaemoglobin, s. Oxyhémoglobine
oxymetry, s. Oxymétrie
oxyphil, adj. Oxyphile
oxyurasis, s. Oxyurase
oxyuris, s. Oxyure

P

pacemaker, s. Stimulateur
pachydermia, s. Pachydermie
pachymeningitis, s. Pachyméningite
pachypleuritis, s. Pachypleurite
pacing, s. Stimulation
package-year, s. Paquet-année
paederasty, s. Pédérastie
paediatrics, s. Pédiatrie
paedodontia, s. Pédodontie
Paget' s disease of bone. Paget (maladie osseuse de)
pagetoid, s. Pagétoïde
pain, s. Algie, douleur
painful, adj. Douloureux, euse
palate, s. Palais
paleocerebellum, s. Paléocérébellum
paleocortex, s. Paléocortex
palikinesia, s. Palicinésie
palilalia, s. Palilalie
palliative, adj. et s. Palliatif, ive
pallidal, adj. Pallidal, ale
pallium, s. Pallium
palmar, adj. Palmair
palpation, s. Palpation
palpebral, adj. Palpébral, ale
palpitation, s. Palpitation
palsy, s. Paralysie
palsy (cerebral). Infirmité motrice cérébrale
panacea, s. Panacée

panarteritis, s. Panartérite
pancarditis, s. Pancardite
pancreas, s. Pancréas
pancreatectomy, s. Pancréatectomie
pancreatic, adj. Pancréatique
pancreatitis, s. Pancréatite
pancreatography, s. Pancréatographie
pancreatoprivic, adj. Pancréatoprive
pancytopenia, s. Pancytopénie
pandemia, s. Pandémie
panhypopituitarism, s. Panhypopituitarisme
panic, s. Panique
panmyelophthisis, s. Panmyélophtisie
panmyelosis, s. Panmyélose
panniculitis, s. Panniculite
panniculus adiposis. Pannicule adipeux
pannus, s. Pannus
panosteitis, s. Panostéite
Papanicolaou' s method, s. Colpocytologie
papaverine, s. Papavérine
papilla, s. Papille
papillary, adj. Papillaire
papillitis, s. Papillite
papilloma, s. Papillome
papillomatosis, s. Papillomatose
papule, s. Papule
papulosis, s. Papulose
para, suffixe ...Pare
paracentesis, s. Paracentèse

paracusis, s. Paracousie
paradental, adj. Paradentaire
paraesthesia, s. Paresthésie
paraesthesia (painful), s. Algoparesthésie
paraffin, s. Paraffine
paragnosia, s. Paragnosie
paragraphia, s. Paragraphie
paragueusia, s. Paragueusie
parakeratosis, s. Parakératose
paralysis (painful), s. Algoparalysie
paralysis (peripheral). Paralysie périphérique
paralysis (spastic). Paralysie spasmodique
paramedical, adj. Paramédical, ale
parametrium, s. Paramètre
paraneoplastic, adj. Paranéoplasiques
paranoia, s. Paranoia
paranoic, adj. Paranoïaque
paraphimosis, s. Paraphimosis
paraplegia, s. Paraplégie
parapsoriasis, s. Parapsoriasis
parasitaemia, s. Parasitémie
parasite, s. Parasite
parasitic, adj. Parasitaire
parasiticidal, adj. et s. Parasiticide
parasitism, s. Parasitisme
parasitology, s. Parasitologie
parasitosis, s. Parasitose
parasympathetic, adj. Parasympathique
parathormone, s. Parathormone
parathyroid, adj. Parathyroïde
parathyroidal, adj. Parathyroïdien, enne
parathyroidectomy, s. Parathyroïdectomie
parathyroiditis, s. Parathyroïdite
paregoric, s. Élixir parégorique
parenchymatous, adj. Parenchymateux, euse
parenchyme, s. Parenchyme
parenteral, adj. Parentéral, ale
paresis, s. Parésie
parietal, adj. Pariétal, ale
Parkinson' s disease. Parkinson (maladie de)
parkinsonian, adj. Parkinsonien, enne
parodontitis, s. Parodontie, parodontite
parodontolysis, s. Parodontolyse
parodontosis, s. Parodontose
parotid, adj. Parotide
parotid gland, adj. Parotide (glande)
parotidectomy, s. Parotidectomie
parotiditis, s. Parotidite
paroxysm, s. Paroxysme
parthenogenesis, s. Parthénogenèse
partially deaf, adj. Malentendant, ante
parturient, adj. Parturiente
parturition, s. Parturition

pascal, s. Pascal
passage (false). Fausse route
paste, s. Pâte
pasteurization, s. Pasteurisation
patch, s. Timbre, pièce
patella, s. Patella
patellar, adj. Rotulien, enne
patellectomy, s. Patellectomie
patellitis, s. Patellite
patellofemoral syndrome. Fémoro-patellaire (syndrome)
patelloplasty, s. Patelloplastie
pathogenesis, s. Pathogénie
pathogenic, adj. Pathogène
pathogenicity, s. Pathogénicité
pathognomonic, adj. Pathognomonique
pathognomy, s. Pathognomonie
pathological, adj. Pathologique
pathology, s. Pathologie
pathology (comparative). Pathologie comparée
pathology (external). Pathologie externe
pathology (general). Pathologie générale
pathology (internal). Pathologie interne
pathomimia, s. Pathomimie
patient, s. Patient, ente
patient (out). Consultant
Paul-Bunnell test. Paul et Bunnell (réaction de)
pectoral, adj. Pectoral, ale
pedalier, s. Pédalier
pedicle, s. Pédicule
pedicular, adj. Pédiculaire
pediculate, adj. Pédiculé, lée
pediluvium, s. Pédiluve
peduncle, s. Pédoncule
peduncle (cerebral). Pédoncule cérébral
peeling, s. Desquamation
pegging, s. Enchevillement, enclouage
pellagra, s. Pellagre
pelvimetry, s. Pelvimétrie
pelvis. Bassin (petit)
pelvis of the ureter. Bassinet du rein
pemphigoid, s. Pemphigoïdes
pemphigus, s. Pemphigus
penicillin, s. Pénicilline
penicillinase, s. Pénicillinase
penis, s. Pénis
penitis, s. Pénitis
pentose, s. Pentose
pepsin, s. Pepsine
peptic, adj. Peptique
peptide, s. Peptide
peptone, s. Peptone

percussion, s. Percussion
percutaneous, *adj.* Percutané, née
periarteritis, s. Périartérite
periarthritis, s. Périarthrite
pericardectomy, s. Péricardectomie ou péricardiectomie
pericardial, s. Péricardique
pericardiocentesis, s. Péricardiocentèse
pericardioplasty, s. Péricardoplastie
pericardiotomy, s. Péricardotomie
pericarditis (constrictive). Péricardite constrictive ou calleuse
pericarditis (idiopathic acute). Péricardite aiguë bénigne ou épidémique ou fugace ou aiguë non spécifique bénigne
pericarditis, s. Péricardite
pericardium, s. Péricarde
pericholecystitis, s. Péricholécystite
pericyte, s. Péricyte
peridural, *adj.* Péridural, ale
perihepatitis, s. Périhépatite
perilymph, s. Périlymphe
perilymphadenitis, s. Périadénite
perinatal, *adj.* Périnatale, ale
perinatology, s. Périnatalogie ou périnatologie
perineoplasty, s. Périnéoplastie
perineorrhaphy, s. Périnéorraphie
perineotomy, s. Périnéotomie
perinephritis, s. Périnéphrite
perineum, s. Périnée
period (refracting). Période réfractaire
periodic, *adj.* Périodique
periodical disease. Maladie périodique
periodontial, s. Desmodonte
periodontium, s. Parodonte
periodontosis, s. Desmodontose
periosteum, s. Périoste
periostitis, s. Périostite
periostitis (phlegmonous). Ostéophlegmon
periostosis, s. Périostose
peripartum, s. Péripartum
peripheral, *adj.* Périphérique
periphlebitis, s. Périphlébite
peristaltic, *adj.* Péristaltique
peristaltism, s. Péristaltisme
perithelium, s. Périthélium
peritoneum, s. Péritoine
peritonitis, s. Péritonite
peritonization, s. Péritonisation
periungual, *adj.* Périunguéal, ale
perleche, s. Perlèche
perlingual, *adj.* Perlingual, ale
pernicious, *adj.* Pernicieux, euse

peroperative, *adj.* Peropératoire
peroxidase, s. Peroxydase
personality, s. Personnalité
perspiration, s. Perspiration
Peruvian balm. Pérou (baume du)
perversion, s. Perversion
perversity, s. Perversité
pes cavus. Pied creux
pessary, s. Pessaire
pestilential, *adj.* Pestilentiel, elle
petechia, s. Pétéchies
petechial, *adj.* Pétéchial, ale
Petri's dish. Pétri (boîte de)
petroleum jelly, s. Vaseline
petrositis, s. Pétrosite
petrous, *adj.* Pétreux, euse
pexia, s. Pexie
Peyer's patches, s. Peyer (plaques de)
pH. pH
phacomalacia, s. Phacomalacie
phacomatosis, s. Phacomatose
phacosclerosis, s. Phacosclérose
phaeochromocytoma, s. Phéochromocytome ou phæochromocytome
phagedenic, *adj.* Phagédénique
phagedenism, s. Phagédénisme
phagocytal, *adj.* Phagocytaire
phagocyte, s. Phagocyte
phagocytosis, s. Phagocytose
phalangization, s. Phalangisation
phallic, *adj.* Phallique
phallus, s. Phallus
phantasm, s. Phantasme ou fantasme
pharmacodynamics, s. Pharmacodynamie
pharmacokinetics, s. Pharmacocinétique
pharmacology, s. Pharmacologie
pharmacomania, s. Pharmacomanie
pharmacy, s. Pharmacie
pharyngectomy, s. Pharyngectomie
pharyngismus, s. Pharyngisme
pharyngitis, s. Pharyngite
pharyngoscopy, s. Pharyngoscopie
pharyngotomy, s. Pharyngotomie
pharynx, s. Pharynx
phenobarbital, s. Phénobarbital
phenotype, s. Phénotype
phentolamine, s. Phentolamine
phenylalanine, s. Phénylalanine
phenylephrine, s. Phényléphrine
phenylpyruvic, *adj.* Phénylpyruvique
phenytoine, s. Phénytoïne
phimosis, s. Phimosis
phlebalgia, s. Phlébalgie
phlebectasia, s. Phlébectasie

phlebectomy, s. Phlébectomie
phlebitis, s. Phlébite
phlebography of the vena cava, s. Cavographie
phlebography, s. Phlébographie
phlebolith, s. Phlébolithe
phlebology, s. Phlébologie
phlebothrombosis, s. Phlébothrombose
phlebotonic, adj. Phlébotonique
phlegmon, s. Phlegmon
phlyctene, s. Phlyctène
phobia, s. Phobie
phocomelia, s. Phocomélie
phonation, s. Phonation
phoniatrics, s. Phoniatrie
phonocardiogram, s. Phonocardiogramme
phonocardiography, s. Phonocardiographie
phosphatasaemia, s. Phosphatasémie
phosphatase, s. Phosphatase
phosphaturia, s. Phosphaturie
phosphene, s. Phosphène
phospholipid, s. Phospholipide
phosphoraemia, s. Phosphorémie
phosphorylation, s. Phosphorylation
phosphotaemia, s. Phosphatémie
phot, s. Phot
photocoagulation, s. Photocoagulation
photometer, s. Photomètre
photon, s. Photon
photophobia, s. Photophobie
photopic, adj. Photopique
photopsia, s. Photopsie
photosensitization, s. Photosensibilisation
phrenic, adj. Phrénique
phrenicectomy, s. Phrénicectomie ou phrénicotomie
phthisic, adj. et s. Phtisique
phthisis, s. Phtisie
phthriasis, s. Phtiriase
phylogeny, s. Phylogenèse
physical, adj. Physique
physician, s. Médecin
physiognomony, s. Physiognomonie
physiology, s. Physiologie
physiotherapy, s. Massokinésithérapie
phytotherapy, s. Phytothérapie
pia mater, s. Pie-mère
pica, s. Pica
piezogram, s. Piézogramme
piezograph, s. Piézographe
pigment (bile). Pigment biliaire
pigment, s. Pigment
pigmentation, s. Pigmentation
pill, s. Pilule

pilocarpine, s. Pilocarpine
pilomotor. Réflexe pilomoteur
pilosebaceous, adj. Pilosébacé, cée
pimple, s. Bouton
pin, s. Broche
pineal, adj. Pinéal, ale
pinealoma, s. Pinéalome
pinning, s. Embrochage
pinocytosis, s. Pinocytose
piperazine, s. Pipérazine
piriform, adj. Piriforme
pisiform, adj. Pisiforme
pithiatic, adj. Pithiatique
pithiatism, s. Pithiatisme
pitting, s. Godet
pituita, s. Pituite
pituitary gland, s. Hypophyse
pituitary, adj. Pituitaire
pityriasis, s. Pityriasis
pityriasis versicolor. Pityriasis versicolor
pixel, s. Pixel
placebo, s. Placebo
placenta, s. Placenta
placenta praevia. Placenta prævia
placental stage, s. Délivrance
plague, s. Peste
plantar reflex. Réflexe cutané plantaire
plaque (dental). Plaque dentaire
plasma, s. Plasma
plasma thromboplastin factor. Facteur antihémophilique B
plasmapheresis, s. Plasmaphérèse
plasmocyte, s. Plasmocyte
plasmocytoma, s. Plasmocytome
plasmocytosis, s. Plasmocytose
plasmodium, s. Plasmodium
plaster, s. Plâtre
plasticity, s. Plasticité
plastic, adj. Plastique
plasty, s. Plastie
plate (motor end). Plaque motrice
platelet, s. Plaquette
platelet activating factor. Facteur d'activation des plaquettes
Plathyhelminthes, s. Plathelminthes
platysma, s. Platysma
platyspondylysis, s. Platyspondylie
plethora, s. Pléthore
plethysmogram, s. Plethysmogramme
plethysmography, s. Pléthysmographie
pleura, s. Plèvre
pleural, adj. Pleural, ale
pleurectomy, s. Pleurectomie
pleuritis, s. Pleurésie, pleurite

pleurodynia, s. Pleurodynie
pleuropericarditis, s. Pleuropéricardite
pleuropneumonia, s. Pleuropneumonie
pleurotomy, s. Pleurotomie
plexus, s. Plexus
plombage, s. Plombage
plugging (gauze). Méchage
pluriglandular, adj. Pluriglandulaire
pneumarthrography, s. Pneumarthrographie
pneumatocele, s. Pneumatocèle
pneumaturia, s. Pneumaturie
pneumococcaemia, s. Pneumococcémie
pneumococcosis, s. Pneumococcie
pneumoconiosis, s. Pneumoconiose
Pneumocystis carinii. Pneumocystis carinii
pneumocystosis, s. Pneumocystose
pneumogram (retroperitoneal). Rétropneumopéritoine
pneumograph, s. Pneumographe
pneumologia, s. Pneumologie
pneumomediastinum, s. Pneumomédiastin
pneumonectomy, s. Pneumectomie
pneumonia (lobar). Pneumonie lobaire
pneumonia, s. Pneumonie
pneumonia (Pneumocystis). Pneumonie interstitielle à Pneumocystis carinii
pneumopathy, s. Pneumopathie
pneumopericardium, s. Pneumopéricarde
pneumoperitoneum, s. Pneumopéritoine
pneumoserosa, s. Pneumoséreuse
pneumothorax, s. Pneumothorax
pneumotonia, s. Pneumotomie
podologist, s. Podologue
podology, s. Podologie
podoorthotist, s. Podo-orthésiste
poikilocytosis, s. Poïkilocytose
poison, s. Poison
poisoning (carbon monoxide). Oxycarbonisme
poisoning (lead). Saturnisme
poisoning (silver). Argyrisme
policlinic, s. Policlinique
poliencephalitis, s. Polioencéphalite
poliomyelitis, s. Poliomyélite
poliomyelitis (acute anterior). Poliomyélite antérieure aiguë
poliovirus, s. Poliovirus
pollakiuria, s. Pollakiurie
pollinosis, s. Pollinose
pollution, s. Pollution
polyadenoma, s. Polyadénome
polyadenomatosis, s. Polyadénomatose
polyalgia, s. Polyalgies

polyarteritis, s. Polyartérite
polyarthritis, s. Polyarthrite
polyarthritis (rhumatoid). Polyarthrite rhumatoïde
polyclinic, s. Polyclinique
polyclonal, adj. Polyclonal, ale
polycystic disease. Polykystique (maladie)
polycythaemia vera, s. Érythrémie
polydactyly, s. Polydactylie
polydipsia, s. Polydipsie
polydysplasia, s. Polydysplasie
polyethylene glycol. Polyéthylène glycol
polyglobulia, s. Polyglobulie
polymerase chain reaction. Amplification génique
polymorphic, adj. Polymorphe
polymyositis, s. Polymyosite
polyneuritis, s. Polynévrite
polynuclear, adj. Polynucléaire
polynucleosis, s. Polynucléose
polyoside, s. Polyoside
polyp, s. Polype
polypectomy, s. Polypectomie
polypeptide, s. Polypeptide
polyphagia, s. Polyphagie
polyploid, adj. Polyploïde
polypnoea, s. Polypnée
polyposis, s. Polypose
polyradiculonevritis, s. Polyradiculonévrite
polyserositis, s. Polysérite
polysplenia, s. Polysplénie
polyuria, s. Polyurie
polyvalent, adj. Polyvalent, ente
pons, s. Pont
popliteal, adj. Poplité, tée
porphyria, s. Porphyrie
porphyrin, s. Porphyrine
porphyrinuria, s. Porphyrinurie
portography, s. Portographie
position, s. Position
position (anatomical). Position anatomique
position (functional). Position de fonction
position (left occipitoanterior, LOA). OIGA
position (left occipitoposterior, LOP). OIGP
position (left occipitotransverse, LOT). OIGT
position (left sacro-anterior). SIGA
position (left sacroposterior), LSA. SIGP
position (occipitoposterior). OS
positron, s. Positon ou positron
posology, s. Posologie
posthitis, s. Posthite
postprandial, adj. Post-prandial, ale
postural, adj. Postural, ale

posture, s. Posture
posturography, s. Posturographie
potential (evoked). Potentiels évoqués
potion, s. Potion
potomania, s. Potomanie
Pott' s disease. Pott (mal de)
Poxiviridae, s. Poxviridés
PPSB. PPSB (fraction coagulante)
practitioner, s. Praticien
practitioner (general). Généraliste
prandial, *adj.* Prandial, ale
praxis, s. Praxie
precancerous, *adj.* Précancéreux, euse
precipitin, s. Précipitine
precoma, s. Précoma
preconcious, s. Préconscient
precordialgia, s. Précordialgie
prediastolic, s. Prédiastolique
prefrontal syndrome. Syndrome préfrontal
pregnancy, s. Grossesse
pregnandiol, s. Prégnandiol
prejudice, s. Préjudice
premarital, *adj.* Prénuptial
premature, *adj.* Prématuré, rée
premature beat, s. Extrasystole
prematurity, s. Prématurité
premedication, s. Prémédication
premenopause, s. Préménopause
premenstrual, s. Prémenstruel, elle
premolar, s. Prémolaire
premonitory, *adj.* Prémonitoire
prenatal, *adj.* Prénatal, ale
prepuce, s. Prépuce
presbyacusia, s. Presbyacousie
presbyopia, s. Presbytie
prescription, s. Ordonnance
presentation, s. Présentation
presentation (left sacrum transverse). SIGT
pressure, s. Tension, pression
pressure (blood). Tension artérielle
pressure (venous). Pression veineuse
pressure therapy, s. Pressothérapie
presynaptic, *adj.* Présynaptique
presystole, s. Présystole
prevalence, s. Prévalence
prevention, s. Prévention
preventorium, s. Préventorium
previous history, s. *pl.* Antécédents
priapism, s. Priapisme
primary phase, s. Primo-infection
primigravida, *adj.* et s. Primigeste
primipara, s. Primipare
primiparous, *adj.* Primipare
prion, s. Prion

proaccelerin, s. Pro-accélérine
probe, s. Stylet, sonde
process, s. Processus
procreation (medically assisted). Procréation médicalement assistée
proctalgia, s. Proctalgie
proctitis, s. Anite, proctite
proctocele, s. Proctocèle
proctology, s. Proctologie
proctoplasty, s. Proctoplastie
proctorrhagia, s. Rectorragie
proctorrhoea, s. Proctorrhée
proctoscope, s. Anuscope
proctoscopy, s. Proctoscopie
proctotomy, s. Proctotomie
prodrome, s. Prodrome
profuse, *adj.* Profus, use
progesterone, s. Progestérone
progestogen, *adj.* Progestatif, ive
prognatism, s. Prognathisme
prognosis, s. Pronostic
prolactin, s. Prolactine
prolanuria, s. Prolanurie
prolapse, s. Procidence, prolapsus
prolapse (mitral valve). Prolapsus mitral
prolapsed, *adj.* Prolabé, bée
proline, s. Proline
promontory, s. Promontoire
promyelocyte, s. Promyélocyte
pronation, s. Pronation
pronephros, s. Pronéphros
prophase, s. Prophase
prophylactic, s. Prophylactique
prophylaxis, s. Prophylaxie
propulsion, s. Propulsion
prosencephalon, s. Prosencéphale
prostacyclin, s. Prostacycline
prostaglandin, s. Prostaglandine
prostate, s. Prostate
prostatectomy, s. Prostatectomie
prostatism, s. Prostatisme
prostatitis, s. Prostatite
prosthesis, s. Prothèse
prosthesist, s. Prothésiste
prostration, s. Prostration
protamine, s. Protamine
protease, s. Protéase
protein, s. Protéine
protein (C reactive). Protéine C réactive
protein (simple). Holoprotéine
proteinase, s. Protéinase
proteinuria, s. Protéinurie
proteolysis, s. Protéolyse
proteus, s. Proteus

prothrombin, *s.* Prothrombine
prothrombinaemia, *s.* Prothrombinémie
prothrombinase, *s.* Prothrombinase
protidaemia, *s.* Protidémie
protide, *s.* Protide
protist, *s.* Protiste
protodiastolic, *adj.* Protodiastolique
protoplasm, *s.* Protoplasma ou protoplasme
protosystolic, *adj.* Protosystolique
Protozoa, *s.* Protozoaires
protraction, *s.* Protraction
protrusion, *s.* Protrusion
provirus, *s.* Provirus
provitamin, *s.* Provitamine
proximal, *adj.* Proximal, ale
prurigenous, *adj.* Prurigène
pruriginous, *s.* Prurigineux, euse
prurigo, *s.* Prurigo
pruritus, *s.* Prurit
pseudarthrosis, *s.* Pseudarthrose
pseudobulbar, *adj.* Pseudo-bulbaire
Pseudomonas, *s.* Pseudomonas
pseudopodium, *s.* Pseudopode
pseudosmia, *s.* Pseudosmie
psittacosis, *s.* Psittacose
psoas major muscle, *s.* Psoas (muscle)
psoitis, *s.* Psoïtis
psoralen, *s.* Psoralène
psoriasis, *s.* Psoriasis
psychanalyse, *s.* Psychanalyse
psychasthenia, *s.* Psychasthénie
psychedelic, *adj.* Psychédélique
psychiatrist, *s.* Psychiatre
psychiatry, *s.* Psychiatrie
psychoanaleptic, *adj.* Psycho-analeptique
psychodysleptic, *adj.* Psychodysleptique
psychogenic, *adj.* Psychogène
psycholeptic, *adj.* Psycholeptique
psychologist, *s.* Psychologue
psychometry, *s.* Psychométrie
psychomotor, *adj.* Psychomoteur, trice
psychopathia, *s.* Psychopathie
psychopathology, *s.* Psychopathologie
psychophysics, *s.* Psychophysiologie
psychosensorial, *adj.* Psychosensoriel, elle
psychosis, *s.* Psychose
psychosis (manic-depressive). Psychose
maniaco-dépressive
psychosomatic medicine. Psychosomatique
(médecine)
psychotherapy, *s.* Psychothérapie
psychotic, *adj.* Psychotique
psychotropic, *adj.* Psychotrope
pterion, *s.* Ptérion

pterygium colli, *s.* Ptérygion
pterygoid, *adj.* Ptérygoïde
ptosis, *s.* Ptose, ptosis
ptyalin, *s.* Ptyaline
ptyalism, *s.* Ptyalisme
puberty, *s.* Puberté
pubic, *adj.* Pubien, enne
public health. Santé publique
puericulture, *s.* Puériculture
puerperal, *adj.* Puerpéral, ale
pully therapy, *s.* Pouliethérapie
pulmonary, *adj.* Pulmonaire
pulpectomy, *s.* Pulpectomie
pulpitis, *s.* Pulpite
pulsatile, *adj.* Pulsatile
pulsation, *s.* Pulsation
pulse, *s.* Pouls
pulsion, *s.* Pulsion
pultaceous, *adj.* Pultacé, cée
pulverization, *s.* Pulvérisation
pulvinar, *s.* Pulvinar
puncture, *s.* Ponction
pupilla, *s.* Pupille
pupillometry, *s.* Pupillométrie
purgative, *s.* Purgatif
puriform, *adj.* Puriforme
purine antagonist, *s.* Antipurine
Purkinje' s figures. Purkinje (réseau de)
purpura, *s.* Purpura
purpura senilis. Purpura sénile de Bateman
purring, *adj.* Cataire
purulent, *adj.* Purulent, ente
pus, *s.* Pus
pustule, *s.* Pustule
pustulosis, *s.* Pustulose
putamen, *s.* Putamen
putrefaction, *s.* Putréfaction
putrid, *adj.* Putride
pycnic, *adj.* et *s.* Pycnique
pyelectasis, *s.* Pyélectasie
pyelic, *adj.* Pyélique
pyelitis, *s.* Pyélite
pyelography, *s.* Pyélographie
pyelolithotomy, *s.* Pyélolithotomie
pyelonephritis, *s.* Pyélonéphrite
pyelostomy, *s.* Pyélostomie
pyelotomy, *s.* Pyélotomie
pyknosis, *s.* Pycnose
pylephlebitis, *s.* Pyléphlébite
pylethrombosis, *s.* Pyléthrombose
pylorectomy, *s.* Pylorectomie
pyloroplasty, *s.* Pyloroplastie
pylorospasm, *s.* Pylorospasme
pylorotomy, *s.* Pylorotomie

pylorus, s. Pylore
pyoderma, s. Pyodermie ou pyodermite
pyoderma gangrenosum, s. Idiophagédénisme
pyogenic, *adj.* Pyogène
pyonephritis, s. Pyonéphrite
pyonephrosis, s. Pyonéphrose
pyopneumothorax, s. Pyopneumothorax
pyorrhoea, s. Pyorrhée
pyosalpinx, s. Pyosalpinx
pyothorax, s. Pyothorax

pyramidal, *adj.* Pyramidal, ale
pyretogenous, *adj.* Pyrétogène, pyrogène
pyrexia, s. Pyrexie
pyrimidic antagonist, s. Antipyrimidine
pyrimidine, s. Pyrimidine
pyrodoxine, s. Pyridoxine
pyromania, s. Pyromanie
pyrosis, s. Pyrosis
pyruvaemia, s. Pyruvicémie
pyuria, s. Pyurie

Q

QT syndrome (prolonged). Syndrome du
QT long
quack, s. Charlatan
quadrate muscle of sole. Sylvius (chair carrée de)
quadriceps, *adj.* Quadriceps
quadrigeminal bodies. Tubercules quadrijumeaux
quadriplegia, s. Quadriplégie
quarantinable. Quarantenaire
quarantine, s. Quarantaine
Queckenstedt-Stookey test. Queckenstedt
ou Queckenstedt-Stookey (épreuve de)

querulousness, s. Quérulence
Quick's test. Quick (temps ou test de)
Quincke's disease. Quincke (maladie ou
œdème de)
quinic, *adj.* Quinique
quinidine, s. Quinidine
quinine, s. Quinine
quininism, s. Quininisme ou quinisme
quinization, s. Quininisation ou quinisation
quinolone, s. Quinolone
quotient (intelligence). Quotient intellectuel
quotient (respiratory). Quotient respiratoire

R

rabic, *adj.* Rabique
rabies, s. Rage
racemose, *adj.* Racémeux, euse
rachialgia, s. Rachialgie
rachicentesis, s. Rachicentèse
rachidian, *adj.* Rachidien, enne
rachis, s. Rachis
rachischisis, s. Rachischisis
rachitic, *adj.* Rachitique
rad, s. Rad
radar waves. Radar (ondes)
radiation, s. Radiation, rayonnement
radiation (ionizing). Rayonnement ionisant
radiculalgia, s. Radiculalgie
radicular, *adj.* Radiculaire
radiculitis, s. Radiculite
radiculography, s. Radiculographie
radioactivity, s. Radioactivité
radiocinematography, s. Radiocinématographie
radiodermatitis, s. Radiodermite

radiodiagnosis, s. Radiodiagnostic
radioelement, s. Radioélément
radiofrequency, s. Radiofréquence
radiography, s. Radiographie
radiolesion, s. Radiolésion
radiology, s. Radiologie
radiomanometry, s. Radiomanométrie
radionecrosis, s. Radionécrose
radiopelvimetry, s. Radiopelvimétrie
radioresistant, *adj.* Radiorésistant, ante
radiosensibility, s. Radiosensibilité
radiotherapy, s. Radiothérapie
radius, s. Radius
rale, s. Râle
rale (crackling). Râle sous-crépitant
rale (sibilant). Râle sibilant
rale (sonorous). Râle ronflant
randomization, s. Randomisation
rape, s. Viol
raphe, s. Raphé
raptus, s. Raptus
rate, s. Taux

ray, s. Rayon
Raynaud's disease. Raynaud (maladie de)
reactivation, s. Réactivation
reactivity, s. Réactivité
reading (lip). Labiolecture
rearrangement (chromosomal). Remaniement chromosomique
rebond, s. Rebond
receptor, s. Récepteur
recess, s. Récessus
recessive, adj. Récessif, ive
recidivation, s. Récidive
recipient (universal). Receveur universel
recombinant, adj. Recombinant, ante
recombination (genetic). Recombinaison génétique
recon, s. Recon
recrudescence, s. Recrudescence
rectitis, s. Rectite
rectocele, s. Rectocèle
rectocolitis, s. Rectocolite
rectopexy, s. Rectopexie
rectoscope, s. Rectoscope
rectoscopy, s. Rectoscopie
rectosigmoiditis, s. Rectosigmoïdite
rectotomy, s. Rectotomie
rectum, s. Rectum
recurrence, s. Récurrence
recurrent, adj. Récurrent, ente
red nucleus. Noyau rouge
reduction, s. Réduction
redux, adj. Redux
reeducation (functional). Rééducation fonctionnelle
reentry, s. Réentrée ou rentrée
reference (opposable medical). Référence médicale opposable
reflex. Réflexe (acte ou phénomène)
reflex (abdominal). Réflexe abdominal
reflex (Achilles' time). Réflexogramme achilléen
reflex (Achilles' tendon). Réflexe achilléen
reflex (biceps). Réflexe bicipital
reflex (corneal). Réflexe cornéen
reflex (defence). Réflexe de défense
reflex (hepatojugular). Reflux hépatojugulaire
reflex (oesophageal). Reflux gastro-œsophagien
reflex (patellar). Réflexe rotulien
reflex (pupillary). Réflexe pupillaire
reflex (radial). Réflexe styloradial
reflex excitability, s. Réflectivité
reflexogenic, adj. Réflexogène
refraction, s. Réfraction

refractive, adj. Réfractif, ive
refractory, adj. Réfractaire
refringency, s. Réfringence
refringency (double). Biréfringence
regeneration, s. Régénération
regression, s. Régression
regurgitation, s. Régurgitation
rehabilitation, s. Réhabilitation, réadaptation, reclassement
rehydratation, s. Réhydratation
reinfection, s. Réinfection
relapse, s. Rechute
relaxant (muscle). Myorésolutif, ive
relaxation, s. Décontraction, relaxation
releasing factor, s. -libérine
rem, s. Rem
remedy, s. Remède
remission, s. Rémission
remittent, adj. Rémittent, ente
remodeling, s. Remodelage
reniform, adj. Réniforme
renitency, s. Rénitence
renoprival, adj. Rénoprive
renovascular, adj. Rénovasculaire
Reovirus, s. Reovirus
rep, s. Rep
replication, s. Réplication
replicon, s. Replicon
repolarization, s. Repolarisation
report (case). Observation médicale
repression, s. Refoulement, répression
resection, s. Résection
residual volume. Volume résiduel
resin, s. Résine
resistance, s. Résistance
resistance (drug), s. Chimiorésistance
resolvent, adj. Résolutif, ive
resonance (nuclear magnetic). Résonance magnétique nucléaire
resorption, s. Résorption
respiration, s. Respiration
respiration (mouth-to-mouth). Bouche-à-bouche (méthode du)
respirator, s. Respirateur
respiratory, adj. Respiratoire
restenosis, s. Resténose
restless legs. Jambes sans repos (syndrome des)
restraint, s. Contention
retention, s. Rétention
reticulocyte, s. Réticulocyte
reticulocytosis, s. Réticulocytose
reticuloendothelial system. Réticulo-endothélial (système)

reticuloendotheliosis, s. Réticulo-endothéliose
reticulopathy, s. Réticulopathie
reticulosarcoma, s. Réticulosarcome
reticulum, s. Réticulum
retina, s. Rétine
retinitis, s. Rétinite
retinography, s. Rétinographie
retinopathy, s. Rétinopathie
retinopexy, s. Rétinopexie
retractility, s. Rétractilité
retraining (exercise). Réentraînement à l'effort
retrocaecal, adj. Rétrocæcal, ale
retrocollis, s. Rétrocolis
retrodeviation of the uterus. Rétrodéviation de l'utérus
retroflexion of the uterus. Rétroflexion de l'utérus
retrognathia, s. Rétrognathie
retrograde, adj. Rétrograde
retrolisthesis, s. Rétrolisthésis
retroperitoneal, adj. Rétropéritonéal, ale
retroposition of the uterus. Rétroposition de l'utérus
retropulsion, s. Rétropulsion
retrosellar, adj. Rétrosellaire
retroversion of the uterus. Rétroversion de l'utérus
Retroviridae, s. Rétroviridés
revaccination, s. Revaccination
revascularization, s. Revascularisation
revendication nevrosis, s. Sinistrose
reversibility, s. Réversibilité
revulsion, s. Révulsion
revulsive, adj. et s. Révulsif, ive
rhabdomyolysis, s. Rhabdomyolyse
rhabdomyoma, s. Rhabdomyome
rhabdomyosarcoma, s. Rhabdomyosarcome
rhabdovirus, s. Rhabdovirus
rhagade, s. Rhagade
rheobasis, s. Rhéobase
rheology, s. Rhéologie
Rhesus antigen. Rhésus ou Rh (facteur)
rheumatism, s. Rhumatisme
rheumatoid, adj. Rhumatoïde
rheumatoid spondylitis, s. Pelvispondylite rhumatismale
rheumatology, s. Rhumatologie
rhinencephalus, s. Rhinencéphale
rhinitis, s. Rhinite
rhinolalia, s. Rhinolalie
rhinopathy, s. Rhinopathie
rhinopharyngitis, s. Rhinopharyngite
rhinopharynx, s. Rhinopharynx

rhinophyma, s. Rhinophyma
rhinoplasty, s. Rhinoplastie
rhinorrhagia, s. Rhinorragie
rhinosalpingitis, s. Rhinosalpingite
rhinoscopy, s. Rhinoscopie
Rhinovirus, s. Rhinorvirus
rhizarthrosis, s. Rhizarthrose
rhizolysis, s. Rhizolyse
rhizomelic, adj. Rhizomélique
rhizotomy, s. Rhizotomie
rhombencephalitis, s. Rhombencéphale
rhomboid, adj. Rhomboïde
rhythm, s. Rythme
rhythm (gallop). Bruit de galop
rhythmology, s. Rythmologie
riboflavin, s. Riboflavine
ribonucleic acid, RNA. Ribonucléique (acide)
ribonucleoprotein. Ribonucléoprotéine
ribose, s. Ribose
ribosome, s. Ribosome
rickets, s. Rachitisme
rickettsia, s. Rickettsie
rickettsiosis, s. Rickettsiose
rictus, s. Rictus
right occipito-transverse position, ROT. OIDT
right occipitoanterior position, ROA. OIDA
right occipitoposterior position, ROP. OIDP
right sacroanterior position, RSA. SIDA (obstétrique)
right sacroposterior position, RSP. SIDP
right sacrum tranverse presentation, RST. SIDT
right-handed, adj. Droitier, ière
rigidity, s. Contracture
risk, s. Risque
risk factor. Facteur de risque d'une maladie
ritodrine, s. Ritodrine
riziform, adj. Riziforme
RNA. ARN
Romberg' s test. Romberg (signe de)
röntgen, s. Röntgen
Rorschach' s test. Rorschach (test de)
Rosenthal factor. Facteur Rosenthal
roseola, s. Roséole
roseola (typhoid). Taches rosées lenticulaires
rotation test. Rotatoire (épreuve)
rotator cuff. Coiffe des rotateurs de l'épaule
rubefacient, adj. et s. Rubéfiant, ante
rubefaction, s. Rubéfaction
rubella, s. Rubéole
rugine, s. Rugine
runaround, s. Tourniole
rupia, s. Rupia
rutin, s. Rutine

S

saburral, *adj.* Saburral, ale
saccharose, *s.* Saccharose
saccular, *adj.* Sacculaire
sacculus, *s.* Saccule
sacralgia, *s.* Sacralgie
sacralization, *s.* Sacralisation
sacrocoxitis, *s.* Sarocoxalgie
sacroiliitis, *s.* Sacro-iliite
sacrolisthesis. Sacrum basculé
sadism, *s.* Sadisme
sadomasochism, *s.* Sadomasochisme
sagittal, *adj.* Sagittal, ale
salbutamol, *s.* Salbutamol
salicylate, *s.* Salicylate
saliva, *s.* Salive
salivary, *adj.* Salivaire
Salmonella, *s.* Salmonella
salmonellosis, *s.* Salmonellose
salpingectomy, *s.* Salpingectomie
salpingitis, *s.* Salpingite
salpingography, *s.* Salpingographie
salpingoovaritis, *s.* Salpingo-ovarite
salpingoplasty, *s.* Salpingoplastie
salpingotomy, *s.* Salpingotomie
salt, *s.* Sel
saluretic, *adj.* Salidiurétique
sanatorium, *s.* Sanatorium
sanguicolous, *adj.* Sanguicole
sanies, *s.* Sanie
sanious, *adj.* Sanieux, euse
sanitary, *adj.* Sanitaire
saphena, *adj.* Saphène
saphenectomy, *s.* Saphénectomie
sapid, *adj.* Sapide
saprogenic, *adj.* Saprogène
saprophyte, *s.* Saprophyte
sarcoids of Boeck. Sarcoïdes cutanées
sarcoidosis, *s.* Sarcoïdose
sarcolemma, *s.* Sarcolemme
sarcoma, *s.* Sarcome
sarcomatosis, *s.* Sarcomatose
Sarcoptes scabiei, *s.* Sarcopte ou Sarcoptes scabiei
sardonic grim. Sardonique (rire)
saturnine, *adj.* Saturnin, ine
scabious, *adj.* Scabieux, euse
scale, *s.* Filière
scalene, *adj.* Scalène
scalenous syndrome. Scalène antérieur (syndrome du)
scalpel, *s.* Scalpel
scanography, *s.* Scanographie
scaphoid, *adj.* Scaphoïde

scaphoiditis, *s.* Scaphoïdite
scapula, *s.* Omoplate
scapulalgia, *s.* Scapulalgie
scapulohumeral, *adj.* Scapulo-huméral, ale
scar, *s.* Cicatrice
scarification, *s.* Scarification
scarlet fever, *s.* Scarlatine
Scarpa's triangle. Scarpa (triangle de)
schema, *s.* Schéma
Schistosoma haematobium. Schistosoma hæmatobium
schistosomiasis, *s.* Schistosomiase
schizocyte, *s.* Schizocyte
schizogony, *s.* Schizogonie
schizoidia, *s.* Schizoïdie
schizont, *s.* Schizonte
schizophrenia, *s.* Schizophrénie
schizophreniac, *s.* Schizophrène
Schlemm's canal. Schlemm (canal de)
Schwann's sheath. Schwann (gaine de)
sciatalgetic, *adj. et s.* Sciatalgique
sciatic, *adj.* Sciatique
sciatica, *s.* Sciatalgie, sciatique
scintigraphy, *s.* Scintigraphie
scintigraphy (myocardial). Scintigraphie myocardique
scintigraphy (pulmonary). Scintigraphie pulmonaire
scirrhus, *s.* Squirrhe
scissiparity, *s.* Fissiparité
scissura, *s.* Scissure
sclera, *s.* Sclère, sclérotique
scleral, *adj.* Scléral, ale
sclerectomy, *s.* Sclérectomie
scleritis, *s.* Sclérochoroïdite
scleroconjunctivitis, *s.* Scléroconjonctivite
sclerodactylia, *s.* Sclérodactylie
scleroderma, *s.* Sclérodermie
scleroedema, *s.* Sclérœdème
scleromalacia, *s.* Scléromalacie
scleromyositis, *s.* Scléromyosite
scleroprotein, *s.* Scléroprotéine
sclerosis (amyotrophic lateral). Sclérose latérale amyotrophique
sclerosis (multiple). Sclérose en plaques
sclerosis, *s.* Sclérose
sclerotendinitis, *s.* Sclérotendinite
sclerotherapy, *s.* Sclérothérapie
sclerotomy, *s.* Sclérotomie
sclerous, *adj.* Scléreux, euse
scoliosis, *s.* Scoliose
scolex, *s.* Scolex
scopolamine, *s.* Scopolamine

scorbutic, *adj.* Scorbutique
scotoma (scintillating). Scotome scintillant
scotoma, *s.* Scotome
scotometry, *s.* Scotométrie
scotomization, *s.* Scotomisation
scotopic, *adj.* Scotopique
scrapie, *s.* Scrapie
screening, *s.* Dépistage
scrotum, *s.* Scrotum
scurvy, *s.* Scorbut
scybales, *s.* Scybales
seal fin deformity. Doigts en coup de vent
sebaceous, *adj.* Sébacé, cée
seborrhoea, *s.* Séborrhée
sebum, *s.* Sébum
second, *s.* Seconde
secret (medical). Secret médical
secreta, *s.* Secreta
secretin, *s.* Sécrétine
secretion, *s.* Sécrétion
secundary, *adj.* Secondaire
secundines, *s.* Arrière-faix
secundipara, *adj.* Secondipare
security (social). Sécurité sociale
sedation, *s.* Sédation
sedative, *adj.* Sédatif, ive
sediment, *s.* Sédiment
sedimentation, *s.* Sédimentation
segment, *s.* Segment
segmentectomy, *s.* Segmentectomie
selection, *s.* Sélection
self-criticism, *s.* Autocritique
self-punishment, *s.* Autopunition
self-treatment, *s.* Automédication
sella turcica. Selle turcique
sellar, *adj.* Sellaire
semantics, *s.* Sémantique
seminal, *adj.* Séminal, ale
seminoma, *s.* Séminome
semiology, *s.* Sémiologie
senescence, *s.* Sénescence
senile, *adj.* Sénile
senilisme, *s.* Sénilisme
senility, *s.* Sénilité
sense, *s.* Sens
sensibility, *s.* Sensibilité
sensibilization, *s.* Sensibilisation
sepsis, *s.* Sepsis
septal, *adj.* Septal, ale
septenary, *s.* Septenaire
septic, *adj.* Septique
septicaemia, *s.* Septicémie
septicity, *s.* Septicité
septicopyaemia, *s.* Septicopyohémie
septostomy, *s.* Septostomie
septotomy, *s.* Septotomie

septum, *s.* Septum
septum lucidum. Septum lucidum
sequela, *s.* Séquelle
sequence, *s.* Séquence
sequestration, *s.* Séquestration
sequestrum, *s.* Séquestre
serine, *s.* Sérine
seriograph, *s.* Sériographe
seroconversion, *s.* Séroconversion
serodiagnosis, *s.* Sérodiagnostic
serofibrinous, *adj.* Sérofibrineux, euse
serological, *adj.* Sérologique
serology, *s.* Sérologie
seronegative, *adj.* Séronégatif, ive
seropositive, *adj.* Séropositif, ive
seroprevention, *s.* Séroprévention
seroprophylaxis, *s.* Séroprophylaxie
serositis, *s.* Sérite
serosity, *s.* Sérosité
serotherapy, *s.* Sérothérapie
serotonine, *s.* Sérotonine
serotype, *s.* Sérotype
serous, *adj.* Séreux, euse, sérique
serovaccination, *s.* Sérovaccination
serpiginous, *adj.* Serpigineux, euse
serum, *pl.* sera, *s.* Sérum, *pl.* sérums
serum (antilymphocytic). Sérum antilymphocyte
serum (antitetanic). Sérum antiténatique
serum (blood). Sérum sanguin
serum albumin, *s.* Sérum-albumine
serum globulin, *s.* Sérum-globuline
sesamoid, *adj.* Sésamoïde
sessile, *adj.* Sessile
seton, *s.* Séton
sex, *s.* Sexe
sex (genetic). Sexe génétique
sex (nuclear). Sexe nucléaire
sex character. Caractère sexuel
sexology, *s.* Sexologie
sexual modesty, *s.* Pudeur
sexual, *adj.* Sexuel, elle
sexuality, *s.* Sexualité
shaking, *s.* Ébranlement
sheath, *s.* Gaine
shell, *s.* Coquille
Shigella, *s.* Shigella
shigellosis, *s.* Shigellose
shock, *s.* Choc
shock (anaphylactic). Choc anaphylactique
shock (bacteriaemic). Choc bactériémique
shock (cardiogenic). Choc cardiogénique
shock (hypovolaemic). Choc hypovolémique
shock (surgical). Choc opératoire
shoe (orthopaedic). Chaussure orthopédique
shoulder, *s.* Épaule

shower, s. Douche
sialadinitis, s. Sialadénite
sialagogue, s. Sialagogue
sialitis, s. Sialite
sialogenous, adj. Sialogène
sialography, s. Sialographie
sialolith, s. Sialolithe
Siamese twins. Siamoi (es) (frères ou sœurs)
sibling, s. Germain, aine
sibship, s. Fratrie
sickle-cell, s. Drépanocyte
sickness (motion). Mal des transports
sideraemia, s. Sidérémie
sideration, s. Sidération
sideropenia, s. Sidéropénie
siderophilia, s. Sidérophilie
siderosis, s. Sidérose
sideruria, s. Sidérurie
siemens, s. Siemens
sievert, s. Sievert
sigmoid, adj. Sigmoïde
sigmoidectomy, s. Sigmoïdectomie
sigmoiditis, s. Sigmoïdite
sigmoidofibroscope, s. Sigmoïdofibroscope
sigmoidostomy, s. Sigmoïdostomie
sign, s. Signe
signal-symptom, s. Signal-symptôme
silicosis, s. Silicose
simulation, s. Simulation
sinapism, s. Sinapisme
single stranded, adj. Monocaténaire
sinus, s. Sinus
sinus of the pericardium. Theile (sinus de)
sinusal, adj. Sinusal, ale
sinusitis, s. Sinusite
sismotherapy, s. Sismothérapie
sitosterol, s. Sitostérol
situs mutatus. Situs inversus
situs perversus. Situs incertus
situs solitus. Situs solitus
skeleton, s. Squelette
skenitis, s. Skénite
skiascopy, s. Skiascopie
skin, s. Peau
skin cancer. Cancer cutané
sixth disease. Exanthème subit
sleep, s. Sommeil
sleeve (coupling). Manchon
slenderness, s. Maigreur
slight dullness, s. Submatité
sling, s. Écharpe
small-pox, s. Variole
smear, s. Frottis
smear (thick blood). Goutte épaisse
smegma, s. Smegma
sneeze, s. Éternuement

snoring, s. Ronflement
snoring disease, s. Rhonchopathie
snuffles, s. Jetage
soap, s. Savon
sociogenesis, s. Sociogenèse
socket, s. Emboîture
sodic, adj. Sodé, ée, sodique
sodium-free, adj. Désodé, dée
sodomy, s. Sodomie
sol, s. Sol
solute, s. Soluté
solution, s. Soluté
solvent, s. Solvant
soma, s. Soma
somaesthesia, s. Somatognosie
somatic, adj. Somatique
somatization, s. Somatisation
somatoagnosia, s. Asomatognosie
somatomedin, s. Somatomédine
somatotropic, adj. Somatotrope
somnambulism, s. Somnambulisme
somnolence, s. Somnolence
sophrology, s. Sophrologie
soporific, adj. Soporifique
spa, s. Station thermale
space (retropubic). Espace de Retzius
sparadrap, s. Sparadrap
spasm, s. Spasme
spasm (pedal). Pédospasme
spasmodism, s. Spasmodicité
spasmogenic, adj. Spasmogène
spasmolytic, adj. Spasmolytique
spasmophilia, s. Spasmophilie
spastic, adj. Spasmodique
specialist, s. Spécialiste
specific, adj. Spécifique
specificity, s. Spécificité
spectroscopy, s. Spectroscopie
spectrum, s. Spectre
speculum, s. Spéculum
sperm, s. Sperme
spermatic, adj. Spermatique
spermatocystitis, s. Spermatocystite
spermatogenesis, s. Spermatogenèse
spermatorrhoea, s. Spermatorrhée
spermatozoon, s. Spermatozoïde
spermaturia, s. Spermaturie
spermicide, adj. Spermicide
spermiogenesis, s. Spermiogenèse
spermoculture, s. Spermoculture
spermogram, s. Spermogramme
sphacelus, s. Sphacèle
sphenoid, adj. Sphénoïde
spherocytosis, s. Sphérocytose
spherophakia, s. Sphérophakie
sphincter, s. Sphincter

sphincteralgia, s. Sphinctèralgie
sphincteroplasty, s. Sphinctéroplastie
sphincterototomy, s. Sphinctérotomie
sphygmic, adj. Sphygmique
sphygmomanometer, s. Sphygmomanomètre
spica, s. Spica
spicule, s. Spicule
spike, s. Électrostimulus
spinal, adj. Spinal, ale
spina bifida, s. Spina bifida
spinocellular, adj. Spinocellulaire
spirillosis, s. Spirillose
spirillum, s. Spirille
Spirochaeta, s. Spirochæta
Spirochaetaceae, s. Spirochætacées
spirochetosis, s. Spirochétose
spirography, s. Spirographie
spirolactones, s. Spirolactones
spirometre, s. Spiromètre
spirometry, s. Spirométrie
spironolactone, s. Spironolactone
splanchnic, adj. Splanchnique
splanchnicectomy, s. Splanchnectomie ou splanchnicectomie
splanchnology, s. Splanchnologie
spleen, s. Rate
splenalgia, s. Splénalgie
splenectomy, s. Splénectomie
splenic, adj. Splénique
splenitis, s. Splénite
splenocontraction, s. Splénocontraction
splenogram, s. Splénogramme
splenomanometry, s. Splénomanométrie
splenomegaly, s. Splénomégalie
splenopathy, s. Splénopathie
splenoportography, s. Splénoportographie
splint, s. Attelle
splint (cradle-like). Gouttière
splinter of bone, s. Esquille
spondylarthritis, s. Spondylarthrite
spondylarthrosis, s. Spondylarthrose
spondylitis, s. Spondylite
spondylolisthesis, s. Spondylolisthésis
spondylolysis, s. Spondylolyse
spondylopathy, s. Spondylopathie
spondylotherapy, s. Vertébrothérapie
spongiform, adj. Spongoïde
sporadic, adj. Sporadique
spore, s. Spore
sporozoon, s. Sporozoaire
sport, s. Sport
sporulated, adj. Sporulé, lée
sprain, s. Entorse, foulure
sprue, tropical sprue, s. Sprue ou sprue tropicale
spumous, adj. Spumeux, euse

spur, s. Éperon
spur (calcaneal). Épine calcanéenne
squame, s. Squame
squamous, adj. Squameux, euse
stabilizer of the membrane potential. Stabilisateur de membrane
stage, s. Stade
stage (oral). Stade oral
stammering, s. Balbutiement, bégaiement, bredouillement
standstill, s. Arrêt
stapedectomy, s. Stapédectomie
stapedial, adj. Stapédien, ienne
staphylectomy, s. Staphylectomie
staphyloccus, s. Staphylococcus, staphyloccoque
staphylococcaemia, s. Staphylococcémie
staphylococcia, s. Staphylococcie
staphyloma, s. Staphylome
staphyloplasty, s. Staphyloplastie
staphylorraphy, s. Staphylorraphie
staphylotomy, s. Staphylotomie
stasis, s. Stase
stearrhoea, s. Stéatorrhée
steatolysis, s. Stéatolyse
steatosis, s. Stéatose
stellectomy, s. Stellectomie
stenocardia, s. Sténocardie
stenosis, s. Rétrécissement, sténose
steppage gait, s. Steppage
stercobilin, s. Stercobiline
stercoral, adj. Stercoral, ale
stereo-agnosis, s. Stéréo-agnosie
stereotaxia, adj. Stéréotaxique
stereotyped, adj. Stéréotypé, pée
sterility, s. Stérilité
sterilization, s. Stérilisation
sternal angle. Angle sternal ou de Louis
sternalgia, s. Sternalgie
sternocleidomastoid muscle. Sternocleidomastoïdien (muscle)
sternotomy, s. Sternotomie
sternum, s. Sternum
sternutatory, adj. et s. Sternutatoire
steroid hormones. Stéroïdes (hormones)
sterol, s. Stérol
stertor, s. Stertor ou stertoreuse (respiration)
stethacoustic, adj. Stéthacoustique
stethoscope, s. Sthétoscope
sthenic, adj. Sthénique
stigma, s. Stigmate
stilboestrol, s. Stilbœstrol
still birth rate, s. Mortinatalité
stillborn, adj. et s. Mort-né, née
stimulin, s. Stimuline
stimulus, pl. stimuli, s. Stimulus, pl. stimulus

stock-vaccine, *s.* Stock-vaccin
stomach, *s.* Estomac
stomachic, *adj.* Stomachique
stomatitis, *s.* Stomatite
stomatology, *s.* Stomatologie
stomatorrhagia, *s.* Stomatorragie
stomy, *s.* Stomie
stools, *s.* Selles
store (drying). Étuve
strabismus, *s.* Strabisme
strain of a muscle. Claquage musculaire
strait, *s.* Détroit
strand, *s.* Brin
strap (shoulder). Épaulière
streptococcaemia, *s.* Streptococcémie
Streptococcus pneumoniae. Streptococcus pneumoniæ
Streptococcus, *s.* Streptococcus, streptocoque
streptodornase, *s.* Streptodornase
streptokinase, *s.* Streptokinase
streptolysin, *s.* Streptolysine
streptomycin, *s.* Streptomycine
stretcher, *s.* Brancard
stretching, *s.* Étirement
striate body, *s.* Striatum
stricture, *s.* Striction
stricture, *s.* Stricture
stricture, *s.* Étranglement d'un organe
stridulous, *adj.* Stridoreux, euse
stripping, *s.* Éveinage
stroke, *s.* Ictus
stroke, *s.* Attaque
stroke, *s.* Accident vasculaire cérébral
stroma, *s.* Stroma
Strongyloides, *s.* Strongyloïdes
strongyloidiasis, *s.* Anguillulose
strophulus, *s.* Strophulus
strumectomy, *s.* Strumectomie
strumitis, *s.* Strumite
strychnine, *s.* Strychnine
Stuart factor. Facteur Stuart
stump, *s.* Moignon
stupor, *s.* Stupeur
stuporous, *adj.* Stuporeux, euse
stye, *s.* Orgelet
subclinical, *adj.* Infraclinique
subacute, *adj.* Subaigue, guë
subarachnoid haemorrhage. Hémorragie méningée
subclavian steal syndrome. Sous-clavière voleuse (syndrome de l'artère)
subconcious, *adj.* Subconscient, ente
suberosis, *s.* Subérose
subfebrile state, *s.* Subfébrilité
subicterous, *s.* Subictère
subintrant, *adj.* Subintrant, ante

subjective, *adj.* Subjectif, ive
sublethal, *adj.* Subléthal, ale
sublingual, *adj.* Sublingual, ale
subluxation, *s.* Subluxation
submandibular, *adj.* Submandibulaire
submaxillary duct. Wharton (canal de)
submaxillitis, *s.* Sous-maxillite
submersion, *s.* Submersion
subnarcosis, *s.* Subnarcose
substance (black). Locus niger
substrate, *s.* Substrat
subthalamic nucleus, *s.* Luys (corps de)
succedaneous, *s.* Succédané
succulent, *adj.* Succulent, ente
succussion, *s.* Succussion
suciform, *adj.* Sulciforme
sudamina, *s. pl.* Sudamina
sudation, *s.* Sudation
sudoriparous, *adj.* Sudoripare
sulfonamide, *s.* Sulfamide
suffocation, *s.* Suffocation
suffusion, *s.* Suffusion
sugar, *s.* Sucre
sugar-coated tablet, *s.* Dragée
suggestibility, *s.* Suggestibilité
suggestion, *s.* Suggestion
suicide, *s.* Suicide
sulcus of the cerebrum (central). Scissure de Rolando
sulfonamide, *s.* Sulfamide
sulfonamide (diuretic). Sulfamide diurétique
sulfonamide (hypoglycaemic). Sulfamide hypoglycémiant ou antidiabétique
sulfonamidotherapy, *s.* Sulfamidothérapie
sulfone, *s.* Sulfone
super-ego, *s.* Sur-moi
superacute, *adj.* Suraigu, guë
superalimentation, *s.* Suralimentation
superinfection, *s.* Superinfection
supination, *s.* Supination
suppository, *s.* Suppositoire
suppressive cell. Cellule suppressive
supraduction, *s.* Supraduction
suprasellar, *adj.* Suprasellaire
supraventricular, *adj.* Supraventriculaire
supuration, *s.* Suppuration
sural, *adj.* Sural, ale
surceptibility, *s.* Réceptivité
surdimutism, *s.* Surdimutité
surdose, *s.* Overdose
surfactant, *s.* Surfactant
surgeon, *s.* Chirurgien
surgeon (orthopaedic), *s.* Orthopédiste
surgery, *s.* Chirurgie, consultation
surgical section of the loins, *s.* Lombotomie
suspension, *s.* Suspension

suspensory bandage, s. Suspensoir
sustentation, s. Sustentation
suture (cranial). Suture crânienne
suture, s. Suture
swallowing, s. Déglutition
sweat, s. Sueur
sweat test. Sueur (test de la)
swelling (white). Tumeur blanche
sycosis, s. Sycosis
symbiosis, s. Symbiose
symblepharon, s. Symblépharon
sympathectomy, s. Sympathectomie
sympathetic algodystrophy. Algodystrophie
sympathique
sympathetic, *adj.* Sympathique
sympatheticalgia, s. Sympathalgie
sympathicolytic, *adj.* Sympathicolytique
sympathicomimetic, *adj.* Sympathicomimétique
sympathicotonia, s. Sympathicotonie
sympathicotonic, *adj.* Sympathicotonique
symphalangia, s. Symphalangie
symphysis, s. Symphyse
symptom, s. Symptôme
symptomatic, *adj.* Symptomatique
symptomatology, s. Symptomatologie
synaesthesia, s. Synesthésie
synalgia, s. Synalgésie ou synalgie
synapse, s. Synapse
synathrosis, s. Synarthrose
synchisis, s. Synchisis ou synchysis
synchronizer, s. Synchroniseur
syncope, s. Syncope
syncytium, s. Syncytium
syndactylia, s. Syndactylie

syndesmophyte, s. Syndesmophyte
syndesmoplasty, s. Syndesmoplastie
syndesmotomy, s. Syndesmotomie
syndrome, s. Syndrome
synechia, s. Synéchie
synergia, s. Synergie
synkinesis, s. Syncinésies
synorchism, s. Synorchidie
synostosis, s. Synostose
synostosis (intervertebral). Bloc vertébral
synovectomy, s. Synovectomie
synovia, s. Synovie
synovial membrane, s. Synoviale
synovialoma, s. Synovialome
synoviorthese, s. Synoviolyse ou synoviorthèse
synovitis, s. Synovitis
synthesis, s. Synthèse
syntony, s. Syntonie
syphilid, s. Syphilide
syphilis, s. Syphilis
syphilitic, *adj.* et s. Syphilitique
syphilography, s. Syphiligraphie, syphiliographie, syphilographie
syringe, s. Seringue
syringomyelia, s. Syringomyélie
syrup, s. Sirop
system (autonomic nervous). Système nerveux autonome
system (implantable drug delivery). Chambre de perfusion
system of units (international). Système
international d'unités de mesure
systemic, *adj.* Systémique
systole, s. Systole

T

T lymphocyte. Cellule thymodépendante
tabagism, s. Tabagisme
tabes. Tabes ou tabès ou tabes dorsalis
tabetic, *adj.* et s. Tabétique
tablet, s. Comprimé
tachyarrhythmia, s. Tachy-arythmie
tachycardia, s. Tachycardie
tachycardia (paroxysmal). Tachycardie
paroxystique
tachyphemia, s. Tachyphémie
tachyphylaxis, s. Tachyphylaxie
tachypnoea, s. Tachypnée
tachysystole, s. Tachysystolie
taenia, s. Tænia ou ténia
taeniacide, *adj.* et s. Tænicide
taeniafuge, *adj.* et s. Tænifuge

taeniasis, s. Tæniase ou Tæniasis
tainted, *adj.* Taré, ée
Takayashu's disease.   Takayashu   ou
Takayasu (maladie de)
talalgia, s. Talalgie
talc, s. Talc
talcosis, s. Talcose
talipes, s. Pied bot
talus, s. Talus
tamponade, s. Tamponnade
tamponage, s. Tamponnement
target-cell, s. Cellule-cible
tarsal cartilage. Tarse (cartilage)
tarsalgia, s. Tarsalgie
tarsectomy, s. Tarsectomie
tarsitis, s. Tarsite

tarso-metatarsal articulation. Lisfranc (articulation de)

tarsoplasty, s. Tarsoplastie

tarsorrhaphy, s. Tarsorraphie

tarsus, s. Tarse

tartar, s. Tartre

taxis, s. Taxie, taxis

teething, s. Dentition

telangiectasia, s. Télangiectasie

telecobaltherapy, s. Télécobalthérapie ou télécobaltothérapie

telecurietherapy, s. Télécuriethérapie

telediastole, s. Télédiastole

telemedicine, s. Télémédecine

telencephalon, s. Télencéphale

teleradiography, s. Téléradiographie

teleröntgentherapy, s. Téléradiothérapie

telesystole, s. Télésystole

telluric, adj. Tellurique

telophase, s. Télophase

temporal, adj. Temporal

temporary desensitization, s. Insensibilisation

temporospatial, adj. Temporospatial, ale

tenalgia, s. Ténalgie

tendinitis, s. Ténosite

tendinous cords. Cordages tendineux

tendon, s. Tendon

tendon (Achilles'). Tendon d'Achille

tenectomy, s. Ténectomie

tenesmus, s. Ténesme

tenodesis, s. Ténodèse

tenolysis, s. Ténolyse

tenonitis, s. Ténonite

tenopathy, s. Tendinopathie

tenopexy, s. Ténopexie

tenoplasty, s. Ténoplastie

tenorrhaphy, s. Ténorraphie

tenosynovitis, s. Ténosynovite

tenotomy, s. Ténotomie

tensio-active, adj. Tensio-actif, ive

tension, s. Tension

tentorial, adj. Tentoriel, elle

teratogen, adj. Tératogène

teratology, s. Tératologie

teratoma, s. Tératome

terebrant, adj. Térébrant, ante

term of pregnancy. Terme de la grossesse

tesla, s. Tesla

test, s. Épreuve

testicular, adj. Testiculaire

testis, s. Testicule

testosterone, s. Testostérone

tests (hepatic function). Épreuves fonctionnelles hépatiques

tetanic, adj. Tétanique

tetanization, s. Tétanisation

tetanus, s. Tétanos

tetany, s. Tétanie

tetracycline, s. Tétracycline

tetralogy of Fallot. Fallot (tétralogie ou tétrade de)

tetraploid, adj. Tétraploïde

thalamic, adj. Thalamique

thalamus, s. Thalamus

thalassaemia, s. Thalassémie

thalassotherapy, s. Thalassothérapie

thalidomide, s. Thalidomide

thallium, s. Thallium

thanatology, s. Thanatologie

thanatopraxy, s. Thanatopraxie

theaters (operating). Bloc opératoire

thebaic, adj. Thébaïque

theca, s. Thèque

thecal, adj. Thécal, ale

thelalgia, s. Thélalgie

thelitis, s. Thélite

thelorrhagia, s. Thélorragie

thenar, s. Thénar (éminence)

theophylline, s. Théophylline

therapist, s. Thérapeute

therapist (speech), s. Orthophoniste

therapy, s. Thérapeutique ou thérapie

therapy (physical), s. Physiothérapie

thermatology, s. Thermalisme

thermoalgesic, adj. Thermo-algésique

thermoanalgesia, s. Thermo-analgésie ou thermo-anesthésie

thermocautery, s. Thermocautère

thermocoagulation, s. Thermocoagulation

thermodilution, s. thermodilution

thermogenesis, s. Thermogenèse

thermography, s. Thermographie

thermolabile, adj. Thermolabile

thermolysis, s. Thermolyse

thermophobia, s. Thermophobie

thermoregulation, s. Thermorégulation

thermoresistance, s. Thermorésistance

thermosensibility, s. Thermosensibilité

thermostabile, adj. Thermostable

thermotherapy, s. Thermothérapie

thesaurismosis, s. Thésaurismose

thiamine, s. Thiamine

thoracentesis, s. Thoracentèse ou thoracocentèse

thoracic, adj. Thoracique

thoracophrenolaparotomy, s. Thoraco-phréno-laparotomie
thoracoplasty, s. Thoracoplastie
thoracotomy, s. Thoracotomie
thorax, s. Thorax
threonine, s. Thréonine
threshold, s. Seuil
thrill, s. Frémissement
thrombasthenia, s. Thrombasthénie
thrombectomy, s. Thrombectomie
thrombin, s. Thrombine
thromboarteritis, s. Thrombo-artérite
thrombocythaemia, s. Thrombocytémie
thrombocytopoiesis, s. Thrombocytopoïèse
thrombocytosis, s. Hyperplaquettose, thrombocytose
thromboelastography, s. Thrombo-élasto-graphie
thromboembolic, adj. Thromboembolique
thrombogenesis, s. Thrombogenèse
thrombogenic, adj. Thrombogène
thrombolysis, s. Thrombolyse
thrombolytic, adj. Thrombolytique
thrombopathia, s. Thrombopathie
thrombopenia, s. Thrombopénie
thrombophlebitis, s. Thrombophlébite
thromboplastic, adj. Thromboplastique
thromboplastin, s. Thromboplastine
thromboplastinogen, s. Thromboplastino-gène
thrombosis, s. Thrombose
thrombostatic, adj. Thrombostatique
thromboxane, s. Thromboxane
thrombus, pl. thrombi, s. Thrombus, pl. thrombus
thrush, s. Muguet
thymectomy, s. Thymectomie
thymia, s. Thymie
thymic, adj. Thymique
thymin, s. Thymine
thymocyte, s. Thymocyte
thymoleptic, adj. Thymoleptique
thymoma, s. Thymome
thymoprivous, adj. Thymoprive
thymus, s. Thymus
thyphoid state, s. Tuphos
thyreogenous, adj. Thyrogène
thyreotropic, adj. Thyréotrope
thyroglobulin, s. Thyroglobuline
thyroid, adj. thyroïde, thyroïdien, nne
thyroidectomy, s. Thyroïdectomie
thyroidism, s. Thyroïdisme
thyroiditis, s. Thyroïdite
thyropathy, s. Thyropathie

thyroprivic, adj. Thyréoprive
thyrotomy, s. Thyrotomie
thyrotoxicosis, s. Thyréotoxicose
thyrotropic, adj. Thyréotrope
thyroxin, s. Thyroxine
TIA. AIT
tibia, s. Tibia
tibial, adj. Tibial, ale
tic, s. Tic
tick, s. Tique
tidal volume. Volume courant
time (Achilles' reflex). Réflexogramme achilléen
timed vital capacity. Volume expiratoire maximum seconde
tincture, s. Teinture
tincture (alcoholic), s. Alcoolé
tinea, s. Teigne
tinnitus, s. Acouphène
tissue, s. Tissu
tissue (connective). Tissu conjonctif
tissular, adj. Tissulaire
tobacco, s. Tabac
tocolysis, s. Tocolyse
tocopherol, s. Tocophérol
toe, s. Orteil
toe (hammer). Orteil en marteau
tolerance, s. Tolérance
tolerance (acquired), s. Accoutumance
tolerance (impaired glucose). Intolérance au glucose
tomography, s. Tomographie
tongue, s. Langue
tongue (strawberry). Langue framboisée
tongue depressor, s. Abaisse-langue
tonic, adj. Tonique
tonometry, s. Tonométrie
tonoscopy, s. Tonoscopie
tonsil, s. Amygdale
tonsillectomy, s. Amygdalectomie
tonus, s. Tonicité, tonus
tooth, pl. teeth, s. Dent
tooth (canine). Canine
tooth (incisor). Incisive
topectomy, s. Topectomie
tophus, pl. tophi, s. Tophus, pl. tophus, ou tophacées (concrétions)
topic, adj. et s. Topique
topical corticosteroid, s. Dermocorticoïde
tormina, s. Tranchées
torpid, adj. Torpide
torr, s. Torr
torticollis, s. Torticolis
touch, s. Toucher

tourniquet test, s. Lacet (signe du)
toxaemia, s. Toxémie
toxaemia of pregnancy. Toxémie gravidique
toxic, s. Toxique
toxicity, s. Toxicité
toxicology, s. Toxicologie
toxicomania, s. Toxicomanie
toxicosis, s. Toxicose
toxiderma, s. Toxidermie
toxigenic, adj. Toxigène
toxiinfection, s. Toxi-infection
toxin, s. Toxine
toxinic, adj. Toxinique
toxoplasma, s. Toxoplasme
toxoplasmosis, s. Toxoplasmose
trabecula, s. Trabécule
trace element, s. Oligo-élément
trachea, s. Trachée
tracheitis, s. Trachéite
trachelhaematoma, s. Trachelhématome
trachelism, s. Trachélisme
tracheloplasty, s. Trachéloplastie
tracheobronchitis, s. Trachéobronchite
tracheomalacia, s. Trachéomalacie
tracheoplasty, s. Trachéoplastie
tracheoscopy, s. Trachéoscopie
tracheostenosis, s. Trachéosténose
tracheostomy, s. Trachéostomie
tracheotomy, s. Trachéotomie
trachoma, s. Trachome
tract (extrapyramidal). Système extrapyramidal
tractotomy, s. Tractomie
tractus, s. Tractus
tragus, s. Tragus
training (autogenous). Training autogène
tranquilizer, adj. Tranquilisant, ante
transaminase, s. Transaminase
transamination, s. Transamination
transcriptase (reverse), s. Transcriptase inverse
transcription, s. Transcription
transfection, s. Transfection
transferase, s. Transférase
transference, s. Transfert
transferrin, s. Transferrine
transfusion (blood). Transfusion sanguine
transfusion (exchange). Exsanguino-transfusion
transillumination, s. Transillumination
translocation, s. Translocation
transmural, adj. Transmural, ale
transperitoneal, adj. Transpéritonéal, ale
transpiration, s. Transpiration

transplant, s. Transplant
transplantation, s. Transplantation
transpleural, adj. Transpleural, ale
transposition of the great vessels. Transposition artérielle ou des gros vaisseaux
transsexualism, s. Transsexualisme
transudate, s. Transsudat
transvestism, s. Travestisme
trapezius muscle. Trapèze (muscle)
trauma, s. Trauma
traumatic, adj. Traumatique
traumatism, s. Traumatisme
traumatology, s. Traumatologie
treatment, s. Traitement
Trematoda, s. Trématodes
tremor, s. Tremblement
trephine, s. Trépan
trephining, s. Trépanation
trepidation, s. Trépidation
Treponema, s. Treponema
treponematosis, s. Tréponémose
treponemicidal, adj. Tréponémicide
tribadism, s. Tribadisme
tribo-electricity, s. Tribo-électricité
triceps, adj. Triceps
trichiasis, s. Trichiasis
trichina, s. Trichine
trichinosis, s. Trichinose
trichobezoar, s. Trichobézoard
trichocephalosis, s. Tricocéphalose
trichocephalus, s. Tricocéphale
trichoclasis, s. Trichoclasie
trichomonacide, adj. Trichomonacide
trichomonas, s. Trichomonas
trichomonasis, s. Trichomonase
trichomycosis, s. Trichomycose
trichosis, s. Trichose, trichosis
trichotillomania, s. Trichotillomanie
trichromatic, adj. Trichromate
tricuspid, adj. tricuspide
tridermic, adj. tridermique
trigeminal nerve. Trijumeau (nerf)
triglyceridaemia, s. Triglycéridémie
triglyceride, s. Triglycéride
trigone, s. Trigone
trigonitis, s. Trigonite
triiodothyronine, s. Triiodo-3,5,3' Thyronine
trilogy of Fallot. Fallot (trilogie ou triade de)
triphasic, adj. Triphasique
triplegia, s. Triplégie
triplet, s. Triplet
triploid, adj. Triploïde
triplopia, s. Triplopie
trismus, s. Trismus

trisomy, s. Trisomie
trisomy 21. Trisomie 21
tritanopic, adj. Tritanope
trocar, s. Trocart
trochanter, s. Trochanter
trochlea, s. Trochlée
trochlear, adj. Trochléaire
trophic, adj. Trophique
trophicity, s. Trophicité
troponine, s. Troponine
truncal, adj. Tronculaire
trunk, s. Tronc
trypanosoma, s. Trypanosome
trypanosomiasis, s. Trypanosomiase, trypanosomose
trypanosomiasis (African). Maladie du sommeil
trypsin, s. Trypsine
tryptophane, s. Tryptophane
tubal, adj. Tubaire
tube, s. Trompe
tuber cinereum. Tuber cinereum
tubercle, s. Tubercule
tuberculid, s. Tuberculide
tuberculin, s. Tuberculine
tuberculization, s. Tuberculisation
tuberculosis, s. Tuberculose
tuberculosis (acute miliary). Granulie
tuberculostatic, adj. Tuberculostatique
tuberosity, s. Tuberosité
tuberous sclerosis. Sclérose tubéreuse du cerveau
tubule, s. Tubule
tubulopathy, s. Tubulopathie

tularaemia, s. Tularémie
tumefaction, s. Tuméfaction
tumour (adrenal). Surrénalome
tumour marker. Marqueur tumoral
tumour, s. Tumeur
tunic, s. Tunique
tunica adventitia vasorum, s. Adventice
tunica albuginea, s. Albuginée
tunica media, s. Média
turbidimetry, s. Turbidimétrie
turbidity, s. Turbidité
turgescence, s. Turgescence
turista, s. Turista
turnover, s. Renouvellement
twin, adj. Jumeau, elle
twisting spikes. Torsades de pointes
tympanism, s. Tympanisme
tympanitic, adj. Tympanique
tympanitis, s. Tympanite
tympanosclerosis, s. Tympanosclérose
tympanum, s. Tympan
type, s. Type
type (blood). Groupe sanguin
typhic, adj. s. Typhique
typhlitis, s. Typhlite
typhlocolitis, s. typhlocolite
typhlopexy, s. Typhlopexie
typhlostomy, s. Typhlostomie
typhoid, adj. Typhoïde
typhus (exanthematic). Typhus exanthématique
typing (blood). Groupage sanguin
tyrosine, s. Tyrosine
tyrothricin, s. Tyrothricine

U

ulcer, s. Ulcère
ulcer (anastomotic). Ulcère peptique
ulcer (chronic gastric). Ulcère simple de l'estomac
ulcer (varicose). Ulcère variqueux
ulceration, s. Ulcération
ulitis, s. Ulite
ulna, s. Ulna
ulnar, adj. Ulnaire
ulnar canal syndrome. Canal de Guyon (syndrome du)
ulorrhagia, s. Gingivorragie
ultracentrifugation, s. Ultracentrifugation
ultrafiltration, s. Ultrafiltration
ultramicroscope, s. Ultramicroscope
ultrasonic waves, s. Ultrason

ultrasonotherapy, s. Ultrasonothérapie
ultraviolet light. Rayonnement ultraviolet
umbilication, s. Ombilication
umbilicus, s. Ombilic
uncarthrosis, s. Uncarthrose
uncus, s. Uncus
ungual, adj. Unguéal, ale
unicellular, adj. Unicellulaire
unilateral, adj. Unilatéral, ale
unipolar, adj. Unipolaire
unit, s. Unité
unit (international). Unité internationale
uracile, s. Uracile
uraemia, s. Urémie
uranist, s. Uraniste
uranoplasty, s. Uranoplastie

urataemia, s. Uratémie
urate, s. Urate
uratosis, s. Uricopexie
uraturia, s. Uraturie
urea, s. Urée
ureogenesis, s. Uréopoïèse ou uréopoïétique (fonction)
ureter, s. Uretère
ureterectomy, s. Urétérectomie
ureteritis, s. Urétérite
ureterocele, s. Urétérocèle
ureterocolostomy, s. Urétéro-colostomie
ureterocystoneostomy, s. Urétéro-cysto-néostomie
ureterocystoplasty, s. Urétérocystoplastie
ureteroenterostomy, s. Urétéro-entérostomie
ureterography, s. Urétérographie ou urété-ropyélographie rétrograde
ureterohydronephrosis, s. Urétéro-hydro-néphrose
ureterolysis, s. Urétérolyse
ureteroneopyelostomy, s. Urétéro-pyélo-néostomie
ureteroplasty, s. Urétéroplastie
ureterorectostomy, s. Urétéro-rectostomie
ureterorrhaphy, s. Urétérorraphie
ureterostomy, s. Urétérostomie
ureterotomy, s. Urétérotomie
urethra, s. Urètre
urethral, adj. Urétral, ale
urethralgia, s. Urétralgie
urethrectomy, s. Urétrectomie
urethritis, s. Urétrite ou uréthrite
urethrocele, s. Urétrocèle
urethrocystitis, s. Urétrocystite
urethrocystography, s. Urétrocystographie

urethrocystoscopy, s. Urétrocystoscopie
urethrography, s. Urétrographie
urethroplasty, s. Urétroplastie
urethrorraphy, s. Urétrorraphie
urethrorrhagia, s. Urétrorragie
urethrorrhoea, s. Urétrorrhée
urethroscopy, s. Urétroscopie
urethrostomy, s. Urétrostomie
urethrotomy, s. Urétrotomie
uricaemia, s. Uricémie
uricolysis, s. Uricolyse
uricolytic, adj. Uricolytique
uricosuria, s. Uricurie
urine, s. Urine
urinous, adj. Urineux, euse
urobilin, s. Urobiline
urobilinogen, s. Urobilinogène
urobilinuria, s. Urobilinurie
urodynamics, s. Urodynamique
urography (intravenous), s. Urographie intraveineuse
urokinase, s. Urokinase
urology, s. Urologie
urometer, s. Uromètre
uropathy, s. Uropathie
uropoiesis, s. Uropoïèse ou uropoïétique (fonction)
urostomy, s. Urostomie
urothelium, s. Urothélium
urticaria, s. Urticaire
uterine, adj. Utérin, ine
uterus, s. Utérus
utricle, s. Utricule
uveitis, s. Uvéite
uvula (palatine). Luette
uvulitis, s. Uvulite

V

vaccina, s. Vaccine
vaccinal, adj. Vaccinal, ale
vaccination, s. Vaccination
vaccination (arm-to-arm). Vaccination jen-nerienne
vaccine, s. Vaccin
vaccine (cholera). Vaccin anticholérique
vaccine (diphtheria). Vaccin antidiphtérique
vaccine (haemophilus). Vaccin antihæmo-philus
vaccine (hepatitis A). Vaccin anti-hépatite A
vaccine (hepatitis B). Vaccin anti-hépatite B
vaccine (influenza). Vaccin antigrippal
vaccine (measles). Vaccin antirougeoleux

vaccine (meningococcal). Vaccin antiménin-gococcique
vaccine (mumps). Vaccin anti-ourlien
vaccine (pertussis). Vaccin anticoquelu-cheux
vaccine (pneumococcal). Vaccin antipneu-mococcique
vaccine (poliomyelitis). Vaccin antipolio-myélitique
vaccine (rabies). Vaccin antirabique
vaccine (rubella). Vaccin antirubéoleux
vaccine (typhoid), typhoparathyphoid vac-cine. Vaccin antityphoïdique ou antitypho-paratyphique

vaccine (varicella). Vaccin antivaricelleux
vaccine (yellow fever). Vaccin anti-amaril
vaccinostyle, s. Vaccinostyle
vaccinotherapy, s. Vaccinothérapie
vacuole, s. Vacuole
vacuolization, s. Vacuolisation
vagal, *adj.* Vagal, ale
vagina, s. Vagin
vaginal, *adj.* Vaginal, ale
vaginalitis, s. Vaginalite
vaginismus, s. Vaginisme
vaginitis, Vaginite
vaginosis (bacterial). Vaginose bactérienne
vagolytic, *adj.* Vagolytique
vagomimetic, *adj.* Vagomimétique
vagotomy, s. Vagotomie
vagotonia, s. Vagotonie
vagotonic, *adj.* Vagotonique
vagus nerve. Vague (nerf)
valence, s. Valence
valgisation, s. Valgisation
validity, s. Validité
valine, s. Valine
valvular, *adj.* Valvulaire
valvular disease, s. Valvulopathie
valvular insufficiency. Insuffisance valvulaire
valvulectomy, s. Valvulectomie
valvulitis, s. Valvulite
valvuloplasty, s. Valvuloplastie
valvulotomy, s. Valvulotomie
Vaquez' disease. Vaquez (maladie de)
varicelliform, *adj.* Varicelliforme
varicocele, s. Varicocèle
varicography, s. Varicographie
varicose, *adj.* Variqueux, euse
varix, s. Varice
varix (papillary). Tache rubis
vascular, *adj.* Vasculaire
vascularization, s. Vascularisation
vasectomy, s. Vasectomie
vasoconstriction, s. Vasoconstriction
vasoconstrictive, *adj.* Vasoconstricteur, trice
vasodilatation, s. Vasodilatation
vasodilator, *adj.* Vasodilatateur, trice
vasoinhibitor, *adj.* Vasoplégique
vasomotor paralysis, s. Vasoplégie
vasomotor, *adj.* Vasomoteur, trice
vasopressin, s. Vasopressine
vasopressor, *adj.* Vasopresseur, ssive
vasostimulant, *adj.* Vasostimulant, ante
vasotomy, s. Vasotomie
vasotonia, s. Vasotonie
vasotropic, *adj.* Vasotrope

vasovagal syncope. Vasovagal (syndrome)
VDRL reaction. VDRL (réaction)
vectocardiogram, s. Vectocardiogramme ou
vectogramme
vector, *adj.* ou s. Vecteur
vectorial, *adj.* Vectoriel, elle
vegetarianism, s. Végétarisme
vegetarianism (true), s. Végétalisme
vegetation, s. Végétation
vegetative, *adj.* Végétatif, ive
vehicle, s. Véhicule
vein (azygos). Veine azygos
vein (portal). Veine porte
vein, s. Veine
velamentous, *adj.* Vélamenteux, euse
velvet-like, *adj.* Velvétique
vena cava (inferior). Veine cave inférieure
vena cava (superior). Veine cave supérieure
venenous, *adj.* Vénéneux, euse
venereal disease. Maladie sexuellement
transmissible
venereal, *adj.* Vénérien, enne
venerology, s. Vénéréologie, vénérologie
venous, *adj.* veineux, euse
ventilation (alveolar). Ventilation alvéolaire
ventral decubitus, s. Procubitus
ventricle, s. Ventricule
ventricular, *adj.* Ventriculaire
ventriculoatriostomy, s. Ventriculo-atriostomie ou ventriculo-auriculostomie
ventriculocisternostomy, s. Ventriculo-cisternostomie
ventriculogram, s. Ventriculogramme
ventriculography, s. Ventriculographie
ventriculotomy, s. Ventriculotomie
Venus' collar. Collier de Vénus
vergence, s. Vergence
vermicular, *adj.* Vermiculaire
vermiform, *adj.* Vermiforme
vermifuge, *adj.* et s. Vermifuge
vermin, s. Vermine
verminous, *adj.* Vermineux, euse
vermis cerebelli, s. Vermis
vernal, *adj.* Vernal, ale
verruca, s. Verrue
verruciform, *adj.* Verruciforme
verrucosis, s. Verrucosité
version, s. Version
vertebra, s. Vertèbre
vertex, s. Vertex
vertigo, s. Vertige
verumontanum, s. Verumontanum
vesical, *adj.* Vésical, ale
vesicant, *adj.* Vésicant, ante

vesicle, *s.* Vésicule
vesicular, *adj.* Vésiculeux, euse
vesiculodeferentography, *s.* Vésiculodéférentographie
vesiculography, *s.* Vésiculographie
vesiculopustular, *adj.* Vésiculopustuleux, euse
vesiculotomy (seminal). Vésiculotomie
vessel, *s.* Vaisseau
vestibule, *s.* Vestibule
vestibulocochlear nerve. Vestibulocochléaire
viable, *adj.* Viable
vibex, *s. pl.* Vibices
vibices, *s. pl.* Vergetures
vibrio, *s.* Vibrion
vibrissae, *s. pl.* Vibrisses
vicarious, *adj.* Vicariant, ante
videosurgery, *s.* Vidéochirurgie
vigil, *adj.* Vigil
vigilance, *s.* Vigilance
villosity, *s.* Villosité
villous, *adj.* Villeux, euse
Vincent' s test. Beth-Vincent (méthode de)
viraemia, *s.* Virémie
viral, *adj.* Viral, ale
Virchow' s node. Troisier (ganglion de)
virilism, *s.* Virilisme
virilization, *s.* Virilisation
virion, *s.* Virion
virology, *s.* Virologie
virosis, *s.* Virose
virucidal, *adj.* Virulicide
virulence, *s.* Virulence
viruria, *s.* Virurie

virus, *s.* Virus
virus (DNA). Virus à ADN
virus (orphan). Virus orphelin
virus (RNA). Virus à ARN
virus (slow diseases). Virus lents (maladies à)
visceralgia, *s.* Viscéralgie
viscosity, *s.* Viscosité
viscus, *pl.* viscera, *s.* Viscère
vision, *s.* Vision
visit, *s.* Consultation
vital capacity. Capacité pulmonaire vitale
vitamin, *s.* Vitamine
vitamintherapy, *s.* Vitaminothérapie
vitellus, *s.* Vitellus
vitiligo, *s.* Vitiligo
vitrectomy, *s.* Vitrectomie
vivisection, *s.* Vivisection
volt, *s.* Volt
volume (blood). Volémie
volume (expiratory reserve). Volume de réserve expiratoire
volume (inspiratory reserve). Volume de réserve inspiratoire
volume (mean corpuscular). Volume globulaire
volvulus, *s.* Volvulus
vomer, *s.* Vomer
vomica, *s.* Vomique
vomit, *s.* Vomissement
vomitive, *adj.* Vomitif, ive
vomiturition, *s.* Vomiturition
vulva, *s.* Vulve
vulvitis, *s.* Vulvite
vulvovaginitis, *s.* Vulvo-vaginite

W

Waaler-Rose test. Waaler-Rose (réaction de)
walking, *s.* Marche
walking frame device, *s.* Ambulateur
walking-stick, *s.* Canne
wandering kidney. Rein flottant, rein mobile
warty, *adj.* Verruqueux, euse
water (mineral). Eau minérale
watt, *s.* Watt (symbole W)
wave, *s.* Onde
waxy, *adj.* Cireux, euse
weak, *adj.* Débile
weaning, *s.* Sevrage
weber, *s.* Weber (symbole Wb)

Wenckebach' s block. Luciani-Wenckebach (période de)
whartonitis, *s.* Whartonite
Willis (arterial circle of). Willis (cercle ou hexagone de)
Wolff-Parkinson-White syndrome. Wolff-Parkinson-White (syndrome de) (WPW)
wolffian, *adj.* Wolffien, enne
worker (social). Assistant(e) social(e)
World Health Organization, WHO. Organisation Mondiale de la Santé (OMS)
worsening, *s.* Aggravation
wound, *s.* Plaie
wrist, *s.* Poignet

X

X-ray leukaemia, s. Radioleucémie
X-ray sarcoma, s. Radiosarcome
xanthelasma, s. Xanthélasma
xanthine, s. Xanthine
xanthofibroma, s. Xanthofibrome
xanthoma, s. Xanthome
xanthomatosis, s. Xanthomateuse (maladie)
ou xanthomatose
xanthopsia, s. Xanthopsie

xenobiotic, adj. et s. Xénobiotique
xeroderma, s. Xérodermie
xerography, s. Xérographie
xerophthalmia, s. Xérophtalmie ou
xérome
xerosis, s. Xérosis
xiphodynia, s. Xiphoïdalgie
xiphoid, adj. Xiphoïde
xylose test. D-xylose (épreuve au)

Y

yawning, s. Baillement
yaws, s. Pian
yeast, s. Levure
yersinia. Yersin (bacille de)

yersiniosis, s. Yersiniose
yog (h) urt, s. Yog (h) ourt
yoga, s. Yoga
yohimbine, s. Yohimbine

Z

zinc, s. Zinc
zona, s. Zona
zonule, s. Zonule
zonulolysis, s. Zonulolyse
zonulotomy, s. Zonulotomie
zoonosis, s. Zoonose
zooparasite, s. Zooparasite
zoophilia, s. Zoophilie

zoophobia, s. Zoophobie
zoopsia, s. Zoopsie
zosteroid, adj. Zostériforme
zygomatic, adj. Zygomatique
zygote, s. Zygote
zymase, s. Zymase
zymogen, s. Zymogène
zymotic, adj. Zymotique

CELEBREX® 200mg

célécoxib

FORME ET PRESENTATIONS : Gélules blanches opaques présentant une bande dorée indiquant 7767 et 200 sous plaquettes thermoformées (PVC/ACLAR) : boîtes de 30 et 100. **COMPOSITION :** Par gélule : célécoxib 200 mg. **DONNÉES CLINIQUES : Indications thérapeutiques :** Soulagement des symptômes dans le traitement de l'arthrose ou de la polyarthrite rhumatoïde. **Posologie et mode d'administration :** *Arthrose :* La dose journalière usuelle recommandée est de 200 mg répartie en une ou deux prises et si besoin, 200 mg, 2 fois par jour. *Polyarthrite rhumatoïde :* La dose journalière recommandée est de 200 à 400 mg répartie en 2 prises. La dose journalière maximale recommandée est de 400 mg. CELEBREX® peut être pris pendant ou en dehors des repas. Coût de traitement journalier : 7,70 F à 15,39 F. *Différences ethniques :* Dans la population noire, le traitement sera initié à la plus faible dose (200 mg par jour). Si nécessaire, augmenter ultérieurement la dose à 400 mg par jour (Voir "Propriétés pharmacocinétiques"). *Sujet âgé :* Chez le sujet âgé (plus de 65 ans) le traitement sera initié à la plus faible dose (200 mg par jour). Si nécessaire, augmenter ultérieurement la dose à 400 mg par jour (Voir "Mises en garde spéciales et précautions particulières d'emploi" et "Propriétés pharmacocinétiques"). *Insuffisance hépatique :* Chez les patients ayant une insuffisance hépatique modérée avérée avec une albumine sérique comprise entre 25 et 35 g/l, le traitement sera initié à la moitié de la dose recommandée. L'expérience chez ce type de patients se limite à celle des patients cirrhotiques (Voir "Contre-indications", "Mises en garde spéciales et précautions particulières d'emploi" et "Propriétés pharmacocinétiques"). *Insuffisance rénale :* L'expérience avec le célécoxib chez les patients ayant une insuffisance rénale légère à modérée étant limitée, ces patients devront être traités avec précaution (Voir "Contre-indications", "Mises en garde spéciales et précautions particulières d'emploi" et "Propriétés pharmacocinétiques"). *Enfants :* Le célécoxib n'est pas indiqué chez l'enfant. **Contre-indications :** - Grossesse et femmes en âge de procréer, en l'absence d'une contraception efficace (Voir "Mises en garde spéciales et précautions particulières d'emploi"). Dans les deux espèces animales étudiées, le célécoxib a entraîné des malformations (Voir "Grossesse et allaitement" et "Données de sécurité précliniques"). Dans l'espèce humaine, le risque au cours de la grossesse n'est pas connu mais ne peut être exclu - Allaitement (Voir "Grossesse et allaitement" et "Données de sécurité précliniques") - Hypersensibilité au principe actif ou à l'un des excipients de ce produit - Hypersensibilité connue aux sulfamides - Antécédents d'asthme, de rhinite aiguë, de polypes nasaux, d'œdème de Quincke, d'urticaire ou autres réactions de type allergique déclenchés par la prise d'acide acétylsalicylique ou d'anti-inflammatoires non-stéroïdiens (AINS) - Ulcère peptique évolutif ou hémorragie gastro-intestinale - Entérocolopathies inflammatoires - Insuffisance cardiaque congestive sévère - Insuffisance hépatique sévère (albumine sérique < 25 g/l ou score de Child-Pugh ≥ 10) - Patients ayant une clairance de la créatinine estimée < 30 ml/min. **Mises en garde spéciales et précautions particulières d'emploi :** Des perforations gastro-intestinales hautes, des ulcères ou des hémorragies ont été observés chez des patients traités par le célécoxib. Par conséquent, des précautions devront être prises chez les patients ayant des antécédents de pathologie gastro-intestinale, tels que ulcères et atteintes inflammatoires ainsi que chez les patients à risque particulier. Comme avec d'autres médicaments connus pour inhiber la synthèse des prostaglandines, une rétention hydrique et des œdèmes ont été observés chez des patients traités par le célécoxib. Par conséquent le célécoxib devra être administré avec précaution chez les patients présentant des antécédents d'insuffisance cardiaque, de dysfonction ventriculaire gauche ou d'hypertension artérielle et chez les patients avec des œdèmes pré-existants de toute origine car l'inhibition des prostaglandines peut entraîner une détérioration de la fonction rénale et une rétention hydrique. Des précautions sont également nécessaires chez les patients traités par des diurétiques, ou présentant un risque d'hypovolémie. L'existence d'une altération de la fonction rénale ou hépatique, et particulièrement d'un dysfonctionnement cardiaque, est plus probable chez les sujets âgés, chez qui la dose minimale efficace devra être utilisée et chez qui, par conséquent, une surveillance médicale appropriée devra être assurée. Les essais cliniques réalisés avec le célécoxib n'ont montré des effets rénaux similaires à ceux observés avec les AINS comparateurs. Chez des patients traités conjointement par la warfarine, des hémorragies graves ont été observées. Des précautions devront être prises en cas d'association du célécoxib avec la warfarine (Voir "Interactions avec d'autres médicaments et autres formes d'interactions"). Il n'existe pas de données sur une possible interaction entre le célécoxib et les contraceptifs oraux. En attendant que des données issues d'études d'interaction soient disponibles, une interaction ne peut être exclue et l'utilisation d'une méthode contraceptive alternative sera conseillée aux patientes. Le célécoxib inhibe le CYP2D6. Même s'il n'est pas un puissant inhibiteur de cette enzyme, une diminution de la posologie peut être nécessaire pour les médicaments dont la dose est adaptée pour chaque patient et qui sont métabolisés par le CYP2D6 (Voir "Interactions avec d'autres médicaments et autres formes d'interactions").

Le célécoxib peut masquer une fièvre. La quantité de lactose dans chaque gélule (49,8 mg par gélule) n'est probablement pas suffisante pour induire des symptômes spécifiques d'intolérance au lactose. **Interactions avec d'autres médicaments et autres formes d'interactions :** *Interactions pharmacodynamiques :* L'activité anti-coagulante devra être contrôlée chez les patients prenant de la warfarine ou des produits de la même famille, particulièrement dans les premiers jours du traitement par célécoxib ou lors d'un changement de posologie du célécoxib. Des hémorragies associées à un allongement du taux de prothrombine INR ont été observées chez des patients recevant conjointement du célécoxib et de la warfarine, essentiellement chez les sujets âgés. Les AINS peuvent réduire les effets des diurétiques et des anti-hypertenseurs. Comme pour les AINS, le risque d'insuffisance rénale aiguë peut être augmenté lors de l'association du célécoxib avec les inhibiteurs de l'enzyme de conversion. Une augmentation de la néphrotoxicité de la ciclosporine et du tacrolimus ayant été évoquée en cas d'administration conjointe des AINS avec la ciclosporine ou le tacrolimus, la fonction rénale devra être surveillée en cas d'association du célécoxib avec l'un de ces médicaments. Le célécoxib peut être utilisé en association à une faible dose d'acide acétylsalicylique mais ne peut se substituer à l'acide acétylsalicylique dans le cadre de la prévention cardiovasculaire. *Interactions pharmacocinétiques :* Effets du célécoxib sur les autres médicaments : Le célécoxib est un inhibiteur du cytochrome CYP2D6. Lors du traitement par le célécoxib, les concentrations plasmatiques du dextrométhorphane, substrat du CYP2D6, ont augmenté de 136%. Les concentrations plasmatiques des médicaments substrats de cette enzyme peuvent être augmentées en cas d'association avec le célécoxib. Les médicaments métabolisés par le CYP2D6 sont, par exemple, les antidépresseurs (tricycliques et inhibiteurs sélectifs de la recapture de la sérotonine), les neuroleptiques, les antiarythmiques, etc. La posologie des substrats du CYP2D6 dont la dose est adaptée pour chaque patient, pourra être réduite si besoin au début d'un traitement par le célécoxib ou augmentée lors de l'arrêt du traitement par le célécoxib. Des études *in vitro* ont montré que le célécoxib était susceptible d'inhiber le métabolisme catalysé par le cytochrome CYP2C19. La significativité clinique de cette observation *in vitro* n'est pas connue. Les médicaments métabolisés par le CYP2C19 sont, par exemple, le diazépam, le citalopram et l'imipramine. Le célécoxib n'affecte pas les paramètres pharmacocinétiques du tolbutamide (substrat du cytochrome CYP2C9) ou du glibenclamide de façon cliniquement significative. Chez les patients souffrant de polyarthrite rhumatoïde, le célécoxib n'a pas d'effet statistiquement significatif sur les paramètres pharmacocinétiques (clairance plasmatique ou rénale) du méthotrexate (aux doses utilisées en rhumatologie). Toutefois, une surveillance adéquate de la toxicité du méthotrexate devra être envisagée lors de l'association de ces deux médicaments. Chez le sujet sain, l'administration concomitante de 200 mg, deux fois par jour, de célécoxib et 450 mg, deux fois par jour, de lithium a entraîné une augmentation moyenne de 16% du Cmax et de 18% de l'ASC du lithium. Par conséquent, les patients traités par le lithium devront être étroitement surveillés lors de l'introduction ou de l'arrêt du célécoxib. *Effet des autres médicaments sur le célécoxib :* Le célécoxib étant principalement métabolisé par le cytochrome CYP2C9, il devra être utilisé à la moitié de la dose recommandée chez les patients traités par le fluconazole. L'utilisation concomitante d'une dose unique de 200 mg de célécoxib et de 200 mg, une fois par jour, de fluconazole, inhibiteur puissant du CYP2C9, a résulté en une augmentation moyenne du Cmax de 60% et de l'ASC de 130% du célécoxib. L'utilisation concomitante avec des inducteurs du CYP2C9 tels que la rifampicine, la carbamazépine, ou les barbituriques peut entraîner une réduction des concentrations plasmatiques du célécoxib. Il n'a pas été observé de modification des paramètres pharmacocinétiques du célécoxib avec le kétoconazole ou les antiacides. **Grossesse et Allaitement :** Il n'existe pas de données cliniques concernant des grossesses exposées au célécoxib. Les études réalisées chez l'animal (rats et lapins) ont mis en évidence une toxicité sur les fonctions de reproduction incluant des malformations (Voir "Contre-indications" et "Données de sécurité précliniques"). Dans l'espèce humaine, le risque au cours de la grossesse est inconnu mais ne peut être exclu. Comme les autres médicaments inhibant la synthèse des prostaglandines, le célécoxib peut entraîner une inertie utérine et une fermeture prématurée du canal artériel lors du dernier trimestre de la grossesse. Le célécoxib est contre-indiqué au cours de la grossesse et chez les femmes pouvant devenir enceintes (Voir "Contre-indications" et "Mises en garde spéciales et précautions particulières d'emploi"). En cas de découverte d'une grossesse au cours du traitement, le célécoxib devra être arrêté. Il n'existe aucune étude sur le passage du célécoxib dans le lait maternel humain. Le célécoxib est excrété dans le lait des rates à des concentrations similaires à celles retrouvées dans le plasma. Les patientes sous célécoxib ne devront pas allaiter. **Effets sur l'aptitude à conduire des véhicules et à utiliser des machines :** Les patients qui présentent des étourdissements, des vertiges ou une somnolence lors de la prise du célécoxib, devront s'abstenir de conduire ou d'utiliser des machines. **Effets indésirables :** Environ 7400 patients ont été traités par le célécoxib lors d'essais contrôlés, parmi lesquels environ 2300 ont été traités pendant un an ou plus. Les effets indésirables suivants ont été observés chez des patients traités par le célécoxib lors de 12 études contrôlées versus placebo et/ou produit de référence. Les effets indésirables listés ont une fréquence égale ou supérieure à celle du placebo, et le taux d'arrêt pour effets indésirables était de 7,1% pour les patients traités par le célécoxib et de 6,1% pour les patients traités par le placebo. D'autres événements comprenant des observations très rares et isolées, indépendamment de leur imputabilité, provenant de l'expérience acquise depuis la commercialisation chez plus de 5,3 millions de patients traités, sont inclus. *fréquents (≥ 1%) :* Généraux : œdème périphérique /rétention liquidienne. Gastro-intestinal : douleurs abdominales, diarrhée, dyspepsie, flatulence. Système nerveux : étourdissements. Psychiatrie : insomnie. Respiratoire : pharyngite, rhinite, sinusite, infections des voies respiratoires supérieures. Peau : éruption. *Peu fréquents (1% - 0,1%) :* Hématologie : anémie. Cardiovasculaire : hypertension, palpitations. Gastro-intestinal : constipation, éructation, gastrite, stomatite, vomissements. Foie : anomalie des fonctions hépatiques, élévation des ALAT et ASAT. Métabolisme : anomalie de la fonction rénale (augmentation de la créatinine, de l'urée sanguine, hyperkaliémie). Système nerveux : vision floue, hypertonie, paresthésie. Psychiatrie : anxiété, dépression. Respiratoire : toux, dyspnée. Peau : urticaire. Autres : crampes des membres inférieurs, acouphènes, fatigue, infections de l'appareil urinaire. *Rares (< 0,1%) :* Hématologie : leucopénie, thrombocytopénie. Gastrointestinal : ulcérations duodénale, gastrique et œsophagienne, dysphagie, perforation intestinale, œsophagite, méléna. Système nerveux : ataxie. Peau : alopécie, photosensibilité. Autre : altération du goût. Suite à l'expérience post-marketing, ont été également rapportés : céphalées, nausées et arthralgies ainsi que les très rares cas (< 1/10 000) et isolés suivants : Réactions allergiques : réactions allergiques graves, choc anaphylactique, œdème de Quincke. Hématologie : pancytopénie. Cardiovasculaire : insuffisance cardiaque, infarctus du myocarde. Troubles gastro-intestinaux : hémorragie gastro-intestinale. Réactions immunologiques : vascularite, myosite. Foie : hépatite. Troubles psychiatriques : confusion mentale. Troubles rénaux et urinaires : insuffisance rénale aiguë. Respiratoire : bronchospasme. Peau et annexes : cas isolés d'exfoliation cutanée incluant syndrome de Stevens-Johnson, nécrolyse épidermique, érythème polymorphe. **Surdosage :** Il n'existe aucune expérience clinique de surdosage. Des doses uniques jusqu'à 1200 mg et des doses répétées jusqu'à 1200 mg, deux fois par jour, ont été administrées pendant 9 jours à des sujets sains sans provoquer d'effets indésirables cliniquement significatifs. En cas d'éventuel surdosage, une prise en charge médicale adaptée est nécessaire, par exemple évacuation du contenu gastrique, surveillance clinique et, si nécessaire, un traitement symptomatique. Il est peu probable que la dialyse soit un moyen efficace d'élimination du médicament en raison de sa forte liaison aux protéines. **PROPRIÉTÉS PHARMACOLOGIQUES : Propriétés pharmacodynamiques :** ANTI-INFLAMMATOIRE NON STEROIDIEN M01AH01. Le célécoxib est un inhibiteur sélectif de la cyclo-oxygénase-2 (COX-2) actif par voie orale aux doses thérapeutiques (200 mg à 400 mg par jour). Aucune inhibition statistiquement significative de la COX-1 (évaluée par l'inhibition *ex-vivo* de la formation de thromboxane B_2 (TxB_2) n'a été observée à ces doses chez des volontaires sains. Un effet dose-dépendant sur la formation de TxB_2 a été observé avec des doses élevées de célécoxib. Cependant, chez des sujets sains et dans des études de petite taille à doses multiples, 600 mg deux fois par jour (soit trois fois la plus forte dose recommandée), le célécoxib n'a eu aucun effet sur l'agrégation plaquettaire et le temps de saignement comparativement au placebo. La cyclo-oxygénase est responsable de la synthèse des prostaglandines. Deux isoformes, COX-1 et COX-2, ont été identifiées. La cyclo-oxygénase-2 (COX- 2) est l'isoforme de l'enzyme induite par des stimuli pro-inflammatoires et est supposée être le principal responsable de la synthèse des médiateurs prostanoïdes de la douleur, de l'inflammation et de la fièvre. La COX-2 est probablement également impliquée dans l'ovulation, l'implantation et la fermeture du canal artériel, la régulation de la fonction rénale, et de certaines fonctions du SNC (induction de la fièvre, perception de la douleur et fonction cognitive). Elle pourrait également jouer un rôle dans la cicatrisation des ulcères. La COX-2 a été mise en évidence dans les tissus autour des ulcères gastriques chez l'homme mais son implication dans la cicatrisation des ulcères n'a pas été établie. Plusieurs essais cliniques confirmant l'efficacité et la sécurité du célécoxib dans le traitement de l'arthrose et de la polyarthrite rhumatoïde ont été réalisés. Le célécoxib a été évalué pendant 12 semaines dans le traitement de l'inflammation et de la douleur de l'arthrose du genou et de la hanche chez environ 4200 patients lors d'essais contrôlés versus placebo et produits de référence. Il a également été évalué pendant 24 semaines dans le traitement de l'inflammation et de la douleur de la polyarthrite rhumatoïde chez environ 2100 patients lors d'essais contrôlés versus placebo et produits de référence. Le célécoxib, à la dose journalière de 200 mg à 400 mg, a soulagé la douleur dans les 24 heures suivant l'administration. Cinq essais contrôlés randomisés en double aveugle, comprenant une endoscopie de la partie haute du tractus gastro-intestinal, ont été menés aux doses de 50 à 400 mg, 2 fois par jour, de célécoxib chez environ 4500 patients sans ulcération initiale. Les résultats des endoscopies réalisées à 12 semaines sont disponibles pour environ 1400 patients et les résultats à 24 semaines pour 184 patients traités par le célécoxib. Trois études versus naproxène 500 mg, 2 fois par jour, et un essai versus ibuprofène 800 mg, 3 fois par jour, ont montré une incidence moindre d'ulcères endoscopiques statistiquement significative avec le célécoxib pendant la période de l'essai. Lors de 2 études comparant le célécoxib au diclofénac 75 mg, 2 fois par jour, l'étude sur 12 semaines, n'a pas montré de différence statistiquement significative du nombre d'ulcères endoscopiques à 1, 2 et 3 mois. L'autre étude a montré une incidence moindre d'ulcères endoscopiques statistiquement significative à la fin de l'étude (6 mois de traitement) avec le célécoxib. Dans deux des études réalisées sur 12 semaines, le pourcentage de patients présentant une ulcération gastroduodénale détectée par endoscopie n'était pas significativement différent sous placebo, sous célécoxib 200 mg, 2 fois par jour, et sous célécoxib 400 mg, 2 fois par jour. Lors d'essais contrôlés à court terme réalisés sur 12 semaines, l'incidence d'ulcères gastroduodénaux était de 2,2% sous placebo, 3,4% sous célécoxib 50 mg, 2 fois par jour, 3,6% sous célécoxib 100 mg, 2 fois par jour, 4,3% sous célécoxib 200 mg, 2 fois par jour, 4,1% sous célécoxib 400 mg, 2 fois par jour et 16,9% sous naproxène 500 mg, 2 fois par jour. Il n'y a pas de données à long terme pour établir l'incidence des complications graves gastro-intestinales hautes, toutefois la survenue de perforations, ulcères et hémorragies dans les études à court terme était plus faible chez les patients traités par le célécoxib que chez les patients traités avec des AINS comparateurs (diclofénac 150 mg par jour, ibuprofène 2400 mg par jour et naproxène 1000 mg par jour). Le célécoxib est un dérivé du pyrazole substitué par deux groupements aryl, analogue chimique d'autres sulfamides non-arylaminiques (par exemple thiazides, furosémide) mais il diffère des sulfamides arylaminiques (par exemple sulfaméthoxazole et autres antibiotiques sulfamides). **Propriétés pharmacocinétiques :** Le célécoxib est bien absorbé, et les concentrations plasmatiques maximales sont atteintes en 2 à 3 heures environ. La prise avec la nourriture (repas riche en graisses) retarde l'absorption d'environ 1 heure. Le célécoxib est principalement éliminé par métabolisation. Moins de 1% de la dose est éliminé sous forme inchangée dans les urines. La variabilité inter-sujets de l'exposition au célécoxib est d'environ un facteur 10. Aux doses thérapeutiques, le célécoxib a un profil pharmacocinétique indépendant du temps et de la dose. La liaison aux protéines plasmatiques est d'environ 97% aux concentrations plasmatiques thérapeutiques, et le produit n'est pas préférentiellement lié aux érythrocytes. La demi-vie d'élimination est de 8 à 12 heures. L'état d'équilibre est atteint en moins de 5 jours de traitement. L'activité pharmacologique est attribuée à la molécule mère. Les principaux métabolites présents dans la circulation n'ont pas d'activité décelable sur la COX-1 ou la COX-2. Le célécoxib est métabolisé dans le foie par hydroxylation, oxydation et partiellement glucuronidation. Le métabolisme de phase I est essentiellement catalysé par le cytochrome CYP2C9. Il existe un polymorphisme génétique de cette enzyme. Moins de 1% de la population sont des métaboliseurs lents et possèdent une enzyme dont l'activité est diminuée. Les concentrations plasmatiques du célécoxib sont probablement fortement augmentées chez ces patients. Les patients connus pour être des métaboliseurs lents du CYP2C9 devront être traités avec précaution. La concentration plasmatique de célécoxib est augmentée d'environ 100% chez les femmes âgées (> 65 ans). Il a été retrouvé une exposition plus importante dans la population noire que chez les caucasiens. La différence d'exposition entre groupes éthniques peut être plus marquée chez les sujets âgés. Comparés aux sujets à fonction hépatique normale, les patients avec une insuffisance hépatique légère présentaient une augmentation moyenne de 53% de la Cmax et de 26% de l'ASC pour le célécoxib. Les valeurs correspondantes chez les patients avec une insuffisance hépatique modérée étaient respectivement de 41% et 146%. Chez les patients présentant une insuffisance légère à modérée, la capacité métabolique était bien corrélée à leur taux d'albumine sérique. Le traitement devra être initié à la moitié de la dose recommandée chez les patients présentant une insuffisance hépatique modérée (albumine sérique comprise entre 25-35 g/l). Les patients présentant une insuffisance hépatique sévère (albumine sérique < 25 g/l) n'ayant pas été étudiés, le célécoxib est contre-indiqué chez ce type de patients. Il y a peu de données sur l'utilisation du célécoxib dans l'insuffisance rénale. La pharmacocinétique du célécoxib n'a pas été étudiée chez des patients présentant une insuffisance rénale mais ne devrait pas être modifiée de façon notable chez ces patients. En conséquence, la prudence est recommandée lors du traitement de patients présentant une insuffisance rénale. L'insuffisance rénale sévère constitue une contre-indication. **Données de sécurité précliniques :** Les études conventionnelles de toxicité embryo-fœtale ont mis en évidence la survenue dose-dépendante de hernies diaphragmatiques chez le fœtus du rat et de malformations cardiovasculaires chez les fœtus du lapin, lors d'expositions systémiques à la substance libre environ 5 fois (chez le rat) et 3 fois (chez le lapin) supérieures à celles obtenues avec la dose maximale quotidienne recommandée chez l'homme (400 mg). Des hernies diaphragmatiques ont été également constatées lors d'une étude de toxicité péri et postnatale chez le rat qui comportait une exposition au produit pendant la période d'organogenèse. Dans cette dernière étude, à la plus faible exposition systémique pour laquelle cette anomalie est survenue chez un seul animal, la marge relative de sécurité était estimée 3 fois la dose maximale journalière recommandée chez l'homme. Chez les animaux, l'exposition au célécoxib pendant les phases précoces du développement embryonnaire a provoqué des pertes pré et postimplantatoires. Ces effets sont attendus suite à l'inhibition de la synthèse des prostaglandines. Le célécoxib est excrété dans le lait des rates. Lors d'une étude de péri et postnatalité chez le rat, une toxicité a été observée chez les petits. Se basant sur les résultats d'études conventionnelles de toxicité à doses répétées, de génotoxicité ou de cancérogenèse, aucun risque particulier chez l'homme n'a été observé, excepté ceux mentionnés dans d'autres rubriques du RCP. **DONNÉES PHARMACEUTIQUES : Liste des excipients :** Lactose monohydraté, laurylsulfate de sodium, povidone K30, croscarmellose sodique et stéarate de magnésium. Enveloppe de la gélule : gélatine, dioxyde de titane E171, encre contenant de l'oxyde ferrique E172. **Durée de conservation :** 2 ans. **Précautions particulières de conservation :** A conserver à une température ne dépassant pas + 30°C. **Liste I.** A.M.M n° 354 371-2 (2000) : 230,90 F/ 35,20 € (30 gélules). Remb. Séc. Soc. à 65%. Collect. - A.M.M n° 562 806-8 (2000) 100 gélules - Réservé à l'hôpital. Collect. *Le fichier utilisé pour vous communiquer le présent document est déclaré auprès de la CNIL. En application des dispositions des articles 34 et suivants de la loi "Informatique et Libertés" du 6 Janvier 1978, vous disposez d'un droit d'accès et de rectification auprès du pharmacien responsable de notre laboratoire.* **Titulaire de l'AMM :** PHARMACIA S.A.S. - 1, rue Antoine Lavoisier - 78280 Guyancourt. Actualisation : 14 Mars 2001.

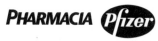

L'engagement en rhumatologie

2001 - CELE 251

Achevé d'imprimer le 14 août 2001
sur les presses de l'imprimerie «La Source d'Or»
63200 Marsat
Dépôt légal : 3ème trimestre 2001
Imprimeur n° 8870